类风湿关节炎从脾论治研究

主编 刘 健 文建庭

科学出版社
北京

内 容 简 介

本书以新安医学固本培元从脾治痹治疗理论为指导,系统阐述了近30年来安徽中医药大学第一附属医院风湿病研究团队,对类风湿关节炎从脾论治的理论、临床、药学及基础研究。

全书内容共分为五章,重点阐述了类风湿关节炎炎症免疫失衡、细胞凋亡逃逸等发病机制,脾虚湿盛的中医学病机,以新风胶囊、黄芩清热除痹胶囊、五味温通除痹胶囊为代表的新安健脾通痹方系列研究,以 Meta 分析、随机对照研究、队列研究、数据挖掘研究为主的新安健脾通痹方治疗类风湿关节炎的临床疗效研究,以及新安健脾通痹方治疗类风湿关节炎的分子机制研究,全面展示该团队的系列研究成果。

本书可供中医或中西医临床医生、科研人员,中医院校教师、研究生、本科生,以及有意向从事类风湿关节炎中医学病机的现代分子机制研究者参考使用。

图书在版编目(CIP)数据

类风湿关节炎从脾论治研究 / 刘健,文建庭主编.——北京:科学出版社,2023.1
　ISBN 978 - 7 - 03 - 072822 - 7

Ⅰ.①类… Ⅱ.①刘… ②文… Ⅲ.①类风湿性关节炎—中医治疗法 Ⅳ.①R259.932.1

中国版本图书馆 CIP 数据核字(2022)第 141941 号

责任编辑:陆纯燕/责任校对:谭宏宇
责任印制:黄晓鸣/封面设计:殷 靓

科学出版社 出版
北京东黄城根北街 16 号
邮政编码:100717
http://www.sciencep.com
南京文脉图文设计制作有限公司排版
上海景条印刷有限公司印刷
科学出版社发行 各地新华书店经销

*

2023 年 1 月第 一 版 开本:787×1092 1/16
2023 年 1 月第一次印刷 印张:13 1/4
字数:314 000
定价:100.00 元
(如有印装质量问题,我社负责调换)

《类风湿关节炎从脾论治研究》
编委会

前　言

安徽中医药大学第一附属医院中医风湿免疫科是国家临床重点专科(中医专业)、国家中医药管理局"十二五"中医药重点学科、国家食品药品监督管理局认定药物临床试验专业科室、国家中医药管理局认定的中医科研实验室(三级),是安徽省第十二批"115"产业创新团队。近30年来,在学科带头人刘健教授带领下,立足"说明白、讲清楚中医药的疗效""应用现代科学语言讲好中医药故事",以协同创新驱动学科建设,积极探索中医风湿病学临床科研体系建设的思路和模式,在学科规模、学科建设、科学研究、人才培养、产学研合作、国际交流等方面均取得很大成就,类风湿关节炎从脾论治研究是其重要组成部分。

类风湿关节炎是发病率高、致残率高的自身免疫性疾病,严重影响患者生活质量。安徽省地处江淮流域,新安医学发源于新安江流域的古徽州地区,是具有浓郁地域特色的中医学术流派,新安医家在治疗类风湿关节炎方面积累了丰富经验。新安医家汪文绮《杂症会心录·痹论》中指出:"治法非投壮水益阴,则宜补气生阳;非急急于救肝肾;则惓惓于培补脾胃。斯病退而根本不摇也,倘泥于三气杂至,为必不可留之邪。"在新安医学固本培元思想和临床经验指导下,刘健教授提出"脾虚致痹""从脾治痹"的重要学术思想,脾虚湿盛是类风湿关节炎的基本病机,湿邪蕴久寒化、热化,形成类风湿关节炎寒湿证、湿热证两种临床常见证型。刘健教授立足病证结合、方证对应创制了新安健脾通痹方:一是具有健脾化湿、通络除痹功效的新风胶囊;二是针对类风湿关节炎湿热痹阻证创制的具有清热通络、健脾利湿功效的黄芩清热除痹胶囊;三是针对类风湿关节炎寒湿痹阻证研制出的具有温阳通络、健脾利湿功效的五味温通除痹胶囊。这些治则治法与中药制剂应用于临床疗效显著,均已获得国家发明专利。

本书内容共有五章,首先阐述了非编码RNA失调、炎症免疫失衡、细胞凋亡逃逸、氧化应激失衡、高凝状态等参与类风湿关节炎发生发展的分子机制;论述了气血不足、营卫失调,脾胃虚弱、湿浊内生,痰瘀互结、脉络阻滞是类风湿关节炎发病的重要中医学病机,以及与其相应的分子机制。其次挖掘研究了十四部中医经典治痹经验及类风湿关节炎的中医治则治法;继而阐述了类风湿关节炎从脾论治的代表方药(新风胶囊、黄芩清热除痹胶囊、五味温通除痹胶囊)的研究成果;重点论述了类风湿关节炎从脾论治代表方药的临床疗效,包括系统评价及Meta分析、随机对照研究、队列研究和数据挖掘研究成果。最后重点阐述了类风湿关节炎从脾论治代表方药作用的分子机制,包括调节自身免疫失衡、调节免疫功能失衡、调节炎症因子失调、抑制细胞凋亡逃逸、调节凝血因子失调、抑制血管内皮增生等六个方面。这五章内容相互关联、环环相扣，宏观微观、层层递进，形成了类风湿关节炎从脾论治的证据链。

本书有望加深学界对类风湿关节炎发病机制及中医理法方药的认识，为中医药治疗类风湿关节炎研究提供新思路，为临床医生诊治类风湿关节炎提供新方法。这项工作也积极响应了国家战略及安徽区域经济发展的重大需求，不但把中医药治疗类风湿关节炎疗效说明白、机制讲清楚，也为中医药学科建设科学研究提供了借鉴和模式，促进中医药传承创新发展，为健康中国的建设贡献力量。

本团队得益于国家重点研发计划"中医药现代化研究"项目、国家自然科学基金项目、安徽省高校协同创新项目、安徽省重点研究与开发计划项目和安徽省国际科技合作计划项目等多项课题的资助，从而开展了类风湿关节炎从脾论治的系列研究，取得的成果在本书中得以全面呈现。同时，本书在上级主管部门支持下编写完成，且得到科学出版社的大力协助，在此对所有帮助、支持本书编写工作的单位和个人表示衷心感谢！

本书如有不足或疏漏之处，敬请广大同道、读者予以批评指正！

刘　健　文建庭
2022 年 6 月

目　录

第一章　类风湿关节炎发病机制研究 ·················· 001

　第一节　非编码 RNA 失调参与类风湿关节炎发病 ·············· 001

　　一、非编码 RNA 的认识 ·················· 001

　　二、转录组学研究 ·················· 002

　　三、蛋白质组学研究 ·················· 006

　第二节　炎症免疫失衡参与类风湿关节炎发病 ·············· 008

　第三节　细胞凋亡逃逸参与类风湿关节炎发病 ·············· 018

　第四节　氧化应激失衡参与类风湿关节炎发病 ·············· 020

　第五节　高凝状态参与类风湿关节炎发病 ·············· 023

第二章　类风湿关节炎脾虚湿盛病机及分子机制研究 ·········· 029

　第一节　类风湿关节炎脾虚湿盛病机 ·············· 029

　　一、气血不足，营卫失调 ·················· 029

　　二、脾胃虚弱，湿浊内生 ·················· 030

　　三、痰瘀互结，脉络阻滞 ·················· 031

　第二节　类风湿关节炎脾虚湿盛病机的分子机制 ············ 031

　　一、气血不足、营卫失调的本质是自身免疫紊乱、整体机能下降 ···· 031

　　二、脾胃虚弱、湿浊内生的本质是炎症免疫失衡、细胞凋亡逃逸 ···· 046

　　三、痰瘀互结、脉络阻滞的本质是凝血因子失衡、血管内皮增生 ···· 048

第三章　类风湿关节炎从脾论治的源流及临床应用 ·········· 058

　第一节　十四部中医经典治痹经验数据挖掘和科学内涵 ········ 058

　　一、重视脾虚致痹，强调从脾治痹 ·············· 058

　　二、重视寒热致痹，强调方证对应 ·············· 059

　　三、重视正虚致痹，强调扶正固本 ·············· 060

　第二节　类风湿关节炎病因病机和治则治法研究 ············ 061

　　一、类风湿关节炎的中医学病因研究 ·············· 061

二、痹证的中医学病机研究 ································ 062

三、痹证的中医学治则治法研究 ························ 063

第二节 类风湿关节炎从脾论治验案举隅 ·················· 069

一、刘健教授运用健脾化湿、清热通络法治疗急性活动期类风湿关节炎 ····· 069

二、刘健教授运用健脾化湿法治疗类风湿关节炎合并症 ············· 071

三、刘健教授运用中医内外合治法治疗类风湿关节炎 ············· 075

四、刘健教授治疗不同证型类风湿关节炎 ·················· 076

五、刘健教授运用膏方治疗类风湿关节炎 ·················· 079

第四章 类风湿关节炎从脾论治的临床疗效研究 ··············· 082

第一节 类风湿关节炎从脾论治的系统评价及 Meta 分析 ············ 082

一、文献检索及筛选 ····························· 082

二、类风湿关节炎从脾论治改善免疫炎症的 Meta 分析 ············ 083

三、类风湿关节炎从脾论治改善骨破坏的 Meta 分析 ············· 085

四、类风湿关节炎从脾论治改善肺功能的 Meta 分析 ············· 088

五、类风湿关节炎从脾论治改善氧化应激的 Meta 分析 ············ 089

六、类风湿关节炎从脾论治改善贫血的 Meta 分析 ·············· 091

七、类风湿关节炎从脾论治改善生活质量的 Meta 分析 ············ 093

第二节 类风湿关节炎从脾论治的随机对照研究 ··············· 095

一、类风湿关节炎从脾论治临床疗效的随机对照试验 ············· 095

二、类风湿关节炎从脾论治改善免疫调节功能的随机对照研究 ········· 097

三、类风湿关节炎从脾论治改善心肺功能的随机对照研究 ·········· 100

四、类风湿关节炎从脾论治改善高凝状态的随机对照研究 ·········· 102

五、类风湿关节炎从脾论治改善患者感受的随机对照研究 ·········· 104

六、类风湿关节炎从脾论治改善贫血的随机对照研究 ············· 106

七、类风湿关节炎从脾论治改善脂代谢的随机对照研究 ············ 107

八、类风湿关节炎从脾论治改善氧化应激的随机对照研究 ·········· 108

第三节 类风湿关节炎从脾论治的队列研究 ················· 109

一、队列研究的基本特征 ························· 109

二、类风湿关节炎患者健脾化湿通络方药应用情况的队列研究 ········ 110

三、中医药治疗类风湿关节炎患者随访期间终点事件发生情况的队列
研究 ··································· 112

第四节 类风湿关节炎从脾论治数据挖掘研究 ··············· 114

一、类风湿关节炎从脾论治改善免疫炎症数据挖掘 ············· 114

　　二、类风湿关节炎从脾论治改善高凝状态数据挖掘　　126

　　三、类风湿关节炎从脾论治改善贫血数据挖掘　　129

　　四、类风湿关节炎从脾论治改善氧化应激数据挖掘　　132

　　五、类风湿关节炎从脾论治改善患者感受数据挖掘　　144

第五章　类风湿关节炎从脾论治的分子机制探讨　　153

　第一节　类风湿关节炎从脾论治调节自身免疫失衡　　153

　　一、新风胶囊干预 lncRNA ENST00000619282/miR-148b-5p/NF-κB 在类
　　　风湿关节炎滑膜成纤维细胞中的表达　　153

　　二、新风胶囊通过调控 lncRNA MAPKAPK5-AS1 对类风湿关节炎滑膜成
　　　纤维细胞凋亡和炎症的影响　　154

　　三、类风湿关节炎患者炎症免疫相关蛋白表达谱和患者感受的变化及新风
　　　胶囊的干预研究　　156

　　四、类风湿关节患者凋亡关键蛋白表达谱和患者感受的变化及新风胶囊
　　　的干预研究　　157

　　五、类风湿关节炎患者心功能变化与 circ0003972/miR-23a-5p/PI3K/AKT/
　　　mTOR 的相关性及新风胶囊干预研究　　160

　第二节　类风湿关节炎从脾论治调节免疫功能失衡　　162

　　一、新风胶囊对类风湿关节炎患者机体细胞免疫状态的影响　　162

　　二、新风胶囊对类风湿关节炎患者补体系统调节作用的影响　　169

　　三、黄芩清热除痹胶囊对机体免疫系统的影响　　171

　第三节　类风湿关节炎从脾论治调节炎症因子失调　　172

　　一、新风胶囊对细胞因子网络的影响　　172

　　二、黄芩清热除痹胶囊对类风湿关节炎细胞因子网络的影响　　178

　　三、五味温通除痹胶囊对 AA 大鼠细胞因子网络的影响　　179

　第四节　类风湿关节炎从脾论治抑制细胞凋亡逃逸　　181

　　一、新风胶囊抑制类风湿关节炎细胞凋亡逃逸的分子机制　　181

　　二、五味温通除痹胶囊对类风湿关节炎细胞自噬的影响　　186

　第五节　类风湿关节炎从脾论治调节凝血因子失调　　187

　　一、新风胶囊对类风湿关节炎患者凝血因子的影响　　187

　　二、新风胶囊对类风湿关节炎血小板参数及血小板微粒的影响　　189

　　三、新风胶囊对 AA 大鼠血小板活化产物的影响　　193

　第六节　类风湿关节炎从脾论治抑制血管内皮增生　　197

第一章

类风湿关节炎发病机制研究

类风湿关节炎(rheumatoid arthritis，RA)是一种慢性、炎症性、自身免疫性疾病,以侵蚀性、对称性、多关节炎为主要临床表现,基本病理改变为滑膜炎、血管翳的形成,逐渐出现关节软骨和骨破坏,最终可能导致关节畸形、功能丧失及全身系统病变,类风湿关节炎在全球范围内发病率约为1%,我国的患病率为0.32%~0.36%,女性更容易发病,男女发病率比约为1∶3(张乃峥等,1995)。

类风湿关节炎属于中医学"痹证""尪痹"范畴,由于风、寒、湿、热、痰、瘀等邪气痹阻经络,导致肢体、筋骨、关节、肌肉等发生疼痛、重着、酸楚麻木,或关节屈伸不利、僵硬、肿大、变形等症状,久痹不愈,复感外邪,邪气内舍而成内痹(脏腑痹)之象。类风湿关节炎的发病机制尚不明确,与环境、感染、免疫、炎症等因素密切相关。该团队重点围绕类风湿关节炎非编码 RNA、炎症免疫失衡、细胞凋亡逃逸、氧化应激失衡、高凝状态等发病机制进行了深入研究,丰富了类风湿关节炎发病机制的研究进展,为类风湿关节炎的治疗提供了潜在的靶点。

第一节　非编码 RNA 失调参与类风湿关节炎发病

类风湿关节炎的发病机制涉及多因素的综合作用,包括宿主因素(遗传易感性、免疫应答异常、代谢因素及性激素异常等)和环境因素(如细菌及病毒感染)。非编码 RNA 是近年来研究的热点,在机体的生长发育、细胞代谢、分化、增生与凋亡过程中发挥着重要作用,同时在自身免疫性疾病、神经系统疾病、心血管系统疾病等的发生发展过程中扮演重要角色。故从非编码 RNA 角度探索类风湿关节炎相关的诊断标志物及相关的治疗靶点尤其重要。

一、非编码 RNA 的认识

随着现代分子生物学研究的深入,基因表达过程所受的关注已不仅仅局限在"DNA-mRNA-蛋白质"。长久以来被忽略的非编码 RNA(non-coding RNA，ncRNA)在基因表达过程中所发挥的调控作用逐渐被发现,其广泛参与人体生理、病理过程的调节。类风湿关节炎是一种自身免疫性疾病,影响其发生发展的因素很多,越来越多的研究发现部分非编码 RNA 在类风湿关节炎发病过程中出现差异表达并产生显著影响。非编码 RNA 是一类不编码蛋白质的 RNA,包括环状 RNA(circular RNA，circRNA)、长链非编码 RNA(long noncoding RNA，lncRNA)、微小 RNA(micro RNA，miRNA)等。编码 RNA 主要是参与疾病发展过程的蛋白质。

circRNA 是最近研究比较热门的一种特殊闭合环状的内源性非编码 RNA,经过前 mRNA 可变剪切加工并由 RNA 聚合酶Ⅱ转录而形成。circRNA 具有很强的胞内稳定性、高度保守性及组织的特异性,故它能够发挥在转录和转录后调控及翻译蛋白的功能,进而参与多种疾病的发生发展过程。根据基因组的来源及构成序列来分,可将 circRNA 分为常见的 3 类:①大部分是外显子来源的 circRNA(exonic circRNA, ecircRNA),主要存在于细胞质中,也是目前研究最多的 circRNA。②小部分是内含子来源的 circRNA(intronic circRNA, ciRNA),但是大多数内含子或内含子片段是不稳定的。③还有一部分是外显子-内含子共同形成的 circRNA(exon-intron circRNA, EIciRNA),是指在 circRNA 结构中环化的外显子中间保留了内含子序列,但是它的发生机制尚不完全清楚。④最后一类是来自基因内和基因间的 circRNA。

lncRNA 是一种长度>200 nt 的调节性非编码 RNA,由聚合酶Ⅱ转录生成,由于缺少可读框,它是不具有编码蛋白质功能的 RNA 转录物。lncRNA 最初被认为是不具有生物学功能的转录"噪声"或垃圾序列。但是现在越来越多研究认为它可能对整个基因表达起调控作用,参与了生物体中广泛的生理和病理过程。大部分 lncRNA 由 5′帽子结构和 3′多聚腺苷酸(polyA)尾组成,类似于编码蛋白质的 mRNA,但它的保守性较差。lncRNA 的来源比较丰富,包括蛋白质编码基因的突变、染色体重排和可转座元件插入等,同样地,lncRNA 是根据其编码序列来命名的,分为正义 lncRNA、反义 lncRNA、双向 lncRNA、内含子 lncRNA 和基因间 lncRNA。lncRNA 的生物学功能主要包括以下几个方面:①调节细胞分化和组织发育;②染色体剂量补偿;③染色质重塑;④基因组印记;⑤可通过竞争性内源 RNA(competing endogenous RNA, ceRNA)途径,发挥"海绵"样吸附作用,靶向调控 miRNA,还可与 DNA、RNA 或蛋白质分子相互作用,从转录水平调控、表观修饰水平调控和转录后水平调控 3 个水平调节基因表达;⑥作为结构组分与蛋白质形成核酸蛋白质复合体;⑦通过结合到特定蛋白上,改变该蛋白的胞质定位;⑧作为小分子 RNA,如 miRNA、Piwi 相互作用 RNA(Piwi-interacting RNA, piRNA)的前体分子。

miRNA 是非编码的 RNA 分子,对真核细胞的基因表达、细胞发育分化和个体发育等多方面起调控作用。miRNA 是一组无编码功能的 RNA,约为 22 个核苷酸长度,它通过逆向互补结合 mRNA 的 3′-非转录区调节基因的表达,miRNA 在细胞增殖、细胞分化、细胞周期、细胞凋亡、细胞信号转导、器官的形成等过程中扮演着重要的角色。

二、转录组学研究

转录组学是指一门在整体水平上研究细胞中基因转录的情况及转录调控规律的学科。转录组学是从 RNA 水平研究基因表达的情况。转录组即一个活细胞所能转录出来的所有 RNA 的总和,是研究细胞表型和功能的一个重要手段。转录组学的发展,从 RNA 水平研究类风湿关节炎基因表达的情况,差异基因的筛选有助于为类风湿关节炎的发病提供新见解,阐明其发病新途径。

(一)类风湿关节炎 circRNA 差异表达谱变化

Wen 等(2020a)利用全转录高通量测序技术,对类风湿关节炎患者外周血单核细胞(peripheral blood mononuclear cell, PBMC)中 circRNA 表达谱进行鉴定。以 $P<0.05$,差异

倍数>2 为标准,确定了 165 个 circRNA(109 个上调和 56 个下调),GO 分析被用来分类和描述基因和基因产物的生物学功能。本体论涵盖了生物过程、细胞成分和分子功能三个领域。GO 分析表明,基因主要参与多种生物过程,如细胞器组织、蛋白质修饰过程和细胞信号转导;细胞成分,如细胞膜、细胞质和细胞核;分子功能,如催化活性、ATP 结合和蛋白激酶活性。KEGG 信号通路分析表明,肿瘤坏死因子-α(tumor necrosis factor-α, TNF-α)信号通路、TGF-β 信号通路和 FoxO 信号通路的差异最为显著。

挑选 6 个差异表达最明显的 circRNA(hsa_circ_0001200、hsa_circ_0001566、hsa_circ_0003972、hsa_circ_0008360、hsa_circ_0000734、hsa_circ_0001402),其中 3 个表达上调,3 个表达下调(表 1-1)。对 6 个差异表达的 circRNA 进行实时荧光定量聚合酶链反应(real time quantitative polymerase chain reaction, RT-qPCR)验证,类风湿关节炎患者 PBMC 中 hsa_circ_0001200、hsa_circ_0001566 和 hsa_circ_0003972 的平均表达水平明显高于健康人,类风湿关节炎患者 hsa_circ_0008360 明显低于健康人。

表 1-1　个不同表达 circRNA 的基本特性

circRNA	位置	P	差异倍数	趋势	基因标志物
hsa_circ_0001200	chr21:46275124-46281186	0.0146	2.26	上调	*PTTG1IP*
hsa_circ_0001566	chr5:179688683-179707608	0.0146	2.26	上调	*MAPK9*
hsa_circ_0003972	chr9:96238537-96261168	0.0239	2.10	上调	*FAM120A*
hsa_circ_0008360	chr22:41277773-41278181	0.0168	-2.16	下调	*XPNPEP3*
hsa_circ_0000734	chr17:1746096-1756483	0.0197	-1.80	下调	*RPA1*
hsa_circ_0001402	chr4:38091552-38104778	0.0116	-1.28	下调	*TBC1D1*

为了确定类风湿关节炎患者中显著和差异表达的 circRNA 是否是类风湿关节炎疾病活动性的相关生物标志物,进行了 Spearman 相关实验,以评估类风湿关节炎临床特征[红细胞沉降率(erythrocyte sedimentation rate, ESR)、超敏 C-反应蛋白(hypersensitive C-reactive protein, hs-CRP)、类风湿因子(rheumatoid factor, RF)、抗环瓜氨酸肽抗体(anticyclic citrullinated peptide antibody, anti-CCP antibody,简称 anti-CCP)、免疫球蛋白 A(immunoglobulin A, IgA)、免疫球蛋白 M(immunoglobulin M, IgM)、免疫球蛋白 G(immunoglobulin G, IgG)、补体 C3、补体 C4、28 个关节疾病活动度评分(disease activity score-28, DAS28)、视觉模拟评分法(visual analogue scale, VAS)、焦虑自评量表(self-rating anxiety scale, SAS)、抑郁自评量表(self-rating depression scale, SDS)]和 circRNA 水平(hsa_circ_0001200、hsa_circ_0001566、hsa_circ_0003972、hsa_circ_0008360)。并发现类风湿关节炎患者的 hsa_circ_0001200 水平与病程和 anti-CCP 水平呈正相关,hsa_circ_0001566 水平与 anti-CCP 呈正相关,与 IgA 呈负相关;hsa_circ_0003972 水平与类风湿关节炎患者的 DAS28 和关节压痛呈正相关;hsa_circ_0008360 水平与病程和 anti-CCP 呈负相关。

(二)类风湿关节炎免疫炎症关键 circRNA 表达谱变化

Wen 等(2021)分析出类风湿关节炎免疫炎症关键 circRNA,包括 hsa_circ_0003353、hsa_circ_0005732、hsa_circ_0072428、hsa_circ_0091685,其中 2 个表达上调,2 个表达下调

（表1-2）。KEGG 分析表明 circRNA 主要参与 Th17 细胞分化、血小板活化和白细胞介素-17（interleukin-17, IL-17）信号通路。通过 RT-qPCR 结果表明，与健康对照组相比，类风湿关节炎患者 hsa_circ_0003353、hsa_circ_0091685 的表达显著升高，hsa_circ_0005732、hsa_circ_0072428 的表达明显著下降。受试者操作特征曲线（简称 ROC 曲线）分析表明 hsa_circ_0003353 的曲线下面积（area under the curve, AUC）= 0.897（$P = 0.001$）、hsa_circ_0005732 的 AUC = 0.803（$P = 0.002$）、hsa_circ_0072428 的 AUC = 0.721（$P = 0.014$），说明这 4 个 circRNA 可协助诊断类风湿关节炎。

表1-2　4个免疫炎症关键 circRNA 的一般情况

circRNA	位置	P	差异倍数	趋势	基因标志物
hsa_circ_0003353	chr2:188348850-188368497	0.048 4	1.61	上调	*TFPI*
hsa_circ_0005732	chr2:157406119-157414094	0.026 3	-1.95	下调	*GPD2*
hsa_circ_0072428	chr5:49698119-49707217	0.045 6	-1.54	下调	*EMB*
hsa_circ_0091685	chrX:149895686-149901202	0.045 6	-1.54	上调	*MTMR1*

Spearman 相关性分析结果表明，hsa_circ_0003353 与年龄呈正相关，与 IgG、RE 呈负相关；hsa_circ_0005732 与 C 反应蛋白（C-reactive protein, CRP）、IgA、IgM、生理功能（physical functioning, PF）、精神健康（mental health, MH）呈正相关，与补体 C4、DAS28 呈负相关；hsa_circ_0072428 与总体健康（general health, GH）呈正相关，与 RF 呈正相关。

（三）类风湿关节炎 lncRNA 差异表达谱变化

Long 等（2021）检测了 3 例类风湿关节炎患者和正常组 lncRNA 表达谱的变化，与对照组相比，类风湿关节炎患者中有 231 个 lncRNA 表达上调，110 个 lncRNA 表达下调。挑选 6 个差异表达的 lncRNA 进行临床验证（表1-3）。

表1-3　6个差异表达的 lncRNA 一般情况

lncRNA	P	差异倍数	趋势	基因标志物
ENSG00000246430	0.001 366	2.747 691 448	上调	*LINC00968*
ENSG00000223749	0.002 933	2.532 423 677	上调	*MIR503HG*
ENSG00000225434	0.000 301	-3.210 084 216	下调	*LINC01504*
ENSG00000223839	0.002 506	-2.536 755 148	下调	*FAM95B1*
ENSG00000180422	0.003 974	-2.794 683 328	下调	*LINC00304*
ENSG00000258867	0.004 095	-2.478 197 951	下调	*LINC01146*

RT-qPCR 验证结果表明，与对照组相比，类风湿关节炎组 LINC01504、FAM95B1、LINC00304 的表达显著升高，MIR503HG 的表达显著降低。Spearman 相关性分析结果表明，FAM95B1 与 IgG（$r = 0.923\ 7$, $P < 0.05$）、C4（$r = 0.486\ 9$, $P < 0.05$），LINC00304 与 IgG（$r = 0.605\ 7$, $P < 0.05$）、关节炎指数（$r = 0.576\ 3$, $P < 0.05$），MIR503HG 与关节痛（$r = 0.608\ 3$, $P < 0.05$），LINC01504 与病程（$r = 0.532\ 6$, $P < 0.05$）呈强正相关，而

LINC01504 与 RF 呈负相关($r=0.405\,8$，$P<0.05$）。

（四）类风湿关节炎氧化应激关键 lncRNA 表达谱变化

Wen 等（2020b）对类风湿关节炎氧化应激关键差异表达的 lncRNA 进行显著性富集分析。与健康组相比，类风湿关节炎组共有 341 种 lncRNA 表达发生变化，对氧化应激相关显著差异表达的 34 个 lncRNA 进行分层聚类分析，上调的 19 个，下调的 15 个。KEGG Pathway 分析得出，氧化应激关键 lncRNA 主要富集于氧化应激反应、氧化还原反应等。选择差异表达最明显的 7 个 lncRNA 进行验证，分别为 LINC00630、LINC0063、LINC00638、MIAT、AC007952.5、AC019117.2、PSMG3-AS1，其中 2 个表达上调，5 个表达下调。选取 20 对类风湿关节炎患者及健康人对显著性差异最大的前 7 个 lncRNA，应用 RT-qPCR 检测两组 lncRNA 的表达。结果显示，与健康人相比，AC019117.2、LINC00630 的表达显著高于健康人（$P<0.05$），AC007952.5、LINC00663、LINC00638 的表达显著低于健康人（$P<0.05$），MIAT、PSMG3-AS1 的表达差异无统计学意义（$P>0.05$）（表 1-4）。

表 1-4 类风湿关节炎氧化应激差异表达 lncRNA 一般特征

lncRNA	位置	P	差异倍数	趋势	基因标志物
LINC00630	100287765	0.015 2	1.21	上调	*EPM2A*
LINC00663	284440	0.033 2	-1.13	下调	*EPM2A*
LINC00638	196872	0.018 2	-2.09	下调	*GIMAP7*
MIAT	440823	0.028 7	-1.34	下调	*Miat*
AC007952.5	ENST00000572818.2	0.024 0	-2.52	下调	*USP34*
AC019117.2	ENST00000658415.1	0.016 9	1.90	上调	*MFSD9*
PSMG3-AS1	114796	0.031 9	-1.74	下调	*MFSD9*

将氧化应激关键差异表达的 lncRNA 与临床指标及患者感受进行相关性分析。结果显示，AC007952.5 与超氧化物歧化酶（superoxide dismutase，SOD）、年龄呈负相关，与 IgA 呈正相关；AC019117.2 与病程、DAS28、VAS 评分、SAS 评分、SDS 评分呈正相关，与 PF、生理职能（role-physical，RP）、躯体疼痛（bodily pain，BP）、活力（vitality，VT）、社会功能（social functioning，SF）、情感职能（role-emotional，RE）呈负相关；LINC00638 与 RF、anti-CCP、IgM、VAS 评分呈正相关，与 RP、GH、VT、SF 呈负相关；LINC00663 与病程呈正相关，与 SOD、ESR、CRP 呈负相关。

（五）类风湿关节炎凋亡自噬关键 lncRNA 表达谱变化

文建庭等（2020）筛选了类风湿关节炎凋亡自噬关键 lncRNA 表达谱，共检测到 341 个 lncRNA。GO 分析表明，差异表达的基因主要参与自噬和凋亡的调控，KEGG 分析显示这些 lncRNA 主要参与核因子 κB（nuclear factor-κB，NF-κB）、PI3K-Akt 和 AMP 活化蛋白激酶（AMP-activated protein kinase，AMPK）信号通路 7 条 lncRNAs 差异表达最明显，分别为 MAPKAPK5-AS1、ENST00000619282、C5orf17、LINC01189、LINC01006、DSCR9、MIR22HG，其中其中 2 个表达上调，5 个表达下调（表 1-5）。

表 1-5　7 种差异表达 lncRNA 的基本特征

lncRNA	位置	P	差异倍数	趋势	基因标志物
MAPKAPK5_AS1	51275	0.022	2.50	下调	*TMEM116*
ENST00000619282	ENST00000619282.1	0.000	1.80	上调	*P2RX7*
C5orf17	439936	0.028	−2.01	下调	*NBPF14*
LINC01189	643648	0.044	−2.16	下调	*ACSL1*
LINC01006	100506380	0.030	−2.48	下调	*RNF32*
DSCR9	257203	0.039	−1.94	下调	*TTC3*
MIR22HG	84981	0.031	1.66	上调	*SMYD4*

扩大临床样本量验证结果显示,与健康对照组相比,类风湿关节炎患者 PBMC 中 ENST0000619282、LINC01006 和 MIR22HG 的表达水平显著升高,MAPKAPK5 – AS1、LINC01189 和 DSCR9 的表达水平降低。应用 ROC 曲线分析评价 4 种 lncRNA 的生物学功能和诊断价值,ROC 曲线显示 MIR22HG 的 AUC = 0.846(P = 0.000),DSCR9 的 AUC = 0.783(P = 0.005),LINC01189 的 AUC = 0.677(P = 0.034),MAPKAPK5 – AS1 的 AUC = 0.644(P = 0.025)和 ENST0000619282 的 AUC = 0.636(P = 0.043)。

Spearman 相关性分析结果显示,MAPKAPK5-AS1 与 IgM 呈正相关;LINC01189 与补体 C3、SDS 评分和 MH 呈正相关,与 RF、IgA、IgG 和 SF 呈负相关;ENST0000619282 与 RF、SF 呈正相关,与 SAS 评分呈负相关;DSCR9 与 RF、RE、MH 呈正相关;MIR22HG 与病程、IgG 呈正相关。

三、蛋白质组学研究

蛋白质组学指一种基因组所表达的全套蛋白质,即包括一种细胞乃至一种生物所表达的全部蛋白质。蛋白质组学本质上指的是在大规模水平上研究蛋白质的特征,包括蛋白质的表达水平、翻译后的修饰、蛋白与蛋白相互作用等,由此获得蛋白质水平上的关于疾病发生、细胞代谢等过程的整体而全面的认识。蛋白质组学的发展能定量考察类风湿关节炎发生、发展过程中蛋白质种类及数量的改变,筛选类风湿关节炎诊治和预后的特异性生物学标志物,为类风湿关节炎的研究提供了新的手段,为类风湿关节炎药物的治疗提供了评价手段。

（一）基于蛋白微阵列技术筛选类风湿关节炎患者湿热证炎症免疫相关差异蛋白的表达

现代医学研究表明,类风湿关节炎在发病中伴随促炎因子的升高、抑炎因子的下降,大量炎性细胞的过度增殖,免疫炎症反应亢进,这也是类风湿关节炎关节肿痛、系统病变、生活质量下降及致残的重要因素。其临床表现属于类风湿关节炎湿热证的范畴,故减轻炎症反应,改善湿热痹阻的症状是延缓类风湿关节炎病情进展的重要环节。寻找类风湿关节炎炎症免疫相关的生物学标志物,可能为类风湿关节炎湿热证的诊治和预后带来重大意义。

该课题组通过收集 10 例正常人血清,男性 2 例、女性 8 例,平均年龄(52.45±8.91)岁,7 例类风湿关节炎湿热证患者血清,男性 2 例,女性 5 例,平均年龄(53.07±7.32)岁,利用蛋白微阵列检测类风湿关节炎患者湿热证炎症免疫相关差异蛋白表达谱。

对正常人和类风湿关节炎湿热证患者的血清进行蛋白微阵列检测后,共得到 30 个有意义的蛋白(18 个下调,12 个上调)、3 个炎症免疫相关差异蛋白[IL-8、IL-17、程序性死亡蛋白配体-2(programmed death ligand-2, PD-L2)]。GO 分析结果显示,炎症免疫相关差异蛋白的生物功能(biological process, BP)主要涉及滑膜细胞、IL-1 应答、IL-17 信号通路等20 个方面;炎症免疫相关差异蛋白所处的细胞组分(cellular component, CC)仅涉及质膜外侧 1 个方面;炎症免疫相关差异蛋白分子功能(molecular function, MF)涉及 G 蛋白偶联受体、细胞因子活性、受体配体活性等 7 个方面。KEGG 共富集到 3 条重要的通路,包括IL-17 信号通路、细胞因子受体通路及类风湿关节炎相关通路。

根据差异倍数和 P 值,共挑选 3 个免疫炎症相关差异蛋白进行酶联免疫吸附实验(enzyme linked immunosorbent assay, ELISA)验证,包括 1 个上调、2 个下调(表 1-6);ELISA验证结果显示,与正常人相比,类风湿关节炎患者湿热证患者 IL-17、IL-8、PD-L2 的表达显著升高($P<0.05$)。ROC 曲线分析,结果显示,IL-17 的 AUC=0.930 9、PD-L2 的 AUC=0.702 3、IL-8 的 AUC=0.521 4,说明这 IL-17 和 PD-L2 可作为类风湿关节炎湿热证患者炎症免疫相关蛋白的分子诊断标志物。Spearman 相关性分析结果显示,IL-17 与年龄、病程呈负相关($P<0.05$);PD-L2 与 SDS 评分呈负相关($P<0.05$);IL-8 与 RF 呈正相关($P<0.05$)。

表 1-6 3 个炎症免疫相关差异蛋白的一般情况

蛋白质	差异倍数	P	差异倍数	趋势
IL-8	1.469	0.000 6	0.298 5	下调
PD-L2	1.534 4	0.007 8	0.023 4	下调
IL-17	2.18	0.024 14	4.541 7	上调

(二)基于蛋白微阵列技术筛选类风湿关节炎患者寒湿证凋亡相关差异蛋白表达谱

寒湿证是类风湿关节炎临床常见的又一重要证型,严重影响患者生活质量,降低患者感受。现代医学研究表明,类风湿关节炎在发病中伴随大量炎性细胞的过度增殖,这也是致残重要因素,故促进细胞凋亡是延缓类风湿关节炎病情进展的重要机制之一。寻找类风湿关节炎凋亡相关的生物学标志物,可能为类风湿关节炎寒湿证的诊治和预后带来重大意义。

该课题组通过收集 4 例正常人 PBMC,男性 1 例、女性 3 例,平均年龄(51.50±9.91)岁;5 例类风湿关节炎寒湿证患者 PBMC,男性 2 例、女性 4 例,平均年龄(52.07±10.32)岁。利用蛋白微阵列检测类风湿关节炎患者寒湿证凋亡相关差异蛋白表达谱。

对正常人和类风湿关节炎寒湿证患者的 PBMC 进行蛋白微阵列检测后,共得到 25 个有意义的蛋白(13 个下调、12 个上调)、6 个凋亡相关差异蛋白(sTNF-R2、sTNF-R1、IGFBP-1、HSP27、TRAILR-3、IGFBP-6)。GO 分析结果显示,凋亡相关差异蛋白的生物功能主要涉及细胞外基质成分分泌、凋亡过程、参与形态发生凋亡过程、凋亡通路等 20 个方面;凋亡相关差异蛋白所处的细胞组分涉及胰岛素样生长因子、结合蛋白复合体生长因子等 8 个方面;凋亡相关差异蛋白分子功能涉及泛素样蛋白、肿瘤坏死因子依赖性受体活性等 16 个方面。KEGG 共富集到 7 条重要的通路,包括 TNF 信号通路、丝裂原活化蛋白激酶(mitogen-activated protein kinase, MAPK)信号通路和细胞因子通路等。

根据差异倍数和 P 值,共挑选 6 个凋亡相关差异蛋白进行 ELISA 验证,包括 3 个上调、3 个下调(表 1-7)。ELISA 验证结果显示,与正常人相比,类风湿关节炎患者寒湿证患者 IGFBP-1、HSP27、TRAILR-3、IGFBP-6、sTNF-R1、sTNF-R2 的表达显著升高($P<0.05$);与正常人相比,类风湿关节炎寒湿证患者 DAS28、VAS 评分、SAS 评分、SDS 评分,以及 ESR、hs-CRP、RF、IgA 的表达显著升高,PF、BP、GH、VT、SF、MH 评分均显著降低($P<0.05$)。对 6 个凋亡相关差异蛋白进行 ROC 曲线分析,结果显示,HSP27 的 AUC=0.522、IGFBP-1 的 AUC=0.944、IGFBP-6 的 AUC=0.844、TRAILR-3 的 AUC=0.956,说明这 4 个蛋白均可作为类风湿关节炎寒湿证患者的分子诊断标志物。Spearman 相关性分析结果显示,HSP27 与 RF、anti-CCP 呈正相关($P<0.05$);IGFBP-1 与 IgA 呈正相关($P<0.05$);TRAILR-3 与 RE 呈负相关($P<0.05$)。Logistic 回归分析结果表明,ESR、anti-CCP、SAS、MH 对 HSP27 有显著性影响,OR 及 95%CI 分别为 2.51,(0.56, 2.78); 2.89,(0.56, 2.78); 3.09,(2.84, 7.74); 2.73,(1.63, 5.78),说明这些指标是影响 HSP27 的危险因素。

表 1-7 6 个凋亡相关差异蛋白的一般情况

蛋白质	差异倍数	P	差异倍数	趋势
sTNF-R2	1.469	0.000 2	2.768	上调
sTNF-R1	1.534 4	0.000 4	2.897	上调
IGFBP-1	−1.618	0.000 4	0.325	下调
HSP27	−1.867	0.000 8	0.274	下调
TRAILR-3	1.285	0.003 4	2.438	上调
IGFBP-6	−1.209	0.010 5	0.432	下调

第二节 炎症免疫失衡参与类风湿关节炎发病

炎症免疫失衡是 T 细胞、B 细胞、细胞因子网络失衡,以及胸腺、脾脏免疫异常,类风湿关节炎炎症反应加重,从而引起的关节受损,进而导致关节功能障碍和残疾,严重影响患者的生活质量。

万磊等(2020)观察类风湿关节炎患者骨破坏与 T 细胞、调节性 T 细胞(regulatory T cell, Tr cell,简称 Tr 细胞)、CD19+B 细胞及免疫炎症的关系。随机选取 20 例类风湿关节炎患者及 20 例正常对照者,采用双能 X 线密度检测仪测定骨密度,ELISA 检测 Th1 细胞因子、γ 干扰素(interferon-γ, IFN-γ)、Th2 细胞因子、IL-4、IL-17、前胶原Ⅰ型氨基端前肽(procollagen type-Ⅰ aminoterminal propeptide, PⅠNP)、Ⅰ型胶原蛋白羧基端肽(Terminal propeptide of type Ⅰ collagen, PⅠCP)、NF-κB 受体激活蛋白配体(receptor activator of NF-κB ligand, RANKL)护骨因子(osteoprotegerin, OPG)。采用流式细胞术测定外周血 T 细胞亚群、Tr 细胞、CD19+B 细胞、Spearman 法分析 T 细胞、Tr 细胞、B 细胞与骨密度、Th1 细胞因子、Th2 细胞因子相关性。结果表明,类风湿关节炎患者骨密度 T 值较正常对照组降低,在类风湿关节炎组中双前臂骨密度 T 值较腰椎降低。与正常对照组相比,类风湿关节炎组血清 IFN-γ、IL-17、Th1/Th2 细胞、CTx、RANKL 升高,IL-4、PINP 降低;类风湿关节炎组外周血 CD4$^+$/CD8$^+$T 细胞比值、CD19$^+$B 细胞增加,CD8$^+$T 细胞、CD4$^+$CD25$^+$Tr 细胞比例减少。相关性分析显示,类风湿关节炎组外周血 CD8$^+$T 细胞与 Th1/Th2 细胞比值、IL-17 呈正相关;CD4$^+$CD25$^+$Tr 细胞与 CTx 呈负相关;CD19$^+$B 细胞与 OPG 呈负相关(表 1-8)。因此,T 细胞、CD19$^+$B 细胞可能通过释放细胞因子介导炎症参与类风湿关节炎骨破坏过程。

表 1-8 类风湿关节炎组外周血 T 细胞、Tr 细胞、B 细胞与骨代谢、细胞因子等的相关性分析

指标	统计值	CD4$^+$ T 细胞	CD8$^+$ T 细胞	CD4$^+$/CD8$^+$ T 细胞比值	CD4$^+$CD25$^+$ Tr 细胞	CD19$^+$ B 细胞
股骨颈骨密度	r	−0.122	−0.011	0.008	0.262	−0.212
	P	0.609	0.965	0.975	0.265	0.369
腰椎骨密度	r	0.000	−0.250	0.021	−0.125	−0.085
	P	1.000	0.288	0.931	0.600	0.723
双前臂骨密度	r	0.364	0.227	0.156	−0.062	−0.056
	P	0.115	0.336	0.512	0.796	0.815
PINP	r	0.048	−0.203	0.027	0.155	0.092
	P	0.840	0.391	0.910	0.514	0.701
CTx	r	0.153	−0.140	0.054	−0.466	−0.051
	P	0.519	0.556	0.821	0.038	0.830
RANKL	r	−0.311	−0.203	−0.006	0.280	0.035
	P	0.182	0.391	0.980	0.232	0.885
OPG	r	−0.138	0.005	0.194	−0.316	−0.604
	P	0.561	0.985	0.413	0.175	0.003
IFN-γ	r	0.203	0.123	−0.293	0.140	0.185
	P	0.391	0.605	0.210	0.556	0.435
IL-4	r	0.074	0.415	0.174	0.253	−0.080
	P	0.758	0.069	0.462	0.283	0.738
Th1/Th2 细胞比值	r	0.264	0.459	0.019	0.396	0.091
	P	0.261	0.042	0.937	0.084	0.703
IL-17	r	0.319	0.457	−0.289	0.353	0.370
	P	0.171	0.043	0.217	0.126	0.108

孙艳秋等(2020)运用数据挖掘方法分析不同年龄段类风湿关节炎贫血患者红细胞(red blood cell, RBC)参数的变化,并探究其与免疫、炎症、脂代谢指标的相关性及关联规则。收集并整理 2012 年 6 月至 2018 年 1 月在安徽中医药大学第一附属医院中医风湿免疫科确诊的类风湿关节炎贫血住院患者的病历资料,共计 2 606 例患者符合纳入标准,按照我国年龄划分标准,以年龄≥60 岁划分为老年人。将患者分为实验组(≥60 岁)和对照组(<60 岁),对患者 RBC 参数、炎症、免疫、脂代谢指标进行比较、相关性分析及关联规则的

挖掘。结果表明：①共计 2 606 例类风湿关节炎贫血患者符合标准，其中对照组患者
1 640 例，实验组 966 例，患者住院治疗天数、合并高脂血症方面差异无统计学意义（$P>$
0.05）。②对照组、实验组类风湿关节炎贫血患者均以轻度、中度贫血为主，两组轻、中度贫
血分别占比 98.97%、98.05%；对照组、实验组贫血类型都以正细胞正色素性为主，分别占
比 70.61%、81.22%。③对照组患者的 RBC、平均红细胞体积（mean corpuscular volume,
MCV）、平均红细胞血红蛋白含量（mean corpuscular hemoglobin content, MCH）、平均红细胞
血红蛋白浓度（mean corpuscular haemoglobin cocentration, MCHC）、anti-CCP、IgG、IgM 指标
水平均高于实验组，差异有统计学意义（$P<0.05$ 或 $P<0.01$）；而实验组患者白细胞（white
blood cell, WBC）、hs-CRP、RF、IgA、总胆固醇（total cholesterol, TC）、高密度脂蛋白胆固
醇（HDL-cholesterol, HDL-C）、低密度脂蛋白胆固醇（LDL-cholesterol, LDL-C）水平均高
于对照组，差异有统计学意义（$P<0.05$ 或 $P<0.01$）。④相关性分析发现，两组患者
RBC、血红蛋白（hemoglobin, Hb）的变化与免疫炎症指标、脂代谢指标存在明显相关性；
其中两组的 Hb 均与 hs-CRP、IgA、IgG、IgM 呈负相关，表明随着两组 hs-CRP、IgA、IgG、
IgM 的升高，患者的 Hb 将下降。⑤相关性分析结果表明，RBC 与 WBC、HDL-C、TC 呈正
相关，与 hs-CRP 呈负相关；Hb 与 HDL-C、TC 呈正相关，与疗程、hs-CRP、IgA、IgG、IgM 呈
负相关；MCV 与 HDL-C、TC 呈正相关，与 WBC、hs-CRP、IgA、IgG 呈负相关；MCH 与
HDL-C、TC 呈正相关，与 hs-CRP、IgA、IgG、IgM 呈负相关；MCHC 与 hs-CRP、RF、IgM 呈
负相关（表 1-9）。故中青年和老年类风湿关节炎贫血患者在贫血程度、贫血类型、免疫
炎症反应、脂代谢方面存在一定差异。相同的是两组患者随着免疫炎症反应指标的升
高，患者的贫血程度将加重。不同的是老年类风湿关节炎贫血患者的炎症反应、RF 升
高、脂代谢紊乱情况显著高于中青年患者，提示老年患者疾病活动性更高，合并脂质代谢
疾病的风险更高。

表 1-9　实验组患者 RBC 参数与免疫、炎症、脂代谢指标间的相关性分析

指标	RBC		Hb		MCV		MCH		MCHC	
	r	P	r	P	r	P	r	P	r	P
疗程	-0.05	0.26	-0.10	0.02	-0.05	0.23	-0.07	0.12	-0.04	0.32
WBC	0.13	0.00	0.08	0.07	-0.08	0.05	-0.07	0.09	-0.02	0.67
hs-CRP	-0.07	0.01	-0.21	0.00	-0.18	0.00	-0.20	0.00	-0.11	0.01
RF	0.01	0.68	-0.02	0.67	0.03	0.49	-0.06	0.14	-0.10	0.02
anti-CCP	0.01	0.78	0.01	0.80	0.01	0.87	0.01	0.99	-0.01	0.81
IgA	0.01	0.73	-0.10	0.01	-0.18	0.00	-0.17	0.00	-0.05	0.21
IgG	-0.01	0.77	-0.21	0.00	-0.26	0.00	-0.25	0.00	-0.08	0.05
IgM	0.02	0.57	-0.13	0.00	-0.18	0.00	-0.21	0.00	-0.17	0.00
HDL-C	0.12	0.00	0.19	0.00	0.13	0.00	0.10	0.02	-0.01	0.85
LDL-C	0.02	0.71	0.06	0.15	0.03	0.44	0.06	0.16	0.08	0.06
TG	0.03	0.53	0.06	0.17	0.07	0.11	0.03	0.49	-0.06	0.20
TC	0.13	0.00	0.26	0.00	0.16	0.00	0.15	0.00	0.07	0.11

张颖等(2019)观察类风湿关节炎患者感受变化及其与指标间的相关性。选取安徽中医药大学第一附属医院诊治的 135 例类风湿关节炎患者,发放患者感受量表[SAS、SDS、简明健康状况调查问卷表(the MOS item short from health survey, SF-36)*],并观察患者的临床指标。分析患者感受变化及其与临床指标间的相关性及关联性。基于 SAS 及 SDS 将患者分为两组,对比其指标的差异。结果表明,①135 例患者中,SAS 异常者 60 例(44.44%),SDS 异常者 38 例(28.15%),两者均异常者 20 例(14.81%);且 SF-36 量表中,PF、RP、BP、VT、RE、MH 较常模组明显下降。②Spearman 分析显示,PF 与 ESR 呈负相关;RP 与 SAS、SDS、RF、anti-CCP、IgA 呈负相关;BP 与 SAS、hs-CRP 呈负相关;GH 与 SAS、ESR、hs-CRP、anti-CCP 呈负相关;VT 与 SDS、RF、ESR、hs-CRP 呈负相关;SF 与 SAS、SDS、hs-CRP 呈负相关;RE 与 SAS、SDS、ESR 呈负相关;MH 与 SAS、SDS、RF 呈负相关(表 1-10)。③关联规则分析表明,SAS 升高与 hs-CRP、ESR、anti-CCP 升高有明显关联性;SDS 升高与 RF、ESR 升高有明显关联性。④与正常组比较,SAS 异常组患者的 RF、hs-CRP 显著升高;SDS 异常组 RF、anti-CCP、CRP、补体 C4 明显升高。故多数类风湿关节炎患者存在患者感受的异常,且患者感受与疾病的活动度及免疫炎症代谢指标关系密切,焦虑、抑郁患者的实验室指标较高。

表 1-10 SF-36 与指标的相关性分析

指标	PF	RP	BP	GH	VT	SF	RE	MH
SAS	-0.028	-0.654*	-0.592*	-0.624*	-0.552	-0.458*	-0.595*	-0.486*
SDS	-0.176	-0.542*	-0.478	-0.390	-0.487*	-0.542*	-0.625*	-0.468*
RF	-0.254	-0.478*	-0.115	-0.303	-0.434*	-0.011	-0.010	-0.572*
ESR	-0.459*	-0.037	-0.240	-0.434*	-0.605*	-0.370	-0.614*	-0.059
hs-CRP	-0.567*	-0.148	-0.678*	-0.626*	-0.482*	-0.490*	-0.305	-0.149
anti-CCP	-0.128	-0.612*	-0.287	-0.507*	-0.205	-0.059	-0.328	-0.138
IgA	-0.125	-0.512*	-0.245	-0.290	-0.298	-0.139	-0.317	-0.231
IgG	-0.029	-0.160	-0.298	-0.380	-0.301	-0.120	-0.096	-0.215
IgM	-0.045	-0.073	-0.241	-0.044	-0.267	-0.072	-0.142	-0.143
补体 C3	-0.150	-0.178	-0.087	-0.139	-0.104	-0.044	-0.037	-0.035
补体 C4	-0.147	-0.246	-0.301	-0.201	-0.046	-0.184	-0.011	-0.047

注:*$P<0.05$。

王亚黎等(2014)研究类风湿关节炎患者血清免疫球蛋白的变化及与实验室指标相关性。选取 100 例类风湿关节炎患者病历资料,统计其 IgM、IgG、IgA 值,并与 WBC、RBC、Hb、血小板、前白蛋白(prealbumin, PA)、总蛋白(total protein, TP)、白蛋白(albumin, ALB)、球蛋白(globulin, GLO)、补体 C3、补体 C4 及 ESR、hs-CRP 等实验室指标进行相关性分析。

---

* 1SF-36 量表共包括 8 个维度,即 PF、RP、BP、GH、VT、SF、RE、MH。另外,还包括 1 项指标——健康变化(health transition, HT),用于评价过去 1 年内健康改变。

结果表明：①类风湿关节炎患者 IgG 异常率最高（40%），其次为 IgA（17%）、IgM（7%），IgG 异常率高于 IgA（$P<0.05$），IgG、IgA 同时升高占 12%，IgG、IgM 同时升高占 2%，IgG、IgM、IgA 同时升高的占 1%。②与免疫球蛋白正常组比较，免疫球蛋白升高类风湿关节炎患者 Hb、PA 与 ALB 是降低的，TP 与 GLO、ESR 显著上升；与免疫球蛋白正常组比较，免疫球蛋白下降的类风湿关节炎患者 RF 明显升高（$P<0.05$）。③相关性分析显示，类风湿关节炎患者 IgG 与 WBC、Hb、PA 呈负相关，与 TP、GLO 呈正相关；IgA 与 GLO 呈正相关；IgM 与 Hb、ALB 呈负相关（$P<0.05$）（表 1-11）。故类风湿关节炎的发病过程中以 IgG 异常为主，并且与类风湿关节炎患者的贫血、炎症严重程度有一定的关系。

表 1-11　类风湿关节炎患者实验室指标与免疫球蛋白的相关性分析

免疫球蛋白	WBC（×10⁹/L）	RBC（×10¹²/L）	Hb（g/L）	血小板（×10⁹/L）	PA（mg/L）	TP（g/L）	ALB（g/L）	GLO（g/L）
IgG	−0.203*	−0.077	−0.312**	0.046	−0.243*	0.484**	−0.148	0.709**
IgA	−0.160	−0.016	−0.119	0.105	−0.010	0.196	−0.156	0.378**
IgM	−0.111	−0.134	−0.232*	0.120	−0.042	−0.026	−0.201*	0.244

注：* $P<0.05$；** $P<0.01$。

　　谢秀丽等（2010a）观察类风湿关节炎患者蛋白质代谢的变化及其相关因素。测定 40 例类风湿关节炎患者和 20 例正常对照组的 PA、ALB、白蛋白/球蛋白（A/G）、载脂蛋白 A1（apolipoprotein A1，ApoA1）、载脂蛋白 B（apolipoprotein B，ApoB）、高密度脂蛋白（high density lipoprotein，HDL）、低密度脂蛋白（low density lipoprotein，LDL）、Tr 细胞表达水平等，分析蛋白质各指标变化与临床症状、活动性指标、Tr 细胞、生活质量、SAS、SDS、DAS28 等的相关性。结果表明：①活动期类风湿关节炎患者的 PA、A/G、Tr 细胞水平较正常对照显著下降（$P<0.01$），40 例类风湿关节炎患者 PA 下降的有 37 人，占 92.5%；A/G 下降的有 21 人，占 52.5%。②PA、ALB 与 RBC、Hb、Fe 呈明显正相关（$P<0.01$ 或 $P<0.05$）；PA 与 IgA、α1 酸性糖蛋白（α1-acid glycoprotein，α1-AGP）、CRP、ESR 呈明显负相关（$P<0.01$ 或 $P<0.05$）；TP 与 RBC、Hb、IgG 呈明显正相关（$P<0.01$ 或 $P<0.05$）；GLO 与 IgG、补体 C3、ESR 呈明显正相关（$P<0.01$ 或 $P<0.05$）；ALB 与 IgA、α1-AGP、ESR 呈明显负相关（$P<0.01$ 或 $P<0.05$）；A/G 与 IgG、IgA、补体 C3、α1-AGP、CRP、ESR 呈明显负相关（$P<0.01$ 或 $P<0.05$）；HDL 与补体 C3、α1-AGP、CRP、ESR 呈明显负相关（$P<0.01$ 或 $P<0.05$）；LDL 与补体 C4 呈明显正相关（$P<0.01$）；ApoA1 与 α1-AGP、CRP、ESR 呈明显负相关（$P<0.01$ 或 $P<0.05$）；ApoB 与 RBC、Hb 呈明显正相关（$P<0.05$）；ApoA1/ApoB 与血小板、IgM 呈明显负相关（$P<0.05$）（表 1-12）。③TP、ALB 与步行时间呈明显负相关（$P<0.01$ 或 $P<0.05$）；TP、ALB 与 PF 呈明显负相关（$P<0.01$ 或 $P<0.05$）；PA、ALB、A/G、HDL 与 DAS28 呈明显负相关（$P<0.01$ 或 $P<0.05$）；TP 与 PF、生活质量总计分呈明显负相关（$P<0.05$）；GLO 与 DAS28 呈明显正相关（$P<0.05$）。故约 90% 活动期类风湿关节炎患者中存在蛋白质代谢的异常，其变化与类风湿关节炎炎症活动、贫血状况及 PF 等有关。

表 1-12 类风湿关节炎患者蛋白质指标与实验室各指标的相关性分析

指标	PA	TP	ALB	GLO	A/G	HDL	LDL	ApoA1	ApoB	ApoA1/ApoB
WBC	0.025	0.018	0.015	0.095	-0.196	-0.183	0.272	-0.111	0.044	-0.210
RBC	0.341*	0.506**	0.367*	0.296	-0.183	0.160	0.152	0.206	0.317*	-0.100
Hb	0.439**	0.393*	0.487**	0.104	0.041	0.161	0.283	0.259	0.383*	-0.213
血小板	0.059	0.069	-0.107	0.161	-0.219	-0.268	0.193	-0.063	0.292	-0.348*
IgG	-0.297	0.500**	-0.212	0.751**	-0.744**	-0.166	-0.237	-0.312	-0.006	-0.195
IgA	-0.387*	-0.157	-0.500**	0.201	-0.484**	-0.172	-0.106	-0.254	-0.146	-0.120
IgM	0.074	0.033	-0.140	0.099	-0.172	-0.302	0.254	-0.166	0.194	-0.323*
补体 C3	-0.152	0.144	-0.242	0.363*	-0.506**	-0.417**	0.143	-0.298	0.081	-0.294
补体 C4	0.161	0.038	-0.105	0.024	-0.073	-0.199	0.404**	-0.034	0.230	-0.268
Fe	0.635**	0.214	0.388*	-0.106	0.224	0.205	0.095	0.299	0.072	0.125
ASO	-0.151	0.159	-0.083	0.219	-0.213	0.020	-0.053	-0.006	0.041	0.013
RF	-0.187	0.048	0.097	0.207	-0.239	-0.198	-0.045	-0.217	-0.055	-0.177
α1-AGP	-0.351*	-0.057	-0.368*	0.193	-0.360*	-0.494**	0.004	-0.406**	-0.067	-0.259
CRP	-0.349*	0.019	-0.221	0.275	-0.383*	-0.338*	0.001	-0.405**	-0.138	-0.220
ESR	-0.461**	0.010	-0.540**	0.429**	-0.637**	-0.377*	-0.227	-0.330*	-0.058	-0.229
CD4$^+$T	0.087	0.186	0.304	-0.033	0.114	0.200	-0.037	0.153	-0.111	0.125
CD25$^+$T	-0.033	0.125	0.213	-0.035	0.061	0.158	-0.097	0.112	-0.163	0.125
CD4$^+$CD25$^+$T	-0.042	0.080	0.222	-0.008	0.038	-0.038	-0.104	0.068	-0.059	0.024
CD4$^+$CD25$^+$	-0.072	0.132	0.120	0.085	-0.021	-0.097	-0.077	-0.032	-0.160	0.048

注:ASO,即抗链球菌溶血素 O(antistreptolysin O)。

$*P<0.05$;$**P<0.01$。

刘健等(2010)观察老年类风湿关节炎患者的蛋白质代谢变化及分析其相关因素。随机选取 40 例类风湿关节炎患者(老年组占 14 例,中青年组 26 例)和 20 例健康人对照组,并测定其血 PA、ALB、A/G、ApoA1、ApoB、HDL、LDL 等,分析不同年龄段患者测定各指标变化及其与临床症状、活动性指标、生活质量、SAS、SDS 及 DAS28 等的相关性。结果表明,①与健康对照者相比,老年类风湿关节炎患者 PA、TP、ALB、HDL、ApoA1、ApoB、Tr 细胞水平显著下降($P<0.05$);与中青年类风湿关节炎患者相比,老年类风湿关节炎患者 PA、TP、GLO、HDL、ApoA1、Tr 细胞水平都有不同程度的下降($P<0.05$)。②相关性分析结果表明,PA 与 Hb、Fe、CD4$^+$T 细胞呈正相关;TP 与 RBC、Hb、Fe 呈正相关,与 ESR 呈负相关;GLO 与 WBC、补体 C3 呈正相关;A/G 与 WBC、IgA、补体 C3、ESR 呈负相关;LDL 与 CD4$^+$T 细胞呈正相关;ApoA1 与 ESR 呈负相关,与 CD4$^+$T 细胞呈正相关(表 1-13)。③PA 与 DAS28、SAS 呈明显负相关($P<0.05$);GLO 与 15 m 步行时间、食欲减退、食后腹胀呈明显负相关($P<0.05$);A/G 与 15 m 步行时间、食欲减退、食后腹胀呈明显正相关($P<0.05$);HDL 与食后腹胀呈明显负相关($P<0.01$);LDL 与皮下结节呈明显负相关($P<0.05$);ApoA1 与晨僵时间、关节重着、中医证候总分呈明显负相关($P<0.05$);ApoB 与皮下结节、SAS、SDS 呈明

显负相关（$P<0.05$）；ApoA1/ApoB 与大便稀溏、关节重着呈明显负相关（$P<0.05$）。故与健康对照者及中青年类风湿关节炎患者相比，老年类风湿关节炎患者存在蛋白质代谢的异常，主要表现为 PA、TP、ALB、HDL、ApoA1、ApoB 等指标水平明显下降，其变化与类风湿关节炎炎性活动、贫血状况及生理功能等密切相关，亦与 Tr 细胞有一定的关联。

表1-13　类风湿关节炎患者蛋白质代谢指标与实验室指标的相关性分析

指标	PA	TP	ALB	GLO	A/G	HDL	LDL	ApoA1	ApoB	ApoA1/ApoB
WBC	0.196	0.192	0.252	0.674*	-0.604*	0.220	0.230	-0.156	0.138	-0.347
RBC	0.514	0.615*	0.290	0.395	-0.293	-0.017	0.204	0.175	0.062	0.157
Hb	0.655*	0.625*	0.410	0.298	-0.147	-0.274	0.178	0.123	0.089	0.038
IgA	-0.121	-0.204	-0.432	0.386	-0.633*	-0.171	-0.313	-0.228	-0.279	-0.033
补体 C3	0.253	-0.128	0.044	0.569*	-0.682*	-0.120	-0.095	0.087	-0.080	0.154
Fe	0.589*	0.832*	0.343	-0.047	0.185	-0.208	0.303	0.479	0.115	0.421
ESR	-0.378	-0.536*	-0.424	0.349	-0.534*	0.089	-0.299	-0.248*	-0.118	-0.148
CD4$^+$T	0.690*	0.503	0.409	0.094	0.032	-0.007	0.539*	0.599*	0.468	0.252

注：*$P<0.05$。

谢秀丽等（2010b）观察活动期类风湿关节炎患者蛋白质代谢的变化及其相关性分析。测定 40 例类风湿关节炎患者和 20 例正常对照组的 PA、ALB、A/G、ApoA1、ApoB、HDL、LDL、Tr 细胞表达水平等，比较蛋白质各指标与 Tr 细胞表达水平两者之间是否存在差异，分析蛋白质变化与活动性指标等的相关性。相关性分析结果表明，PA 与 RBC、Hb、Fe 呈正相关，与 IgA、α1-AGP、CRP、ESR 呈负相关；TP 与 RBC、Hb、IgG 呈正相关；ALB 与 RBC、Hb 呈正相关，与 IgA、α1-AGP、ESR 呈负相关；GLO 与 IgG、补体 C3、ESR 呈正相关；A/G 与 IgG、IgA、补体 C3、α1-AGP、CRP、ESR 呈负相关；HDL-C 与补体 C3、α1-AGP、CRP、ESR 呈负相关；LDL-C 与补体 C4 呈正相关；ApoA1 与 CRP、ESR 呈负相关；ApoB 与 RBC、Hb 呈正相关；ApoA1/ApoB 与血小板、IgM 呈负相关（表1-14）。故类风湿关节炎患者中存在蛋白质代谢的异常，具体表现为 PA、A/G 等指标水平明显下降，其变化与类风湿关节炎炎症活动有关，但与 CD4$^+$CD25$^+$CD127Tr 细胞表达水平关系有待进一步研究。

表1-14　类风湿关节炎患者蛋白质指标与实验室指标的相关性分析

指标	PA	TP	ALB	GLO	A/G	HDL	LDL	ApoA1	ApoB	ApoA1/ApoB
WBC	0.025	0.018	0.015	0.095	-0.196	-0.183	0.272	-0.111	0.044	-0.210
RBC	0.341*	0.506**	0.367*	0.296	-0.183	0.160	0.152	0.206	0.317*	-0.100
Hb	0.439**	0.393*	0.487**	0.104	0.041	0.161	0.283	0.259	0.383*	-0.213
血小板	0.059	0.069	-0.107	0.161	-0.219	-0.268	0.193	-0.063	0.292	-0.348*
IgG	-0.297	0.500**	-0.212	0.751**	-0.744**	-0.166	-0.237	-0.312	-0.006	-0.195
IgA	-0.387*	-0.157	-0.500**	0.201	-0.484**	-0.172	-0.106	-0.254	-0.146	-0.120
IgM	0.074	0.033	-0.140	0.099	-0.172	-0.302	0.254	-0.166	0.194	-0.323*

（续表）

指标	PA	TP	ALB	GLO	A/G	HDL	LDL	ApoA1	ApoB	ApoA1/ApoB
补体 C3	-0.152	0.144	-0.242	0.363*	-0.506**	-0.417**	0.143	-0.298	0.081	-0.294
补体 C4	0.161	0.038	-0.105	0.024	-0.073	-0.199	0.404**	-0.034	0.230	-0.268
Fe	0.635**	0.214	0.388*	-0.106	0.224	0.205	0.095	0.299	0.072	0.125
ASO	-0.151	0.159	-0.083	0.219	-0.213	0.020	-0.053	-0.006	0.041	0.013
RF	-0.187	0.048	0.097	0.207	-0.239	-0.198	-0.045	-0.217	-0.055	-0.177
α1-AGP	-0.351*	-0.057	-0.368*	0.193	-0.360*	-0.494**	0.004	-0.406**	-0.067	-0.259
CRP	-0.349*	0.019	-0.221	0.275	-0.383*	-0.338*	0.001	-0.405**	-0.138	-0.220
ESR	-0.461**	0.010	-0.540**	0.429**	-0.637**	-0.377*	-0.227	-0.330*	-0.058	-0.229

注：* $P<0.05$；** $P<0.01$。

孙艳秋等（2018）基于数据挖掘方法探究类风湿关节患者的 RBC 及其相关参数与炎症、免疫、代谢指标的相关性、关联性及危险因素。整理类风湿关节炎住院患者的病例资料，研究其实验室指标，运用 SPSS22.0、SPSS Clementine 11.1（Aprior 模块）等统计学软件对指标进行相关性分析、关联性分析、二元 Logistics 回归分析。结果表明，①共纳入类风湿关节炎患者 2 300 例，共有贫血患者 1 448 例，其中轻度贫血 1 042 例，中度贫血 397 例，重度贫血 9 例，极重度贫血未发现。②相关性分析显示，RBC 及其相关参数大多与 WBC、补体 C3、补体 C4、甘油三酯（triglyceride, TG）、TC 呈正相关（$P<0.05$ 或 $P<0.01$），与年龄、病程、ESR、hs-CRP、IgA、IgG、RF 等呈负相关（$P<0.05$ 或 $P<0.01$）。Hb 与 WBC、补体 C3、补体 C4、TG、TC 呈正相关，与病程、ESR、hs-CRP、IgA、IgG、IgM、RF 呈负相关；HCT 与 WBC、补体 C3、补体 C4、TG、TC 呈正相关，与病程、ESR、hs-CRP、IgA、IgG、IgM、RF 呈负相关；MCV 与年龄、TG、TC 呈正相关，与病程、ESR、hs-CRP、IgA、IgG、IgM、补体 C3 呈负相关（表 1-15）。③经关联性分析显示，RBC 降低与 WBC、IgM、补体 C3、补体 C4、TC、TG 升高有明显关联性，Hb 降低与 WBC、IgM、补体 C3、补体 C4、TC、TG 升高有明显关联性，血细胞比容（hematocrit, HCT）降低与 WBC、补体 C3、补体 C4、TC、TG 升高有明显关联性。④二元 Logistic 回归分析得出，补体 C4、TG、TC 升高是 RBC 下降的危险因素；WBC、补体 C4、TG、TC 升高是 Hb 下降的危险因素；WBC、TG、TC 升高是 HCT 下降的危险因素。故类风湿关节炎患者的 RBC 及其相关参数的下降，与炎症、免疫、代谢指标的升高具有相关性且部分指标呈有效的强关联性，WBC、补体 C4、TC、TG 升高可作为 RBC 及其相关参数值降低的危险因素，且参与了类风湿关节炎的发病及活动，具体机制有待进一步研究。

表 1-15 RBC 计数及其相关参数与其他指标的相关性分析（$n=2\,300$）

指标	RBC		Hb		HCT		MCV	
	r	P	r	P	r	P	r	P
年龄	-0.170	0.000**	-0.024	0.243	-0.029	0.168	0.226	0.000**
病程	-0.086	0.000**	-0.109	0.000**	-0.116	0.000**	-0.059	0.005**

（续表）

指标	RBC		Hb		HCT		MCV	
	r	P	r	P	r	P	r	P
WBC	0.209	0.000**	0.196	0.000**	0.216	0.000**	0.028	0.180
ESR	-0.489	0.000**	-0.550	0.000**	-0.549	0.000**	-0.153	0.000**
hs-CRP	-0.193	0.000**	-0.282	0.000**	-0.275	0.000**	-0.164	0.000**
IgA	-0.084	0.000**	-0.171	0.000**	-0.160	0.000**	-0.141	0.000**
IgG	-0.086	0.000**	-0.216	0.000**	-0.197	0.000**	-0.233	0.000**
IgM	-0.053	0.011*	-0.133	0.000**	-0.129	0.000**	-0.144	0.000**
补体 C3	0.131	0.000**	0.044	0.036*	0.070	0.001**	-0.090	0.000**
补体 C4	0.141	0.000**	0.134	0.000**	0.133	0.000**	0.003	0.897
CCP	0.021	0.317	-0.001	0.980	0.006	0.786	-0.022	0.299
RF	-0.137	0.000**	-0.129	0.000**	-0.122	0.000**	0.005	0.798
TG	0.120	0.000**	0.160	0.000**	0.164	0.000**	0.085	0.000**
TC	0.194	0.000**	0.306	0.000**	0.318	0.000**	0.228	0.000**

注：* $P<0.05$；** $P<0.01$。

葛瑶等（2014）研究类风湿关节炎患者 anti-CCP 的变化及其与其他实验室指标之间的关系，同时观察 anti-CCP 在不同中医证候的表达特点。收集 101 例类风湿关节炎住院患者资料，观察其 anti-CCP 的变化，并分析其与 TP、PA、ALB、ESR、ASO、RF、hs-CRP、免疫球蛋白的关系。结果表明，anti-CCP 在湿热痹阻证、痰瘀互结证、风寒阻络证、肝肾亏虚证四个中医证候中，湿热痹阻证阳性率显著高于其他证型；anti-CCP 与 IgG、IgM、葡萄糖-6-磷酸异构酶（glucose-6-phosphate isomerase，GPI）、hs-CRP 呈正相关（$P<0.05$），与 α1-AGP 呈正相关（$P<0.01$）（表 1-16）。故类风湿关节炎患者血清 anti-CCP 升高显著，且与炎症指标呈正相关，在中医证型湿热痹阻证中的阳性率升高明显，可作为疾病活动的重要指标。

表 1-16　anti-CCP 与其他实验室指标相关性分析

统计值	IgG	IgM	IgA	α1-AGP	GPI	RF	ASO	ESR	hs-CRP
r	0.164	0.187	0.125	0.370	0.212	-0.001	-0.038	0.114	0.243
P	<0.05	<0.05	>0.05	<0.01	<0.05	>0.05	>0.05	>0.05	<0.05

张皖东等（2010）研究类风湿关节炎不同证型与各种炎性指标及外周血 T 细胞亚群间的相关关系。确诊的类风湿关节炎患者 113 例，先按中医分型标准辨证分型，再分别检测 ERS、hs-CRP、RF，以及外周血 CD3⁺T 细胞、CD4⁺T 细胞、CD8⁺T 细胞、CD4⁺/CD8⁺T 细胞比值，研究其中医证型的分布及与各种炎性指标的相关性。结果表明，113 例患者中风寒湿痹型 29 例、风湿热痹型 52 例、痰瘀互结型 17 例、肝肾亏虚型 15 例。风湿热痹型和风寒湿痹型患者的病程较痰瘀互结型和肝肾亏虚型为短，差异具有统计学意义。风湿热痹型和风寒湿痹型患者的关节疼痛指数、压痛指数和肿胀指数均较痰瘀互结型和肝肾亏虚型升高，差异具有统计学意义（$P<0.05$）；风湿热痹型肿胀指数较风寒湿痹型升高，差异具有显著性（$P<0.05$）。风湿热痹型和风寒湿痹型患者的 ESR、hs-CRP 和 RF 均较痰瘀互结型和肝肾亏虚型升高，差

异具有统计学意义($P<0.05$);风湿热痹型 hs-CRP 较风寒湿痹型升高,差异具有统计学意义($P<0.05$)。风湿热痹型患者外周血 $CD4^+/CD8^+T$ 细胞比值显著高于其他证型($P<0.05$);肝肾亏虚型患者外周血 $CD4^+/CD8^+T$ 细胞比值显著低于其他证型($P<0.05$)(表 1-17)。故风湿热痹型类风湿关节炎的炎症程度最高,风寒湿痹型的炎症程度次之,而痰瘀痹阻型和肝肾亏虚型的炎症程度相对较低,hs-CRP 和 $CD4^+/CD8^+T$ 细胞比值可能作为类风湿关节炎湿热证候分类的微观指标之一。

表 1-17 类风湿关节炎各证型患者外周血 $CD3^+T$ 细胞、$CD4^+T$ 细胞、$CD8^+T$ 细胞水平及 $CD4^+/CD8^+T$ 细胞比值情况

中医证型	$CD3^+T$ 细胞	$CD4^+T$ 细胞	$CD8^+T$ 细胞	$CD4^+/CD8^+T$ 细胞比值
风湿热痹型	75.43±4.57	55.80±3.52	16.15±1.31	3.47±0.23 [*#△]
风寒湿痹型	73.98±4.53	51.74±3.58	18.78±1.61	2.78±0.24 [△]
痰瘀互结型	73.91±4.36	50.27±3.00	19.61±2.16	2.60±0.30 [△]
肝肾亏虚型	73.96±5.19	48.31±3.79	21.53±2.92	2.87±0.27

注:* 与风寒湿痹型比较,$P<0.05$。
与痰瘀互结型比较,$P<0.05$。
△与肝肾亏虚型比较,$P<0.05$。

贺明玉等(2020)研究类风湿关节炎患者脂蛋白代谢指标的变化,分析其与类风湿关节炎标志物、免疫、炎症等指标的关系。选取安徽中医药大学第一附属医院风湿病科 1 542 例类风湿关节炎住院患者的病例资料,采用 SPSS Clementine 17.0 统计软件,运用关联规则分析、相关性分析、Logistic 回归分析等方法进行数据挖掘分析。结果表明,①1 542 例类风湿关节炎患者脂蛋白代谢指标值分析显示:HDL-C 下降 256 例(16.60%),LDL-C 上升 281 例(18.22%),ApoA1 下降 361 例(23.41%),ApoB 上升 256 例(16.60%)。②相关性分析显示:HDL-C 与 RF、ASO、ESR、hs-CRP、IgA、IgG、补体 C3、补体 C4 呈负相关,与 GPI 呈正相关;ApoB 与 ASO、IgM、IgG 呈负相关,与 ESR、hs-CRP、补体 C3、补体 C4 呈正相关;ApoA1 与 RF、GPI、ASO、ESR、anti-CCP、hs-CRP、IgA、IgG、补体 C3 呈负相关;LDL-C 与 ASO、hs-CRP、IgA、IgM、IgG 呈负相关,与补体 C3、补体 C4 呈正相关(表 1-18)。③Logistic 回归分析显示:ESR、hs-CRP、补体 C3 是 LDL-C 升高的危险因素,RF、ESR、hs-CRP、IgA、补体 C4 是 HDL-C 降低的危险因素,hs-CRP、补体 C4 是 ApoA1 降低的危险因素,补体 C3 是 ApoB 升高的危险因素。④关联规则分析显示:设定最小置信度为 80%,最小支持度为 25%。提取与 ApoA1 下降关联较高的指标分别是 anti-CCP、ESR、RF、hs-CRP;与 ApoB 上升关联较高的指标分别是 anti-CCP、ESR、RF,其提升度均>1。故类风湿关节炎患者存在脂蛋白代谢紊乱,主要表现为 HDL-C、ApoA1 降低,LDL-C、ApoB 升高,炎症反应和免疫功能紊乱是类风湿关节炎脂蛋白代谢紊乱的危险因素。

表 1-18 类风湿关节炎患者脂蛋白代谢指标与活动性指标的相关性分析

指标	LDL-C		HDL-C		ApoA1		ApoB	
	r	P	r	P	r	P	r	P
RF	-0.033	0.189	-0.077	0.002	-0.050	0.048	0.032	0.213

（续表）

指标	LDL-C		HDL-C		ApoA1		ApoB	
	r	P	r	P	r	P	r	P
GPI	−0.027	0.294	0.070	0.006	−0.061	0.016	0.007	0.790
ASO	−0.057	0.026	−0.100	0.000	−0.115	0.000	−0.063	0.004
ESR	−0.006	0.822	−0.229	0.000	−0.309	0.000	0.111	0.000
anti-CCP	−0.013	0.616	0.023	0.367	−0.562	0.015	−0.007	0.772
hs-CRP	−0.064	0.002	−0.211	0.000	−0.304	0.000	0.056	0.029
IgA	−0.090	0.000	−0.062	0.015	−0.062	0.015	−0.032	0.214
IgM	−0.078	0.002	−0.007	0.785	−0.007	0.785	−0.060	0.009
IgG	−0.186	0.000	−0.194	0.000	−0.194	0.000	−0.145	0.000
补体 C3	0.262	0.000	−0.056	0.027	−0.056	0.027	0.309	0.000
补体 C4	0.198	0.000	−0.062	0.015	0.062	0.015	0.200	0.000

第三节　细胞凋亡逃逸参与类风湿关节炎发病

　　细胞凋亡（apoptosis）是指为维持内环境稳定，由基因控制的细胞自主有序地死亡的过程。细胞凋亡与细胞坏死不同，细胞凋亡不是被动的过程，而是主动的过程，它涉及一系列基因的激活、表达及调控等的作用，它并不是病理条件下自体损伤的一种现象，而是为更好地适应生存环境而主动争取的死亡过程。类风湿关节炎发病过程中存在多种细胞凋亡逃逸，包括滑膜成纤维细胞、CD4$^+$T 细胞等。

　　曹永贺等(2016)观察寒湿型类风湿关节炎患者外周血 CD4$^+$T 细胞凋亡基因表达，探讨其与类风湿关节炎疾病临床指标的相关性。选取 16 例寒湿型类风湿关节炎患者(类风湿关节炎组)和 16 名健康人(对照组)，应用流式细胞术检测类风湿关节炎组及对照组 CD4$^+$T 细胞凋亡率，应用 RT-qPCR 法检测凋亡蛋白 Fas、FasL、Casepase-8、Casepase-3、Bcl-2、Bax mRNA 相对表达水平；分析凋亡蛋白与临床活动指标(ESR、CRP、RF、anti-CCP、中医证候积分、关节晨僵时间、关节压痛数、关节肿胀数、关节功能分级及 DAS28)相关性。结果表明，与对照组比较，类风湿关节炎组 CD4$^+$T 细胞凋亡率降低[(2.6±0.9)% vs. (7.7±1.3)%，$P<0.01$]，类风湿关节炎组 CD4$^+$T 细胞 Fas、FasL、Casepase-8、Casepase-3、Bax mRNA 相对表达降低，Bcl-2 升高($P<0.01$)。CD4$^+$T 细胞凋亡率与 ESR 呈负相关($P<0.05$)，Caspase-8 与关节肿胀数呈负相关($P<0.05$)，Bcl-2 与中医证候积分、关节功能分级亦呈负相关($P<0.01$ 或 $P<0.05$)(表 1-19)。故类风湿关节炎患者外周血 CD4$^+$T 细胞存在凋亡障碍，并且与疾病的活动性密切相关。

表 1-19　类风湿关节炎患者 CD4$^+$T 细胞凋亡率、凋亡指标与临床指标相关性分析

相关凋亡蛋白		临床指示									
mRNA		ESR	CRP	RF	CCP	中医证候积分	关节晨僵时间	关节肿胀数	关节压痛数	关节功能分级	DAS28
CD4$^+$T 细胞凋亡率	r	−0.509	−0.479	−0.197	−0.066	0.101	−0.272	0.076	0.344	0.216	−0.448
	P	0.015	0.947	0.466	0.107	−0.720	0.379	−0.657	−0.562	−0.058	0.323
Fas	r	0.663	−0.050	−0.191	0.107	−0.720	0.379	−0.657	−0.562	−0.058	0.323
	P	0.152	0.925	0.716	0.841	0.107	0.458	0.156	0.246	0.913	0.532
FasL	r	0.192	−0.035	−0.068	0.243	−0.237	0.026	−0.037	0.182	0.054	0.447
	P	0.715	0.947	0.899	0.642	0.651	0.961	0.944	0.730	0.919	0.374
Caspase-8	r	0.277	−0.051	0.074	−0.294	−0.662	−0.213	−0.816	−0.493	−0.055	−0.360
	P	0.595	0.923	0.889	0.572	0.152	0.685	0.048	0.321	0.918	0.483
Caspase-3	r	0.031	0.438	0.156	0.471	0.240	−0.391	0.195	0.189	−0.043	0.155
	P	0.954	0.385	0.768	0.346	0.648	0.444	0.711	0.720	0.936	0.769
Bcl-2	r	0.409	−0.200	0.770	0.852	−0.935	−0.216	−0.515	−0.530	−0.853	0.165
	P	0.420	0.704	0.073	0.494	0.008	0.681	0.295	0.270	0.031	0.755
Bax	r	0.576	0.286	0.069	0.185	−0.472	0.140	−0.598	−0.783	−0.278	−0.033
	P	0.232	0.583	0.897	0.726	0.345	0.791	0.213	0.066	0.593	0.951

曹永贺等（2015）探讨 CD4$^+$T 细胞凋亡在类风湿性关节炎发病机制中的作用。将 30 例类风湿关节炎患者和 12 例健康对照者分为两组,应用 annexin V-FITC/PI 双标记结合流式细胞术分析类风湿关节炎患者及对照者 CD4$^+$T 细胞凋亡水平,RT-qPCR 检测凋亡相关蛋白 Fas、FasL、Caspase-8、Caspase-3、Bcl-2、Bax mRNA 相对表达水平,Western blot 法测定细胞凋亡蛋白 Fas、FasL 及 Caspase-8、Caspase-3 的表达;分析类风湿关节炎组凋亡蛋白表达水平与临床活动指标的相关性。结果表明,与健康对照组相比,类风湿关节炎患者 CD4$^+$T 细胞凋亡减少;与 ESR、RF 呈负相关;RT-qPCR 结果表明,类风湿关节炎患者 CD4$^+$T 细胞 Fas、Caspase-8、Caspase-3、Bax mRNA 的表达量显著降低,Bcl-2 mRNA 表达量增加。Fas 表达与中医症状积分呈负相关,Bcl-2 表达与 anti-CCP 水平呈正相关。Western blot 结果显示,类风湿关节炎患者 CD4$^+$T 细胞 Fas、FasL、Caspase-8、Caspase-3 的表达量较正常组明显降低,Fas 与 CRP 呈正相关,FasL 与晨僵时间呈负相关。故类风湿关节炎患者外周血 CD4$^+$T 细胞凋亡减少,与多数相关凋亡蛋白表达的降低、Bcl-2 表达的增强有关。以上提示类风湿关节炎存在凋亡缺陷,Fas 介导的细胞凋亡在类风湿关节炎过程中有一定作用。类风湿关节炎患者外周血 CD4$^+$T 细胞存在凋亡障碍,并且与疾病的活动性密切相关。

Wen 等（2020b）研究类风湿关节炎患者 PBMC 的凋亡和自噬相关的 lncRNA 表达的变化,然后分析它们与临床指标和患者感受的相关性。从 3 位类风湿关节炎患者和 3 位健康对照的 PBMC 中 lncRNA 变化的高通量测序开始,通过生物信息学分析筛选了与细胞凋亡

和自噬相关的几种失调的 lncRNA。然后，选择了 20 名类风湿关节炎患者和 20 名健康对照，通过使用逆转录酶 RT-qPCR 验证了关键的 lncRNA，建立了受体 ROC 曲线，以评估 lncRNA 的诊断价值。Spearman 检验用于 lncRNA 与临床指标患者感受之间的相关性分析，鉴定并验证了在类风湿关节炎患者的 PBMC 中显著改变的 7 种 lncRNA（MAPKAPK5-AS1、ENST00000619282、C5orf17、LINC01189、LINC01006、DSCR9、MIR22HG）的表达。ROC 曲线分析表明，MIR22HG 的 AUC = 0.846（P = 0.000），具有重要的类风湿关节炎诊断价值，其次是 DSCR9 的 AUC = 0.783（P = 0.005）、LINC01189 的 AUC = 0.677（P = 0.034）、MAPKAPK5-AS1 的 AUC = 0.644（P = 0.025）、ENST00000619282 的 AUC = 0.636（P = 0.043）。Peraon 相关性分析揭示了临床指标与患者感受之间的显著相关性。此研究中，已鉴定的与凋亡、自噬有关的 lncRNA 不仅可能是诊断和监测类风湿关节炎进展的潜在标志物，而且还与几种临床实验室指标和患者感受密切相关。

第四节　氧化应激失衡参与类风湿关节炎发病

氧化应激（oxidativestress，OS）是指体内氧化与抗氧化作用失衡的一种状态，倾向于氧化，导致中性粒细胞炎性浸润，蛋白酶分泌增加，产生大量氧化中间产物。氧化应激是由自由基在体内产生的一种负面作用，是类风湿关节炎发病的重要因素。

孙玥等（2015）观察类风湿关节炎患者氧化应激指标的变化，与心、肺功能变化及外周血 B、T 淋巴细胞衰减因子（B and T lymphocyte attenuator，BTLA）的相关性。选取类风湿关节炎患者 100 例并抽取 40 例健康人作为正常对照。采用 ELISA 检测外周血氧化应激指标［丙二醛（malondialdehyde，MDA）、活性氧（reactive oxygen species，ROS）、SOD、总抗氧化能力（total antioxidant capacity，TAOC）］及细胞因子（IL-17、TNF-α、IL-4、IL-35）、肺功能仪检测患者肺功能参数用力肺活量（forced vital capacity，FVC）、第 1 秒用力呼气容积（forced expiratory volume in one second，FEV_1）、最大自主通气量（maximal voluntary ventilation，MVV）、最大呼气流量（maximal expiratory flow，MEF）、25% 最大呼气流量（maximum expiratory flow at 25%，MEF_{25}）、50% 最大呼气流量（maximum expiratory flow at 50%，MEF_{50}）、75% 最大呼气流量（maximum expiratory flow at 75%，MEF_{75}），采用超声心动图检测两组心功能参数，如射血分数（ejection fraction，EF）、每搏输出量（stroke volume，SV）、短轴缩短率（fractional shortening，FS）、E 峰、A 峰、E/A。流式细胞术检测 BTLA 表达频率及活化水平。结果表明，与正常对照组相比，类风湿关节炎患者肺功能参数均有不同程度降低；心功能参数 EF、E 峰、E/A 明显降低，A 峰明显升高，SV 无明显差异；外周血 IL-17、TNF-α 和炎性指标 ESR、CRP 值显著升高，BTLA、IL-4、IL-35 值显著降低，ROS、MDA 明显升高，SOD、TAOC 明显降低。相关性分析结果表明，EF 与 ROS 呈正相关，与 $CD19^+CD24^+$ 细胞呈负相关；SV 与 MDA、SOD 呈正相关；FS 与 $CD19^+CD24^+$ 细胞呈正相关；E 峰与 TAOC 呈正相关；A 峰与 $CD19^+$ 细胞呈正相关；E/A 与 $BTLA^+$ 细胞呈正相关（表 1-20）。故类风湿关节炎患者存在心肺功能降低，并与机体 BTLA 表达减弱、抗氧化能力下降密切相关。

表 1-20　类风湿关节炎患者心功能参数与 BTLA$^+$细胞、氧化应激指标等的相关性分析

指标		EF	SV	FS	E 峰	A 峰	E/A
BTLA$^+$细胞	r	0.157	-0.092	0.130	0.012	0.012	0.395
	P	0.453	0.640	0.493	0.493	0.960	0.041
CD19$^+$细胞	r	-0.033	-0.076	0.049	0.247	0.426	0.017
	P	0.860	0.680	0.790	0.267	0.048	0.940
CD24$^+$细胞	r	-0.359	0.022	-0.398	0.273	0.345	0.057
	P	0.050	0.906	0.400	0.231	0.125	0.806
CD19$^+$CD24$^+$细胞	r	-0.454	0.114	0.414	0.161	0.328	0.057
	P	0.026	0.596	0.044	0.510	0.171	0.817
ROS(ng/mL)	r	0.461	0.192	0.046	0.016	-0.192	0.090
	P	0.002	0.381	0.831	0.948	0.432	0.715
MDA(nmol/L)	r	0.232	0.544	0.272	0.014	0.088	-0.081
	P	0.274	0.009	0.209	0.955	0.729	0.749
SOD(U/mL)	r	0.156	0.434	0.078	0.028	0.003	-0.167
	P	0.467	0.034	0.694	0.898	0.989	0.446
TAOC(pg/mL)	r	0.040	0.197	0.003	0.426	0.194	0.244
	P	0.876	0.381	0.989	0.048	0.440	0.330

文建庭等(2020)检测类风湿关节炎患者 PBMC 氧化应激关键 lncRNA 表达谱的差异，结合临床进行验证，筛选类风湿关节炎氧化应激分子标志物，并进行相关性分析。采用高通量测序技术分别对 3 例类风湿关节炎患者和 3 例健康人的 PBMC 进行检测，通过基因聚类和 KEGG 通路分析类风湿关节炎氧化应激差异表达的 lncRNA，通过 Cytoscape 分析 lncRNA、miRNA、mRNA 之间的共表达网络图；采用 RT-qPCR 对 20 例类风湿关节炎患者和 20 例健康人差异表达 lncRNA 进行验证，通过 ROC 曲线分析 lncRNA 作为类风湿关节炎氧化应激分子标志物的潜力，采用相关性分析探讨 lncRNA 与临床指标、患者感受之间的关联。结果表明，①高通量测序结果显示，类风湿关节炎氧化应激相关的差异表达 lncRNA 是 34 个(上调 19 个、下调 15 个)，差异倍数最高的 7 条 lncRNA 是 AC019117.2、LINC00630、AC007952.5、LINC00663、LINC00638、MIAT、PSMG3-AS1；②GO 和 KEGG 分析显示，氧化应激关键 lncRNA 主要富集在氧化应激反应等上；③RT-qPCR 结果显示，与健康人相比，AC019117.2、LINC00630 表达显著升高($P<0.05$)，AC007952.5、LINC00663、LINC00638 表达显著降低($P<0.05$)，MIAT、PSMG3-AS1 的表达差异无统计学意义($P>0.05$)；④ROC 曲线结果显示，AC019117.2、LINC00630、AC007952.5、LINC00663、LINC00638 的 AUC 分别是 0.676、0.784、0.834、0.643、0.638；⑤相关性分析结果显示，AC007952.5 与 SOD、年龄呈负相关，与免疫球蛋白呈正相关；AC019117.2 与病程、DAS28、VAS 评分、SAS、SDS 呈正相关，与 PF、RP、BP、VT、SF、RE 呈负相关；LINC00638 与 RF、anti-CCP、IgM、VAS 评分呈正相关，RP、GH、VT、SF 呈负相关；LINC00663 与病程呈正相关，与 SOD、ESR、CRP 呈负相关。故类风湿关节炎患者 PBMC 存在氧化应激相关差异表达的 lncRNA，其中 AC019117.2、

LINC00630、AC007952.5、LINC00663、LINC00638 有望成为类风湿关节炎氧化应激相关的分子标志物。

郭锦晨等（2017）研究湿热痹阻型类风湿关节炎患者血清 SOD 的变化及相关因素分析。整理湿热痹阻型类风湿关节炎住院患者的病历资料。采用 SPSS17.0 和 SPSS Clementine 12.0 软件 Aprior 模块分析类风湿关节炎患者血清 SOD 的变化及相关影响因素。结果表明，355 例湿热痹阻型类风湿关节炎患者血清 SOD 值与正常参考值相比较，下降的有 182 例（占 51.27%）。相关性分析显示，血清 SOD 与 IgM、LDL-C、anti-CCP 呈负相关，与补体 C4 呈正相关（$P<0.05$ 或 $P<0.01$）（表 1-21）。治疗后血清 SOD 上升与车前草、红花，车前草、桃仁，车前草、薏苡仁，车前草、陈皮，车前草、茯苓等中药组合存在明显关联关系，置信度均在 90% 以上。治疗后血清 SOD 上升与外用药芙蓉膏、消瘀接骨散也存在明显关联关系。故 SOD 参与类风湿关节炎的发病过程，其机制可能与免疫炎症、氧化应激、脂代谢等相关。中医药内外合治均可提高机体 SOD 水平，调节氧化/抗氧化系统动态平衡，缓解临床症状。

表 1-21　湿热痹阻型类风湿关节炎患者血清 SOD 与实验室指标的相关性分析

相关指标	SOD	
	r	P
IgA	-0.035	0.511
IgM	-0.129	0.015
IgG	-0.069	0.195
补体 C3	-0.044	0.410
补体 C4	0.105	0.047
ESR	-0.051	0.155
anti-CCP	-0.142	0.008
RF	0.006	0.865
hs-CRP	-0.068	0.060
LDL-C	-0.109	0.039
HDL-C	-0.071	0.190
TG	-0.029	0.586
TC	-0.046	0.385
血小板	-0.005	0.923
ApoA1	-0.073	0.178
ApoB	-0.018	0.747

孙艳秋等（2021）探究类风湿关节炎患者氧化应激关键 Linc00638 的表达，以及其对类风湿关节炎-滑膜成纤维细胞炎症、氧化应激的影响。通过收集 20 例正常人（健康对照组）、35 例类风湿关节炎患者 PBMC。RT-qPCR 检测 Linc00638 表达，并研究其与临床指标的相关性；构建 Linc00638 过表达质粒和小干扰 RNA，转染至类风湿关节炎-滑膜或纤维细胞中；CCK8 检测细胞活力；RT-qPCR 检测 Linc00638 的过表达和干扰效率。ELISA 检测细

胞上清液中 IL-4、IL-6、ROS、SOD 的表达。结果表明,与健康对照组相比,类风湿关节炎患者 Linc00638 表达显著降低($P<0.01$),ROC 曲线的 AUC 为 91.86%,Linc00638 的最佳截断值为 0.74;Spearman 相关性分析显示,Linc00638 与年龄、病程、DAS28、ESR、CRP、RF、anti-CCP 呈负相关,与 IL-4、SOD 呈正相关($P<0.05$);关联规则分析显示,Linc00638 的下降与年龄(>60 岁)、病程(>10 年)、ESR、RF、anti-CCP 的升高,IL-4、SOD 的降低具有强关联(表 1-22);过表达 Linc00638 能够抑制细胞活力,干扰 Linc00638 能够提升细胞活力。过表达 Linc00638 组能够显著升高 Linc00638、IL-4、SOD 水平($P<0.05$),降低 IL-6、ROS 表达($P<0.05$);si-Linc00638 组能显著降低 Linc00638、IL-4、SOD 表达($P<0.05$),升高 IL-6、ROS 表达($P<0.05$)。故 Linc00638 在类风湿关节炎患者中低表达,可能通过调控炎症和氧化应激参与疾病进展。

表 1-22　类风湿关节炎氧化应激关键 Linc00638 与临床指标的关联规则分析

前项	后项	支持度(%)	置信度(%)
Linc00638 ↓	年龄(>60 岁)	67.00	83.26
Linc00638 ↓	病程(>10 年)	54.22	75.35
Linc00638 ↓	ESR ↑	53.75	71.41
Linc00638 ↓	DAS28 ↑	57.14	64.52
Linc00638 ↓	CRP ↑	42.65	75.75
Linc00638 ↓	anti-CCP ↑	63.60	83.34
Linc00638 ↓	SOD ↓	80.00	90.32
Linc00638 ↓	IL-4 ↓	68.57	77.42

第五节　高凝状态参与类风湿关节炎发病

类风湿关节炎的疾病发展病程中伴有凝血纤溶系统指标的紊乱,临床表现为血液的高凝状态。类风湿关节炎患者体内的这种凝血纤溶指标的异常改变,与其体内的免疫炎症指标也有密切关系。

高金栋等(2020)收集并整理的类风湿关节炎住院患者的病历资料,对患者的凝血指标[凝血酶原时间(prothrombin time, PT)、部分凝血酶原时间(activated partial thromboplastin time, APTT)、纤维蛋白原(fibrinogen, FBG)、凝血酶时间(thrombin time, TT)、D-二聚体]、免疫指标(RF、IgA、IgM、IgG、补体 C3、补体 C4)、炎症指标(ESR、ASO、hs-CRP)及脂代谢指标(TG、TC)进行相关性分析、Logistic 回归分析及关联规则分析。结果表明,①共纳入类风湿关节炎患者 1 564 例,其中 D-二聚体升高者 1 173 例(75.00%),FBG 升高者 792 例(50.64%)。②相关性分析表明:D-二聚体与 RF、hs-CRP、ESR、IgA、IgG、IgM、补体 C3 呈正相关,与 TG、TC 呈负相关;FBG 与 RF、ESR、hs-CRP、IgA、IgM、补体 C3、补体 C4 呈正相关,与 TG 呈负相关;APTT 与 ASO、hs-CRP、ESR、IgG 呈正相关,与补体 C3、TG、TC 呈负相关;PT 与 ASO、

ESR、hS-CRP、IgA、IgG、IgM 呈正相关,与 C4、TG、TC 呈负相关(表 1-23)。③Logistic 回归分析显示:ESR、hs-CRP、IgA、IgG 是 D-二聚体升高的危险因素;TG、TC 是 APTT 升高的危险因素;TC 是 PT 降低的危险因素;hs-CRP、ESR、IgM 是 FBG 升高的危险因素。④关联规则分析显示:设定最小置信度为 70%,最小支持度为 10%,提取支持度、置信度较高的指标,其中与 D-二聚体升高关联较高的指标是 ESR、RF、hs-CRP;与 APTT 升高关联较高的指标是 ESR、RF;与 FBG 升高关联较高的指标是 ESR、hs-CRP、RF。故类风湿关节炎患者存在高凝状态,主要表现在 D-二聚体、FBG、APTT 升高,并与炎症免疫脂代谢指标密切相关,其中 TG、TC、hs-CRP、ESR、IgA、IgG、IgM 是类风湿关节炎患者高凝状态的危险因素。

表 1-23　类风湿关节炎患者各指标与 D-二聚体、APTT、TT、PT、FBG 之间的相关性分析

指标	D-二聚体		APTT		TT		PT		FBG	
	r	P	r	P	r	P	r	P	r	P
ASO	0.040	0.110	0.128	0.000	0.062	0.014	0.121	0.000	-0.013	0.602
RF	0.138	0.000	-0.039	0.126	-0.067	0.008	0.014	0.590	0.148	0.000
ESR	0.506	0.000	0.083	0.001	-0.043	0.090	0.202	0.000	0.592	0.000
hs-CRP	0.559	0.000	0.164	0.000	-0.197	0.000	0.207	0.000	0.655	0.000
IgA	0.252	0.000	0.015	0.561	0.078	0.002	0.119	0.000	0.113	0.000
IgG	0.291	0.000	0.182	0.000	0.147	0.000	0.226	0.000	0.041	0.104
IgM	0.126	0.000	0.048	0.055	-0.069	0.006	0.076	0.003	0.065	0.010
补体 C3	0.197	0.000	-0.063	0.013	-0.002	0.952	-0.015	0.562	0.422	0.000
补体 C4	-0.044	0.079	-0.024	0.347	0.036	0.150	-0.077	0.002	0.176	0.000
TG	-0.078	0.002	-0.264	0.000	0.078	0.002	-0.218	0.000	-0.067	0.008
TC	-0.165	0.000	-0.339	0.000	0.081	0.001	-0.297	0.000	-0.029	0.245

　　董文哲等(2018)运用关联规则及其他统计学方法分析类风湿性关节炎患者血清血小板参数的变化及其与其他实验室指标的相关性。收集并整理类风湿关节炎患者的病历资料,采用 SPSS21.0 软件对患者血清血小板参数与凝血、免疫、炎症及代谢等实验室指标进行相关性分析及 Logistic 回归分析。相关性分析显示,血小板与 PT、IgA、IgG、补体 C4、ESR 呈正相关,与补体 C3 呈负相关;血小板分布宽度(platelet distribution width, PDW)与 TT、IgA、补体 C4、ESR、WBC、ApoA1 呈正相关,与补体 C3、SOD 呈负相关;血小板平均容积(mean platelet volume, MPV)与 CRP、HDL-C 呈正相关,与 SOD 呈负相关;血小板压积(packed cell volume, PCT)与 IgA、补体 C4、SOD、TG、TC 呈正相关;大血小板比率(platelet-large cell ratio, P-LCR)与 TT、CRP 呈正相关,与 SOD 呈负相关(表 1-24)。Logistics 回归结果显示,血小板与 hs-CRP、IgA、IgM、ApoA1、ApoB 呈正相关;PCT 与 SOD、ESR、IgA、TG、ApoB 呈正相关;PDW 与 ESR、补体 C4、IgM 呈正相关;MPV 与 hs-CRP、IgA、TG 呈正相关;P-LCR 与补体 C4、TG、TC、ApoB 呈正相关($P<0.01$ 或 $P<0.05$)(表 1-24)。故类风湿关节炎患者血清血小板参数显著升高,血小板可能参与了类风湿关节炎的发生与发展,血小板参数的

异常可能对类风湿关节炎患者炎症、代谢、免疫的紊乱有一定的影响。

表 1-24　类风湿关节炎患者各指标与血清血小板、PDW、MPV、PCT、P-LCR 水平的相关性分析

指标	血小板		PDW		MPV		PCT		P-LCR	
	r	P	r	P	r	P	r	P	r	P
年龄	0.034	0.869	-0.355	0.374	0.345	0.532	0.384	0.735	-0.536	0.747
病程	0.075	0.263	0.034	0.253	0.745	0.265	0.563	0.178	-0.873	0.425
PT	0.065	0.030	0.015	0.610	0.026	0.371	0.048	0.102	0.014	0.643
TT	0.040	0.184	0.061	0.037	0.055	0.060	0.032	0.276	0.078	0.007
FBG	-0.001	0.985	-0.025	0.400	-0.010	0.733	0.001	0.965	-0.010	0.720
IgA	0.233	0.000	0.246	0.003	0.287	0.567	0.165	0.049	0.234	0.346
IgM	-0.019	0.446	-0.342	0.356	0.837	0.425	0.364	0.286	0.636	0.266
IgG	0.172	0.000	0.345	0.244	0.176	0.436	0.163	0.535	-0.536	0.674
补体 C3	-0.123	0.032	-0.174	0.024	0.252	0.213	0.245	0.263	-0.237	0.241
补体 C4	0.137	0.004	0.184	0.006	0.123	0.237	0.157	0.035	0.144	0.153
RF	0.011	0.467	0.018	0.220	0.025	0.091	0.021	0.163	0.019	0.197
ESR	0.019	0.046	0.021	0.024	0.013	0.239	0.263	0.532	0.183	0.746
CRP	0.006	0.813	0.010	0.123	0.372	0.003	0.137	0.244	0.023	0.003
WBC	0.047	0.055	0.213	0.023	0.234	0.056	0.239	0.637	-0.264	0.448
SOD	0.023	0.328	-0.187	0.000	-0.048	0.001	0.883	0.000	-0.296	0.001
TG	-0.027	0.282	-0.434	0.646	0.236	0.344	0.284	0.018	-0.734	0.347
TC	-0.050	0.050	-0.568	0.237	0.364	0.274	0.837	0.024	-0.637	0.264
HDL-C	0.050	0.225	0.344	0.274	0.475	0.025	0.274	0.474	0.157	0.476
LDL-C	0.027	0.502	-0.688	0.735	0.145	0.347	0.274	0.837	-0.264	0.325
ApoA1	-0.003	0.950	0.025	0.041	0.062	0.076	0.623	0.158	0.167	0.173
ApoB	-0.029	0.477	0.394	0.245	0.156	0.173	0.766	0.053	0.239	0.163

汪元等（2008）观察类风湿关节炎患者血小板参数的变化，以及其与病情活动指标、临床症状的相关性。比较类风湿关节炎活动组（54 例）、缓解组（20 例）和正常对照组（25 例）的血小板参数变化，分析 54 例活动期类风湿关节炎患者血小板参数与病情活动指标（ESR、CRP、IgG、IgA、IgM、补体 C3、补体 C4、RF）、临床症状（关节疼痛数、关节肿胀数、皮下硬结、口唇紫暗、肌肤甲错、舌体瘀斑或瘀点出现率）的相关性。结果表明，类风湿关节炎活动期患者血小板、PCT 显著高于缓解组和正常对照组（$P<0.01$），MPV 也较缓解组和正常对照组高（$P<0.05$）；而缓解期类风湿关节炎患者血小板、PCT、MPV、PDW 四项参数与正常对照组比较均未见差异；血小板、PCT 与反映类风湿关节炎病情活动的实验室指标 ESR、α1-AGP 及免疫学指标 IgG、IgA 呈正相关；活动期类风湿关节炎患者血小板与关节疼痛、关节肿胀、口唇紫暗、肌肤甲错、舌体瘀斑或瘀点等症状显著相关；PCT 与口唇紫暗、肌肤甲错相关；MPV 与关节肿胀、口唇紫暗、肌肤甲错呈负相关。故血小板、PCT 与类风湿关节炎病情变化有关，可作为判断类风湿关节炎疾病活动的临床指标；血小板、PCT、MPV 与类风湿关节炎血瘀证症状相关，可作为指导临床辨证用药及判断中医药疗效的实验室指标。相关

性分析结果表明,血小板与 IgG、IgA、α1-AGP、ESR 呈正相关;PCT 与 IgG、ESR 呈正相关;MPV 与 IgA 呈负相关(表 1-25)。

表 1-25 血小板参数与实验室指标的相关性

指标	血小板	PCT	MPV	PDW
IgG	0.296*	0.377**	0.118	-0.036
IgA	0.490**	0.245	-0.288*	-0.230
IgM	0.068	-0.046	0.059	0.094
补体 C3	0.236	-0.010	-0.047	-0.143
补体 C4	0.063	-0.001	-0.134	-0.105
RF	0.178	0.086	-0.085	-0.082
α1-AGP	0.373**	0.154	0.080	-0.203
CRP	0.101	0.102	-0.125	-0.034
ESR	0.286*	0.359*	0.135	-0.145

注:* $P<0.05$;** $P<0.01$。

　　章平衡等(2016)基于 NF-κB 信号转导通路探讨类风湿性关节炎患者高凝血状态的机制。选取类风湿关节炎患者 35 例,健康志愿者 20 例。ELISA 检测两组血清中 IL-10、IL-6、IL-4、IL-17、NF-κB 激活剂 1(nuclear factor-kappa B activator 1, Act1)、p50、p65、NF-κB 抑制因子 α(inhibitor of NF-κB α, IκBα)、血小板活化因子(platelet activating factor, PAF)、血小板活化因子乙酰水解酶(platelet activating factor acetylhydrolase, PAF-AH)、anti-CCP 水平;全自动血细胞分析仪检测血小板数量;魏氏法检测 ESR;全自动生化仪检测 CRP、RF;全自动凝血仪检测 D-二聚体、FBG、TT、PT、APTT 水平。同时 RT-qPCR 检测 Act1、p65、p50、IκBα、IκB 激酶 α(IκB kinaseα, IKKα) mRNA 水平;Western blot 法检测 p65、p50、IκBα 蛋白水平。采用 Spearman 分析类风湿关节炎患者外周血中凝血纤溶指标与细胞因子、NF-κB、活动性指标及临床症状体征之间的相关性。结果表明,与正常组相比,类风湿关节炎患者外周血中 D-二聚体、FBG、血小板明显升高,TT 缩短,APTT 和 PT 无明显改变;类风湿关节炎患者血清 IL-4、IL-10、PAF-AH 的水平明显降低,IL-6、IL-17、Act1、p50、p65、IκBα、IKKα、PAF 明显升高。相关性分析显示,D-二聚体与关节疼痛、关节肿胀、关节压痛、晨僵、DAS28、ESR、RF、CRP、anti-CCP、IL-10、IL-17、IL-6、Act1、p65、p50 呈正相关;FBG 与关节疼痛、关节肿胀、关节压痛、晨僵、DAS28、ESR、RF、CRP、anti-CCP、IL-10、IL-17、IL-6、Act1、p65、p50 呈正相关,与 IκBα 呈负相关;血小板与关节疼痛、关节肿胀、关节压痛、晨僵、DAS28、ESR、RF、CRP、IL-6、p65、p50 呈正相关,与 IL-10、IL-4 呈负相关;APTT 与 IL-10、IκBα 呈正相关,与关节压痛、晨僵、IL-6、p65 呈负相关;PT 与 IκBα 呈正相关;TT 与 IL-6 呈负相关;PAF 与关节疼痛、关节肿胀、关节压痛、晨僵、ESR、RF、CRP、IL-17、IL-6、Act1、p65、p50 呈正相关,与 IL-10、IL-4、IκBα 呈负相关;PAF-AH 与 IκBα 呈正相关,与关节疼痛、关节肿胀、关节压痛、晨僵、Act1、p65、p50 呈负相关(表 1-26)。故类风湿关节炎患者体内普遍存在高凝状态,并与炎症因子、活动性指标及 NF-κB 异常活化密切相关。

表 1-26 类风湿关节炎患者外周血凝血指标与其临床指标、活动性指标、
细胞因子、NF-κB 通路指标的相关性分析

指标	D-二聚体	FBG	血小板	APTT	PT	TT	PAF	PAF-AH
关节疼痛	0.525**	0.772**	0.481**	-0.356	-0.322	-0.146	0.576**	-0.488**
关节肿胀	0.537**	0.649**	0.451**	-0.261	-0.257	-0.193	0.546**	-0.554**
关节压痛	0.550**	0.734**	0.467**	-0.363*	-0.320	-0.160	0.600**	-0.520**
晨僵	0.498**	0.571**	0.403*	-0.429*	-0.311	-0.176	0.571**	-0.545**
DAS28	0.358*	0.040	0.506**	0.106	0.088	0.089	0.334	-0.210
ESR	0.840**	0.599**	0.477**	0.136	0.037	-0.322	0.373*	-0.269
RF	0.856**	0.666**	0.467**	-0.034	-0.039	-0.234	0.562**	-0.344
CRP	0.834**	0.532**	0.529**	0.229	0.113	-0.327	0.416*	-0.255
anti-CCP	0.729**	0.514**	0.267	-0.264	0.121	-0.179	0.295	-0.166
IL-10	-0.371*	-0.624**	-0.445*	0.454*	0.336	0.105	-0.510**	0.328
IL-17	0.501**	0.463**	0.349	-0.119	-0.124	-0.011	0.413*	-0.197
IL-6	0.449*	0.727**	0.402*	-0.473**	-0.322	-0.365*	0.557**	-0.357
IL-4	-0.225	-0.306	-0.493**	0.270	0.214	-0.0068	-0.455*	0.347
Act1	0.444*	0.470*	0.257	-0.291	-0.221	0.035	0.550**	-0.369*
p65	0.434*	0.481*	0.435*	-0.474**	-0.272	-0.089	0.649**	-0.422*
p50	0.689**	0.603**	0.516**	-0.138	-0.135	-0.275	0.592**	-0.524**
IκBα	-0.069	-0.468**	-0.174	0.696**	0.522**	0.098	-0.502**	0.455*

注：* $P<0.05$；** $P<0.01$。

参考文献

曹永贺,刘健,2015.类风湿性关节炎患者外周血 CD4+T 细胞存在凋亡缺陷[J].细胞与分子免疫学杂志,31(5):682-685,688.

曹永贺,刘健,2016.类风湿关节炎患者细胞凋亡与临床指标相关性分析[J].中国中西医结合杂志,36(1):35-39.

董文哲,刘健,忻凌,等,2018.基于关联规则的1951例类风湿性关节炎患者血小板参数变化及其相关性研究[J].山西中医学院学报,19(5):12-15,22.

高金栋,刘健,忻凌,等,2020.类风湿关节炎患者凝血指标变化及相关性分析[J].风湿病与关节炎,9(7):7-10.

葛瑶,刘健,黄传兵,等,2014.类风湿关节炎患者抗环瓜氨酸肽抗体变化及相关性分析[J].中国临床保健杂志,17(5):531-533.

郭锦晨,刘健,忻凌,等,2017.湿热痹阻型类风湿关节炎患者超氧化物歧化酶的变化及关联规则挖掘研究[J].中国临床保健杂志,20(2):185-188.

贺明玉,刘健,忻凌,等,2020.类风湿关节炎活动期患者脂蛋白代谢变化及相关性分析[J].风湿病与关节炎,9(8):7-11.

刘健,谢秀丽,盛长健,等,2010.老年类风湿关节炎患者蛋白质代谢变化及相关因素分析[J].中国临床医学,17(2):278-281.

孙艳秋,刘健,忻凌,等,2018.2 300 例类风湿关节炎患者红细胞计数及其相关参数的数据挖掘研究[J].风湿病与关节炎,7(11):5-9,16.

孙艳秋,刘健,忻凌,等,2020.不同年龄段类风湿关节炎贫血患者免疫、炎症、脂代谢的数据挖掘研究[J].中国免疫学杂志,36(10):1229-1234,1239.

孙艳秋,刘健,忻凌,等,2021.长链非编码 RNA Linc00638 对类风湿关节炎患者炎症和氧化应激的影响[J].南方医科大学学报,41(7):965-971.

孙玥,刘健,万磊,等,2015.类风湿关节炎患者心肺功能变化及与 B、T 淋巴细胞衰减因子及氧化应激的相关性分析[J].免疫学杂志,31(3):234-239.

万磊,刘健,黄传兵,等,2020.不同免疫细胞亚群引起的炎症参与类风湿性关节炎骨破坏[J].细胞与分子免疫学杂志,36(11):1026-1031.

汪元,刘健,余学芳,等,2008.血小板参数与类风湿关节炎病情活动指标及临床症状相关性分析[J].辽宁中医药大学学报(6):5-7.

王亚黎,刘健,叶文芳,等,2014.类风湿关节炎患者免疫球蛋白变化及相关因素分析[J].中国临床保健杂志,17(2):116-118.

文建庭,刘健,万磊,等,2020.类风湿关节炎患者氧化应激关键 lncRNAs 表达谱的筛选验证及相关性分析[J].风湿病与关节炎,9(6):6-11,20.

谢秀丽,刘健,盛长健,等,2010b.活动期类风湿关节炎蛋白质代谢变化及相关性[J].中国临床保健杂志,13(1):15-18.

谢秀丽,刘健,万磊,等,2010a.活动期类风湿关节炎蛋白质代谢变化及相关性分析[J].中华中医药学刊,28(5):982-985.

张乃峥,曾庆馀,施全胜,等,1995.关于某些风湿性疾病在中国流行情况的调查[J].中华内科杂志,4(2):79-83.

张皖东,曹云祥,盛长健,等,2011.类风湿关节炎辨证分型与外周血 T 细胞亚群的关系[J].中医药临床杂志,23(6):514-516.

张颖,刘健,黄旦,等,2019.135 例类风湿关节炎患者感受的变化及其相关性分析[J].风湿病与关节炎,8(11):15-19.

章平衡,刘健,谈冰,等,2016.类风湿性关节炎患者高凝血状态与核因子 κB 活化及致炎因子增加有关[J].细胞与分子免疫学杂志,32(3):364-368.

Long Y, Liu J, Jiang H, et al., 2021. Network analysis and transcriptome profiling in peripheral blood mononuclear cells of patients with rheumatoid arthritis[J]. Exp Ther Med, 21(2): 170.

Wen J T, Liu J, Jiang H, et al., 2020b. lncRNA expression profiles related to apoptosis and autophagy in peripheral blood mononuclear cells of patients with rheumatoid arthritis[J]. FEBS Open, 10(8): 1642-1654.

Wen J T, Liu J, Wang X, et al., 2021. Expression and clinical significance of circular RNAs related to immunity and inflammation in patients with rheumatoid arthritis[J]. Int Immunopharmacol, 92: 107366.

Wen J T, Liu J, Zhang P H, et al., 2020. RNA-seq reveals the circular RNA and miRNA expression profile of peripheral blood mononuclear cells in patients with rheumatoid arthritis[J]. Biosci Rep, 40(4) doi: 10.1042/13SR20193160.

第二章

类风湿关节炎脾虚湿盛病机及分子机制研究

在中医学理论指导下,该团队提出类风湿关节炎的中医学病机是气血不足、营卫失调,脾胃虚弱、湿浊内生,痰瘀互结、脉络阻滞。结合现代系统生物学研究进展,该团队对类风湿关节炎中医学病机的分子生物学机制进行探讨,认为类风湿关节炎患者气血不足、营卫失调的本质是自身免疫紊乱、整体机能下降;类风湿关节炎患者脾胃虚弱、湿浊内生的本质是炎症免疫失衡、细胞凋亡逃逸;类风湿关节炎患者痰瘀互结、脉络阻滞的本质是凝血因子失衡、血管内皮增生。这些研究成果为类风湿关节炎从脾论治学术观点及应用健脾化湿通络法治疗类风湿关节炎奠定深厚的理论基础,为类风湿关节炎发病机制研究提供新思路和方法。

第一节 类风湿关节炎脾虚湿盛病机

该团队以中医学理论和临床实践为指导,认为类风湿关节炎是以虚实夹杂为主要表现的虚损性疾病,脾虚与类风湿关节炎的中医病机、临床表现密切相关,提出气血不足、营卫失调,脾胃虚弱、湿浊内生,痰瘀互结、脉络阻滞是类风湿关节炎重要的中医学病机。

一、气血不足,营卫失调

气血不足,营卫失调可致类风湿关节炎患者免疫功能失调和贫血。脾为后天之本,气血生化之源,气血不足的根本原因是脾虚不能化生气血,故风寒湿热之邪只是本病发生的外部条件或因素,脾虚所致的气血不足、营卫失调才是本病的重要内部原因或根本因素。《黄帝内经》在论述痹证的发病机制时指出"血气皆少则无须,感于寒湿则善痹,骨痛爪枯也"(《灵枢·阴阳二十五人》)、"血气皆少……善痿厥足痹"(《灵枢·阴阳二十五人》)、"粗理而肉不坚者,善病痹"(《灵枢·五变》)。这些皆说明气血不足、体质虚弱致皮肉不坚而病痹。

所谓"营气之道,内谷为宝",营行脉中,内注于脏腑,外濡四肢百骸;卫主脉外,而先行于四末,分肉皮肤之间。两者均化生于水谷精微,并将营养物质输转至全身,营卫生成、运行、会合和功能正常,正是脾主运化的具体表现,也是维持人体筋骨、肌肉关节活动的物质基础。"从其气则愈,不与风寒湿气合,故不为痹",若"逆其气"则"脉道不利,筋骨肌肉皆无气以生",显然,痹证与脾主运化功能失调、营卫气血生化乏源密切相关。

营行脉中,卫行脉外,阴阳相贯,气调血畅,濡养四肢百骸、经络关节。营卫和调,卫外御邪,营卫不和,邪气乘虚而入。营卫之气的濡养、调节、卫外固表、抵御外邪的功能只有在气血充沛,正常循行的前提下才能充分发挥作用,故气血不足、营卫不和不仅是本病的重要内因,而且是病情发展变化的主要机制。从病因上看,素体气血亏虚,或后天失养气血两虚,或大病重病之后气血虚弱,或素体虚弱,并劳倦思虑过度,均可导致风寒湿热之外邪乘虚而入,流注筋骨血脉,搏结于关节而发生关节痹痛。因此,风寒湿热之邪只是本病发生的外部条件或因素,而气血不足、营卫失调才是本病的重要内部原因或根本因素。从病程上看,本病迁延日久,耗伤正气,气血衰少,正虚邪恋,肌肤失养,筋骨失充,后期可致关节疼痛无力、肢体麻木、形体消瘦、肌肉萎缩等。从临床表现上看,气虚则少气乏力,心悸自汗或易感冒;血虚则头晕目眩,面黄少华;舌淡苔薄白,脉细弱也是本病常见的舌脉象。因此,气血不足、营卫失调而致的症状也是本病的重要临床表现。本病中晚期除四肢小关节疼痛胀肿、关节肿大变形、骨质改变以外,常伴有关节肌肉疼痛无力、少气乏力、心悸、头晕、面黄少华等气血亏虚的证候表现。

刘健教授认为老年体虚,正气不足;或情志不遂,损伤心脾,气血生化不足;或风寒湿热留驻日久,耗气伤精,精气不足,肝肾亏虚,筋骨失养,正虚邪实而为虚痹。由于年老体弱,营卫失调,卫阳不固,更易感受外邪,或劳累汗出,或宿卧潮湿寒凉之地,或涉水冒雨,或汗出浸水,风寒湿邪乘虚侵袭人体,留驻经络关节,气血痹阻不通而为寒痹;或外感湿热,或素体湿盛,日久化热,或感风热,与湿合并,或素体阴虚,外邪热化,湿热留恋于肢体经络,蕴结壅阻而为热痹。

二、脾胃虚弱,湿浊内生

脾位于中焦,主运化、升清和统血,为气血生化之源,机体生命活动的维持和气血津液的化生有赖于脾所运化的水谷精微,脾为后天之本。脾虚运化无力,气血生化之源不足,筋骨血脉失于调养,发为痹病。

类风湿关节炎患者在关节肿胀、疼痛、活动不利的同时,常出现恶心、呕吐、食欲减退、胃部饱满、腹泻、腹胀和腹痛,以及食管炎、胃炎和溃疡病。由抗风湿药物引起的严重消化道损害常表现为消化道出血甚至穿孔。中医很注重脾胃在痹证发病中的作用,认为脾胃虚弱,饮食失调,起居失常,可致气血不足,卫外不能,或痰湿内生,湿浊为患,复感外邪而致痹,如《素问·痹论》指出:"饮食居处为其病本。"《素问·四时刺逆从论》曰:"太阳有余,病肉痹、寒中。"《素问·痹论》曰"脾痹者,四肢懈惰,发咳呕汁,上为大寒""淫气肌绝,痹聚在脾"。《素问·痹论》曰:"肠痹者,数饮而出不得,中气喘争,时发飧泄。"《素问·脉要精微论》曰:"胃脉……软而散者,当病食痹。"《素问·至真要大论》曰:"厥阴之复……甚则入脾,食痹而吐。"明代医家汪文绮在《杂症会心录·痹论》中强调补脾土的重要性:"况痹者闭也,乃脉络涩而少宣通之机,气血凝而少流动之势,治法非投壮水益阴,则宜补气升阳;非急急于救肝肾,则倦倦于培补脾土,斯病退而根本不摇也,倘泥于三气杂至,为必不可留之邪,而且从事于攻伐,是体实者安,而体虚者危矣。"

中医认为脾胃虚弱,饮食失调,起居失常,可致气血不足,卫外不能;或痰湿内生,湿浊为患,复感外邪而致痹,如《素问·痹论》指出:"饮食居处为其病本。"《难经》曰:"四季脾旺不受邪",脾气充足,邪不易侵,脾胃素虚之人,或因饮食失节,或因劳倦内伤,或外受寒湿之邪,均可导致脾胃虚弱,运化失司,痰浊内生,气机不利;脾虚还可致气血生化乏源,肌肉不丰,四肢关节失养;久则气血亏虚,筋骨血脉失去调养,营卫失于调和,风寒湿热之邪乘虚而入,着于筋脉则发风湿痹病,故脾胃虚弱、气血亏虚、痰浊内生是本病的重要病机。本病临床上除一般的关节局部症状如关节肿胀、疼痛以外,还常见气血生化乏源而致四肢乏力、肌肉消瘦,甚则肢体萎弱不用,以及脾湿不运、胃失和降而致胃脘痞满,食少纳呆,大便溏泄,舌质淡,苔腻等。湿为阴邪,其性黏滞、重着,不但单独作祟,而且极易与其他外邪如风、寒、热邪合而为病,使本病临床表现纷纭复杂,缠绵难愈。

三、痰瘀互结,脉络阻滞

中医学在论述痹病时虽未使用"瘀血"的术语,便一个"痹"字即使其含义昭然若揭。痹,是闭阻不通之意。当人体脏腑或肌表经络受外邪侵袭,气血痹阻不能畅通,机能障碍而发生病变时,均可发为痹病。《灵枢·周痹》指出:"此各在其处,更发更止,更居更起,以右应左,以左应右……更发更休也。"说明风寒湿热侵入血脉中,随血脉流窜,阻碍津液气血的运行,经脉瘀阻。

瘀血与痰浊既是机体在病邪作用下的病理产物,又是机体进一步病变的因素。本病内外合邪而发病,正虚为本,邪实为标;正虚以脾虚为先,脾虚湿盛,痰浊内生是致病的基础。在此基础上外邪肆虐,邪实以湿邪为主,痰湿阻滞关节,则关节肿胀;痰湿瘀滞经脉,则关节肿大变形;痰湿郁于皮肤,则肢体困重,四肢浮肿。痰病日久,则病邪由表入里,由轻而重,则瘀血阻滞,经络痹阻,痰浊与瘀血互结,以致病情缠绵难愈,关节肿大变形僵硬,皮下结节,肢体麻木,病处固定而拒按,日轻夜重,局部肿胀或有硬结、瘀斑,面色黧黑,肌肤甲错或干燥无光泽,口干不欲饮,舌质紫暗或有瘀斑,舌下静脉迂曲、延长,脉细涩等。

第二节　类风湿关节炎脾虚湿盛病机的分子机制

随着科技进步和时代发展,该团队将现代分子生物学技术与类风湿关节炎中医药临床实践相结合,认为类风湿关节炎患者气血不足、营卫失调的本质是自身免疫紊乱、整体机能下降,脾胃虚弱、湿浊内生的本质是炎症免疫失衡、细胞凋亡逃逸,痰瘀互结、脉络阻滞的本质是凝血因子失衡、血管内皮增生。这理论不仅阐释了类风湿关节炎中医学病机的现代分子机制的内涵,也更好揭示了类风湿关节炎的分子生物学发病机制,丰富了类风湿关节炎的现代研究成果,为应用现代科学技术讲好中医故事提供了借鉴。

一、气血不足、营卫失调的本质是自身免疫紊乱、整体机能下降

类风湿关节炎病情纷繁复杂,变化多端。既有关节局部的症状,如关节红肿热痛、畸形、功能障碍等,又有全身系统病变,如肺脏、心脏、肾脏、神经系统的病变;既有实验室指标的变化,如 ESR、CRP、RF、anti-CCP 等免疫炎症指标的升高,又有整体机能降低的表现,如食欲不振、精神萎靡等。这些临床表现符合中医学气血不足、营卫失调的病机特点。

《素问·调经论》云:"血气不和,百病乃变化而生。"气血是构成和维持人体生命活动的基本物质,气血充盛才能发挥濡养四肢百骸、抵御外邪的作用。倘若气血亏虚,内不能濡养筋骨关节经络,外不能抗病御邪。另外,气血与营卫关系密切。营卫和调,腠理固密,卫外有力;营卫不和,邪气乘虚而入,易于发为痹病。《灵枢·阴阳二十五人》指出"血气皆少则无须,感于寒湿则善痹,骨痛爪枯也",而《灵枢》在论述痹证的病机时提出,"血气皆

少……善痿厥足痹""粗里而肉不坚者,善病痹"。张机首次用"历节病"命名类风湿关节炎,指出历节病是一种特殊的顽固性痹证,而血虚历节的病机、证候是"少阴脉浮而弱,弱则血不足,浮则为风,风血相搏,即疼痛如掣"。这些皆说明气血不足、营卫失调而病痹。脾为后天之本,气血生化之源,气血不足的根本病因是脾虚不能化生气血。

类风湿关节炎的上述病机特点和临床表现往往伴随着自身免疫功能的紊乱和整体机能的降低,具体表现为 lncRNA 表达谱的紊乱、贫血和低蛋白血症、心功能降低、肺功能降低、生活质量降低和患者感受变差等几个方面。

(一)类风湿关节炎患者非编码 RNA 表达谱的紊乱

非编码 RNA 是指不编码蛋白质的 RNA,包括 lncRNA、circRNA、miRNA 等。更多的研究证据表明,原来被认为不发挥功能的非编码 RNA 在类风湿关节炎发病中起关键作用(刘健 等,2020)。

基于类风湿关节炎患者和正常人 PBMC,采用高通量全转录组测序技术,检测与类风湿关节炎进展相关的 circRNA、lncRNA、miRNA 和 mRNA 表达谱(Wen et al. , 2020)。共筛选出 165 个差异表达的 circRNA(上调的 109 个、下调的 56 个),341 个差异表达的 lncRNA(上调的 231 个、下调的 110 个),63 个差异表达的 miRNA(上调的 52 个、下调的 11 个),7 850 个差异表达的 mRNA(上调的 4 916 个、下调的 2 934 个)。经过进一步筛选,确定炎症免疫关键 circRNA 10 个、lncRNA 15 个、miRNA 11 个、mRNA 20 个,细胞凋亡关键 circRNA 8 个、lncRNA 16 个、miRNA 16 个、mRNA 22 个,氧化应激关键 circRNA 9 个、lncRNA 23 个、miRNA 10 个、mRNA 24 个。

1. 类风湿关节炎患者 circRNA 与 miRNA 差异表达谱及功能分析

共筛选 165 个差异表达的 circRNA 和 63 个差异表达表达的 miRNA。GO 分析结果显示这些基因主要参与多种生物过程(如细胞器组织、蛋白质修饰过程和细胞信号指示),构成细胞成分(如细胞膜、细胞质和细胞核),调节分子功能(如催化活性、ATP 结合和蛋白激酶活性)。KEGG 信号通路分析显示,TNF 信号通路、TGF-β 信号通路和 FoxO 信号通路差异最大。根据差异倍数 ≥ 2.0($P<0.05$),选择差异倍数最大的 6 个 circRNA 进行 RT-qPCR 验证(表 2-1)。结果显示,与正常组相比,类风湿关节炎患者 PBMC 中 hsa_circ_0001200、hsa_circ_0001566 和 hsa_circ_0003972 的表达显著升高($P<0.05$),类风湿关节炎患者 hsa_circ_0008360 的表达显著降低($P<0.05$)。为了确定类风湿关节炎患者差异表达的 circRNA 是否是类风湿关节炎疾病活动性的相关生物标志物,进行了 Spearman 相关性分析。结果显示,hsa_circ_0001200 与病程、anti-CCP 呈正相关($P<0.05$),hsa_circ_0001566 与 anti-CCP 呈正相关、与 IgA 呈负相关($P<0.05$),hsa_circ_0003972 与 DAS28 呈正相关($P<0.05$),hsa_circ_0008360 与病程、anti-CCP 呈负相关($P<0.05$)。综上所述,hsa_circ_0001200、hsa_circ_0001566、hsa_circ_0003972、hsa_circ_0008360 可作为类风湿关节炎诊断的潜在生物标志物,并参与影响类风湿关节炎的发生和发展。

表 2-1 差异倍数较大的 circRNA

circRNA	位置	P	差异倍数	表达趋势	基因标志物
hsa_circ_0001200	chr21:46275124-46281186	0.014 6	2.26	上调	*PTTG1IP*
hsa_circ_0001566	chr5:179688683-179707608	0.014 6	2.26	上调	*MAPK9*

（续表）

circRNA	位置	P	差异倍数	表达趋势	基因标志物
hsa_circ_0003972	chr9:96238537-96261168	0.023 9	2.10	上调	FAM120A
hsa_circ_0008360	chr22:41277773-41278181	0.016 8	-2.16	下调	XPNPEP3
hsa_circ_0000734	chr17:1746096-1756483	0.019 7	-1.80	下调	RPA1
hsa_circ_0001402	chr4:38091552-38104778	0.011 6	-1.28	下调	TBC1D1

2. 类风湿关节炎患者 lncRNA 与 mRNA 差异表达谱及功能分析

共 341 个差异表达的 lncRNA 和 7 895 个差异表达的 mRNA。GO 分析发现这些基因主要参与细胞器组织、胞内细胞器、胞内膜结合细胞器等。KEGG 分析发现 cAMP 信号通路、Epstein-Barr 病毒感染、ErbB 信号通路、癌 Ras 信号通路中的蛋白多糖、肾细胞癌、鞘脂信号通路和肿瘤坏死因子信号通路等差异最大。根据差异倍数≥2.0($P<0.05$)，选择差异倍数最大的 6 个 lncRNA 进行 RT-qPCR 验证（表 2-2）。结果显示，类风湿关节炎患者 PBMC 中 LINC01504、FAM95B1、LINC00304 的表达显著降低($P<0.05$)，MIR503HG 的表达显著升高($P<0.05$)。相关性分析结果显示，FAM95B1 与 IgG、补体 C4 呈正相关（$P<0.05$），LINC00304 与 IgG、关节疼痛呈正相关（$P<0.05$），MIR503HG 与关节压痛呈正相关（$P<0.05$），LINC01504 与病程呈负相关（$P<0.05$）。综上可知，LINC00304、MIR503HG、LINC01504 和 FAM95B1 可作为类风湿关节炎诊断的潜在生物标志物，并参与影响类风湿关节炎的发生和发展。

表 2-2　差异倍数较大的 lncRNA

lncRNA	P	差异倍数	表达趋势	基因标志物
LINC01504	0.001 366	2.747 691 448	上调	LINC00968
LINC00968	0.002 933	2.532 423 677	上调	MIR503HG
FAM95B1	0.000 301	-3.210 084 216	下调	LINC01504
MIR503HG	0.002 506	-2.536 755 148	下调	FAM95B1
LINC00304	0.003 974	-2.794 683 328	下调	LINC00304
LINC01146	0.004 095	-2.478 197 951	下调	LINC01146

3. 类风湿关节炎患者炎症免疫关键 circRNA 表达谱及功能分析

高通量测序结果显示，类风湿关节炎免疫炎症相关的差异表达 circRNA 是 10 个（上调的 6 个、下调的 4 个），差异倍数最高的 4 条 circRNA 是 hsa_circ_0003353、hsa_circ_0005732、hsa_circ_0072428、hsa_circ_0091685（表 2-3）。RT-qPCR 结果显示，与健康人相比，hsa_circ_0003353、hsa_circ_0091685 的表达显著升高($P<0.05$)，hsa_circ_0005732、hsa_circ_0072428 的表达显著降低($P<0.05$)。ROC 曲线结果显示，hsa_circ_0003353、hsa_circ_0005732、hsa_circ_0072428 的 AUC 分别是 0.897、0.803、0.721（表 2-4）。相关性分析结果显示，hsa_circ_0003353 与年龄呈正相关，与 IgG、RE 呈负相关；hsa_circ_0005732 与 CRP、IgA、IgM、PF、MH 呈正相关，与补体 C4、DAS28 呈正相关；hsa_circ_0072428 与总体健康（GH）呈正相关、与 RF 呈负相关。综上所述，类风湿关节炎患者 PBMC 存在凋亡相关差异

表达的 lncRNA,其中 hsa_circ_0003353、hsa_circ_0005732、hsa_circ_0072428 有望成为类风湿关节炎免疫炎症相关的分子标志物。

表 2-3　差异倍数较大的免疫炎症关键 circRNA

circRNA	位置	P	差异倍数	表达趋势	基因标志物
hsa_circ_0003353	chr2:188348850-188368497	0.048 4	1.61	上调	*TFPI*
hsa_circ_0005732	chr2:157406119-157414094	0.026 3	-1.95	下调	*GPD2*
hsa_circ_0072428	chr5:49698119-49707217	0.045 6	-1.54	下调	*EMB*
hsa_circ_0091685	chrX:149895686-149901202	0.045 6	-1.54	上调	*MTMR1*

表 2-4　免疫炎症关键 circRNA 的 ROC 结果

circRNA	AUC	P	平均标准误	95%CI	敏感性	特异性
hsa_circ_0003353	0.897	0.000	0.043	0.767-0.884	0.832	0.689
hsa_circ_0005732	0.803	0.002	0.058	0.723-0.830	0.798	0.676
hsa_circ_0072428	0.721	0.014	0.062	0.531-0.651	0.652	0.616

4. 类风湿关节炎患者氧化应激 lncRNA 差异表达谱及功能分析

高通量测序结果显示,类风湿关节炎氧化应激相关的差异表达 lncRNA 是 34 个(上调的 19 个、下调的 15 个),差异倍数最高的 7 条 lncRNA 是 AC019117.2、LINC00630、AC007952.5、LINC00663、LINC00638、MIAT、PSMG3-AS1(表 2-5)。RT-qPCR 结果显示,与健康人相比,AC019117.2、LINC00630 的表达显著升高($P<0.05$),AC007952.5、LINC00663、LINC00638 的表达显著降低($P<0.05$),MIAT、PSMG3-AS1 的表达差异无统计学意义($P>0.05$)。

ROC 曲线结果显示,AC019117.2、LINC00630、AC007952.5、LINC00663、LINC00638 的 AUC 分别是 0.676、0.784、0.834、0.643、0.638(表 2-6)。相关性分析结果显示,AC007952.5 与 SOD、年龄呈负相关,与 IgA 呈正相关;AC019117.2 与病程、DAS28、VAS、SAS、SDS 呈正相关,与 PF、RP、BP、VT、SF、RE 呈负相关;LINC00638 与 RF、anti-CCP、IgM、VAS 呈正相关,与 RP、GH、VT、SF 呈负相关;LINC00663 与病程呈正相关,与 SOD、ESR、CRP 呈负相关。综上所述,类风湿关节炎患者 PBMC 存在氧化应激相关差异表达的 lncRNA,其中 AC019117.2、LINC00630、AC007952.5、LINC00663、LINC00638 有望成为类风湿关节炎氧化应激相关的分子标志物。

表 2-5　差异倍数较大的氧化应激关键 lncRNA

lncRNA	位置	P	差异倍数	表达趋势	基因标志物
LINC00630	100287765	0.015 2	1.21	上调	*EPM2A*
LINC00663	284440	0.033 2	-1.13	下调	*EPM2A*
LINC00638	196872	0.018 2	-2.09	下调	*GIMAP7*

（续表）

lncRNA	位置	P	差异倍数	表达趋势	基因标志物
MIAT	440823	0.028 7	−1.34	下调	*Miat*
AC007952.5	ENST00000572818.2	0.024 0	−2.52	下调	*USP34*
AC019117.2	ENST00000658415.1	0.016 9	1.90	上调	*MFSD9*
PSMG3-AS1	114796	0.031 9	−1.74	下调	*MFSD9*

表 2-6　氧化应激关键 lncRNA 的 ROC 曲线结果

circRNA	AVC	P	平均标准误	95%CI	敏感性	特异性
LINC00630	0.784	0.002	0.063	0.542−0.817	0.742	0.612
LINC00663	0.643	0.047	0.082	0.562−0.643	0.623	0.661
LINC00638	0.638	0.025	0.076	0.512−0.782	0.641	0.563
AC007952.5	0.834	0.000	0.056	0.721−0.834	0.845	0.690
AC019117.2	0.676	0.045	0.068	0.531−0.651	0.651	0.644

5. 类风湿关节炎患者细胞凋亡关键 lncRNA 差异表达谱及功能分析

高通量测序结果显示,类风湿关节炎凋亡相关的差异表达 lncRNA16 个(上调的 8 个、下调的 8 个),差异倍数较高的 7 条 lncRNA 是 MAPKAPK5−AS1、ENST00000619282、C5orf17、LINC01189、LINC01006、DSCR9、MIR22HG(表 2−7)。RT-qPCR 结果显示,与健康人相比,ENST00000619282、LINC01006 和 MIR22HG 的表达显著升高($P<0.05$),MAPKAPK5−AS1、LINC01189 和 DSCR9 的表达显著降低($P<0.05$)。ROC 曲线结果显示,MIR22HG 的 AUC=0.846($P=0.000$)、DSCR9 的 AUC=0.783($P=0.005$)、LINC01189 的 AUC=0.677($P=0.034$)、MAPKAPK5-AS1 的 AUC=0.644($P=0.025$)和 ENST0000619282 的 AUC=0.636($P=0.043$),对类风湿关节炎具有重要诊断价值。相关性分析结果显示,MAPKAPK5−AS1 与 IgM 呈正相关;LINC01189 与补体 C3、SDS 或 MH 呈显著正相关,与 RF、IgA、IgG 或 SF 呈显著负相关;ENST0000619282 与 RF 或 SF 呈显著正相关,与 SAS 呈显著负相关;DSCR9 与 RF、RE、MH 呈显著正相关,MIR22HG 与病程、IgG 呈显著正相关。综上所述,其中 MAPKAPK5−AS1、LINC01189、ENST0000619282、DSCR9、MIR22HG 有望成为类风湿关节炎凋亡相关的分子标志物。

表 2-7　差异倍数较高的凋亡关键 lncRNA

lncRNA	ID 号	P	差异倍数	表达趋势	基因标志物
MAPKAPK5−AS1	51275	0.022	−2.50	下调	*TMEM116*
ENST00000619282	ENST00000619282.1	0.000	1.80	上调	*P2RX7*
C5orf17	439936	0.028	−2.01	下调	*NBPF14*
LINC01189	643648	0.044	−2.16	下调	*ACSL1*

（续表）

lncRNA	ID 号	P	差异倍数	表达趋势	基因标志物
LINC01006	100506380	0.030	-2.48	下调	*RNF32*
DSCR9	257203	0.039	-1.94	下调	*TTC3*
MIR22HG	84981	0.031	1.66	上调	*SMYD4*

（二）类风湿关节炎患者存在贫血和低蛋白血症

类风湿关节炎是一种以累及患者周围关节为主的多系统、慢性、炎症性自身免疫病，可引起多种关节外表现，包括贫血和低蛋白血症。类风湿关节炎患者确诊后 1 年内，合并贫血的概率高达 5%，贫血的发生率、严重程度影响着类风湿关节炎病情活动性及治疗。另外，贫血也作为重要评估因素判断类风湿关节炎病情预后。类风湿关节炎合并贫血的常见类型有慢性病贫血（anemia of chronic disease，ACD）、缺铁性贫血（iron deficiency anemia，IDA）。其中 ACD 为最常见类型，占 60% 以上。类风湿关节炎引起患者血 ALB 水平下降，其具体机制尚不清楚。有研究认为血 ALB 水平降低与类风湿关节炎疾病本身相关，认为类风湿关节炎是一种慢性炎性消耗性疾病，加之长期服用治疗类风湿的药物，引起胃肠道反应，因摄入不足而导致患者缺乏蛋白质。

1. 类风湿关节炎患者 RBC 与免疫炎症指标的相关性

孙艳秋等（2018）对 2012 年 6 月至 2018 年 1 月诊断为类风湿关节炎的患者进行了总结，其中贫血患者 1 448 例。经关联规则分析得出，RBC 的降低与 WBC、IgM、补体 C3、补体 C4、TC、TG 的升高有明显关联性；Hb 的降低与 WBC、IgM、补体 C3、补体 C4、TC、TG 的升高有明显关联性；HCT 的降低与 WBC、补体 C3、补体 C4、TC、TG 的升高有明显关联性（表 2-8）。二元 Logistic 回归分析得出，补体 C4、TG、TC 升高是 RBC 下降的危险因素（*OR*>1），WBC、补体 C4、TG、TC 升高是 Hb 下降的危险因素（*OR*>1），WBC、TG、TC 升高是 HCT 下降的危险因素（*OR*>1）（表 2-9）。

表 2-8　RBC 及其相关参数与其他实验室指标的关联规则分析

前项	后项	支持度（%）	置信度（%）	提升度
RBC↓	WBC↑	43.05	91.57	1.01
RBC↓	IgM↑	43.05	95.89	1.00
RBC↓	补体 C3↑	43.05	81.75	1.02
RBC↓	补体 C4↑	43.05	91.47	1.03
RBC↓	TC↑	43.05	94.89	1.03
RBC↓	TG↑	43.05	83.05	1.07
Hb↓	WBC↑	64.70	92.54	1.02
Hb↓	IgM↑	64.70	95.43	1.00
Hb↓	补体 C3↑	64.70	81.05	1.01
Hb↓	补体 C4↑	64.70	90.19	1.01

（续表）

前项	后项	支持度(%)	置信度(%)	提升度
Hb↓	TC↑	64.70	95.36	1.04
Hb↓	TG↑	64.70	81.99	1.05
HCT↓	WBC↑	57.78	92.63	1.02
HCT↓	补体 C3↑	57.78	80.74	1.00
HCT↓	补体 C4↑	57.78	90.07	1.01
HCT↓	TC↑	57.78	95.79	1.04
HCT↓	TG↑	57.78	82.84	1.06

表 2-9　RBC 及其相关参数与其他实验室指标之间二元 Logistic 回归分析

指标	RBC			Hb			HCT			MCV		
	B	P	OR	B	P	OR	B	P	OR	B	P	OR
WBC	0.113	0.470	1.119	0.519	0.001	1.680	0.427	0.007	1.532	0.183	0.497	1.201
ESR	−1.077	0.000	0.341	−1.204	0.000	0.300	−1.132	0.000	0.322	−0.305	0.495	0.737
hs-CRP	−0.612	0.000	0.542	−1.039	0.000	0.354	−0.824	0.000	0.439	−0.716	0.001	0.489
IgA	−0.196	0.119	0.822	−0.380	0.010	0.684	−0.324	0.018	0.724	−0.029	0.879	0.972
IgG	0.176	0.056	1.192	−0.243	0.015	0.784	−0.336	0.000	0.715	−0.473	0.001	0.623
IgM	0.109	0.620	1.115	−0.131	0.607	0.877	0.218	0.366	0.804	−0.777	0.004	0.460
补体 C3	0.132	0.264	1.141	0.204	0.110	1.226	0.102	0.404	1.107	0.040	0.832	1.041
补体 C4	0.474	0.002	1.606	0.378	0.014	1.459	0.264	0.077	1.302	0.430	0.110	1.537
anti-CCP	0.136	0.298	1.145	−0.098	0.479	0.906	−0.010	0.942	0.990	−0.145	0.503	0.865
RF	−0.208	0.169	0.812	0.251	0.121	1.285	0.047	0.761	1.048	0.279	0.239	1.321
TG	0.425	0.000	1.530	0.387	0.001	1.472	0.429	0.000	1.535	0.368	0.066	1.445
TC	0.517	0.004	1.678	0.878	0.000	2.405	0.908	0.000	2.479	0.777	0.053	2.175

2. 类风湿关节炎贫血患者的炎症、免疫、代谢指标对 RBC 参数的影响

孙艳秋等（2019）收集类风湿关节炎合并贫血患者 2 716 例，分析患者 RBC 及其相关参数与炎症、免疫、代谢指标的关联性，进行 Logistic 回归，探究 RBC 及其相关参数变化的危险因素。结果发现，炎症指标 ESR、hs-CRP、中性粒细胞计数值升高，免疫指标 RF、anti-CCP 升高，代谢指标中尿酸（uric acid，UA）、TG 值升高，与 RBC 及其相关参数值的下降有强关联关系，关联结果均大于最小支持度、最小置信度，提升度均大于 1。结合关联规则、Logistic 回归分析可知，免疫指标 RF 的升高是 RBC 下降的危险因子（$P<0.05$ 或 $P<0.01$，$OR>1$）（表 2-10、表 2-11）。研究所涉及炎症、免疫、代谢指标的异常升高与类风湿关节炎贫血患者的 RBC 及其相关参数值的降低具有强关联关系，ESR、hs-CRP、RF、UA 指标值升高可作为 RBC 相关参数的危险因素参与贫血的进展。

表 2-10　RBC 相关参数与免疫指标 Logistic 回归分析

指标	RBC			HCT			MCV			MCH			MCHC		
	B	P	OR	B	P	OR	B	P	OR	B	P	OR	B	P	OR
补体 C3	-0.06	0.58	0.94	0.02	0.91	1.01	-0.05	0.97	1.00	0.22	0.04*	1.24	0.06	0.56	1.06
补体 C4	-0.13	0.39	0.88	-0.02	0.91	0.98	-0.55	0.03*	0.58	-0.16	0.29	0.85	-0.17	0.22	0.84
IgA	0.14	0.22	1.15	0.17	0.29	1.19	0.01	0.95	1.01	0.08	0.46	1.09	0.08	0.49	1.08
IgG	-0.30	0.00**	0.74	0.43	0.00**	1.54	0.59	0.00**	1.80	0.56	0.00*	1.74	0.21	0.11	1.22
IgM	-0.30	0.10	0.74	-0.07	0.78	0.93	0.95	0.00*	2.59	0.48	0.01*	1.61	0.45	0.02*	1.56
RF	0.35	0.01**	1.42	0.25	0.12	1.29	0.13	0.48	1.14	-0.04	0.19	0.97	0.38	0.00**	1.47
anti-CCP	-0.26	0.04*	0.44	-0.17	0.31	0.85	0.02	0.9	1.02	0.19	0.13	0.21	-0.16	0.18	0.85

注: * $P<0.05$; ** $P<0.01$。

表 2-11　RBC 相关参数与代谢指标的 Logistic 回归

指标	RBC			HCT			MCV			MCH			MCHC	
	B	P	OR	B	P	OR	B	P	OR	B	P	OR	B	P
ALT	-0.10	0.68	0.91	-0.31	0.29	0.73	-0.01	0.97	0.10	0.22	0.04*	1.24	-0.53	0.04*
AST	0.33	0.21	1.39	0.44	0.90	1.04	-0.55	0.03*	0.58	-0.17	0.29	0.85	0.01	0.29
CREA	1.20	0.00**	3.31	1.06	0.01*	0.88	0.01	0.94	1.01	0.08	0.46	1.09	-0.57	0.46
BUN	0.50	0.04*	1.65	-0.02	0.94	0.98	0.59	0.00**	1.80	0.56	0.00**	1.74	0.14	0.00**
UA	0.21	0.15	1.23	0.22	0.26	1.24	0.95	0.00**	2.59	0.48	0.01*	1.61	-0.29	0.01*
TG	-0.28	0.02*	0.78	-0.42	0.00**	0.65	0.13	0.48	1.14	-0.04	0.79	0.97	-0.25	0.79
TC	-0.16	0.4	0.85	-0.52	0.02	0.60	0.02	0.91	1.02	0.18	0.13	1.21	-0.43	0.13

注: CREA, 即肌酐。
　　 * $P<0.05$; ** $P<0.01$。

　　类风湿关节炎贫血与 Janus 激酶(Janus kinase, JAK)/信号转导子和转录激活子 3 (signal transducer and activator of transcription 3, STAT3)信号通路促进铁调素(hepcidin)的高表达密切相关。与正常组相比,类风湿关节炎贫血患者 JAK2 mRNA、STAT3 mRNA、hepcidin-mRNA 的表达显著升高(表 2-12)。

表 2-12　类风湿关节炎贫血患者 JAK2、STAT3、hepcidin-mRNA 的表达

组别	JAK2 mRNA	STAT3 mRNA	hepcidin-mRNA
正常组	1.00±0.07	1.01±0.12	1.00±0.10
类风湿关节炎组	3.82±0.28**	5.39±0.70**	3.25±0.36**

注:表中此格式数据为"均值±标准差",后文同。
　　** $P<0.01$。

　　类风湿关节炎患者发病时,由免疫介导使自身抗体或炎症因子表达升高从而引起体内营养物质代谢的变化,特别是蛋白质、脂质代谢的变化,容易引起低蛋白血症。谢秀丽等

(2010)对 2008 年 9 月~2009 年 3 月 40 例类风湿关节炎住院患者进行了分析,活动期类风湿关节炎患者的 PA、A/G、Tr 细胞水平较正常对照组显著下降($P<0.01$),40 例类风湿关节炎患者 PA 下降的有 37 人,占 92.5%;A/G 下降的有 21 人,占 52.5%。TP、ALB 与 RF 呈明显负相关;PA、ALB、A/G、HDL 与 DAS28 呈明显负相关;TP 与心理功能、生活质量总计分呈明显负相关;GLO 与 DAS28 呈明显正相关;蛋白质指标与 Tr 细胞水平无特殊相关性;TP、ALB 与步行时间呈明显负相关。相关性分析结果表明,PA 与 RBC、Hb、Fe 呈正相关,与 IgA、α1-AGP、CRP、ESR 呈负相关;TP 与 RBC、Hb、IgG 呈正相关;ALB 与 RBC、Hb 呈正相关,与 IgA、α1-AGP、ESR 呈负相关;GLO 与 IgG、补体 C3、ESR 呈正相关;A/G 与 IgG、IgA、补体 C3、α1-AGP、CRP、ESR 呈负相关;HDL-C 与补体 C3、α1-AGP、CRP、ESR 呈负相关;LDL-C 与补体 C4 呈正相关;ApoA1 与 CRP、ESR 呈负相关;ApoB 与 RBC、Hb 呈正相关;ApoA1/ApoB 与血小板、IgM 呈负相关(表 2-13)。

表 2-13　类风湿关节炎患者蛋白质指标与实验室各指标的相关性分析

指标	PA	TP	ALB	GLO	A/G	HDL	LDL	ApoA1	ApoB	ApoA1/ApoB
WBC	0.025	0.018	0.015	0.095	-0.196	-0.183	0.272	-0.111	0.044	-0.210
RBC	0.341*	0.506**	0.367*	0.296	-0.183	0.16	0.152	0.206	0.317*	-0.100
Hb	0.439**	0.393*	0.487**	0.104	0.041	0.161	0.283	0.259	0.383*	-0.213
血小板	0.059	0.069	-0.107	0.161	-0.219	-0.268	0.193	-0.063	0.292	-0.348*
IgG	-0.297	0.500**	-0.212	0.751**	-0.744**	-0.166	-0.237	-0.312	-0.006	-0.195
IgA	-0.387*	-0.157	-0.500**	0.201	-0.484**	-0.172	-0.106	-0.254	-0.146	-0.120
IgM	0.074	0.033	-0.140	0.099	-0.172	-0.302	0.254	-0.166	0.194	-0.323*
补体 C3	-0.152	0.144	-0.242	0.363*	-0.506**	-0.417**	0.143	-0.298	0.081	-0.294
补体 C4	0.161	0.038	-0.105	0.024	-0.073	-0.199	0.404**	-0.034	0.230	-0.268
Fe	0.635**	0.214	0.388*	-0.106	0.224	0.205	0.095	0.299	0.072	0.125
ASO	-0.151	0.159	-0.083	0.219	-0.213	0.020	-0.053	-0.006	0.041	0.013
RF	-0.187	0.048	0.097	0.207	-0.239	-0.198	-0.045	-0.217	-0.055	-0.177
α1-AGP	-0.351*	-0.057	-0.368*	0.193	-0.360*	-0.494**	0.004	-0.406**	-0.067	-0.259
CRP	-0.349*	0.019	-0.221	0.275	-0.383*	-0.338*	0.001	-0.405**	-0.138	-0.220
ESR	-0.461**	0.010	-0.540**	0.429**	-0.637**	-0.377*	-0.227	-0.330*	-0.058	-0.229
CD4⁺T 细胞	0.087	0.186	0.304	-0.033	0.114	0.200	-0.037	0.153	-0.111	0.125
CD25⁺T 细胞	-0.033	0.125	0.213	-0.035	0.061	0.158	-0.097	0.112	-0.163	0.125
CD4⁺CD25⁺T 细胞	-0.042	0.080	0.222	-0.008	0.038	-0.038	-0.104	0.068	-0.059	0.024
CD4⁺CD25⁺CD127⁻T 细胞	-0.072	0.132	0.120	0.085	-0.021	-0.097	-0.077	-0.032	-0.160	0.048

注:$*P<0.05$;$**P<0.01$。

(三)类风湿关节炎患者心功能降低

类风湿关节炎心血管事件发生率高于正常人,其本身的免疫失调和炎症反应在心血管病的发展过程中起关键作用。类风湿关节炎心血管病变可分为类风湿血管炎和类风湿心肌炎。类风湿关节炎的基本病理改变之一是血管炎,其可发生在关节外的任何组织,可累及中小动脉和静脉。早期动脉病变多为免疫复合物(immune complex, IC)的沉积,晚期病变多为 FBG 的沉积。类风湿心脏炎常可累及心肌、瓣膜和心包,如局灶性心肌炎、心包炎和瓣膜病变等。其中心包炎最常见,多在关节炎活动期发生,占自身免疫性疾病的首位。轻者可无临床症状,也可出现胸痛、心包摩擦音;严重者可有较大量的心包积液,多由心包的广泛血管炎引起,常在控制关节炎后缓解。心肌的病变主要有间质性心肌炎、肉芽肿性小结节、冠状动脉炎引起的心肌梗死,病程长者可继发淀粉样变。心肌损害严重者可影响心功能,偶可导致充血性心力衰竭。类风湿性肉芽肿可侵犯瓣膜环和瓣膜基底部,多位于瓣叶中心,不影响周围部分,主要累及二尖瓣、主动脉瓣,其中二尖瓣和主动脉瓣纤维化所致关闭不全最为多见。

孙玥等(2015)选取 100 例类风湿关节炎患者,并抽取 40 例健康人作为正常对照。采用超声心动图检测两组心功能参数 EF、SV、FS、E 峰、A 峰、E/A。流式细胞术检测 BTLA 表达频率及活化水平、魏氏法测定 ESR、全自动生化仪测定 hs-CRP、ELISA 检测外周血细胞因子(IL-17、TNF-α、IL-4、IL-35)及氧化应激指标(MDA、ROS、SOD、TAOC)。结果发现,与正常对照组相比,类风湿关节炎患者心功能参数 EF、E 峰、E/A 明显降低,A 峰明显升高,SV 无明显差异;外周血 IL-17、TNF-α 和炎性指标 ESR、CRP 显著升高;BTLA$^+$细胞、IL-4、IL-35 显著降低;ROS、MDA 明显升高,SOD、TAOC 明显降低。相关性分析结果表明,EF 与 ROS 呈正相关,与 CD24$^+$细胞、CD19$^+$CD24$^+$细胞呈负相关;SV 与 MDA、SOD 呈正相关;FS 与 CD19$^+$CD24$^+$细胞呈正相关,与 CD24$^+$细胞呈负相关;E 峰与 TAOC 呈正相关;A 峰与 CD19$^+$细胞呈正相关;E/A 与 BTLA$^+$细胞呈正相关(表 2-14)。综上所述,类风湿关节炎患者存在心功能降低,并与机体 BTLA$^+$细胞表达减弱、抗氧化能力下降密切相关。

表 2-14 类风湿关节炎患者心功能与 BTLA$^+$细胞、CD19$^+$细胞、CD24$^+$细胞、
CD19$^+$CD24$^+$细胞、氧化应激指标等的相关性分析

指标		EF(%)	SV(%)	FS(%)	E 峰(m/s)	A 峰(m/s)	E/A
BTLA$^+$细胞	r	0.157	-0.092	0.130	0.012	0.012	0.395
	P	0.453	0.640	0.493	0.493	0.960	0.041**
CD19$^+$细胞	r	-0.033	-0.076	0.049	0.247	0.426*	0.017
	P	0.860	0.680	0.790	0.267	0.048*	0.940
CD24$^+$细胞	r	-0.359	0.022	-0.398*	0.273	0.345	0.057
	P	0.050*	0.906	0.400*	0.231	0.125	0.806
CD19$^+$ CD24$^+$ 细胞	r	-0.454*	0.114	0.414	0.161	0.328	0.057
	P	0.026*	0.596	0.044	0.510	0.171	0.817
ROS	r	0.461*	0.192	0.046	0.016	-0.192	0.090
	P	0.002**	0.381	0.831	0.948	0.432	0.715
MDA	r	0.232	0.544**	0.272	0.014	0.088	-0.081
	P	0.274	0.009*	0.209	0.955	0.729	0.749
SOD	r	0.156	0.434*	0.078	0.028	0.003	-0.167
	P	0.467	0.034	0.694	0.898	0.989	0.446
TAOC	r	0.040	0.197	0.003	0.426*	0.194	0.244
	P	0.876	0.381	0.989	0.048*	0.440	0.330

注:$^*P<0.05$;$^{**}P<0.01$。

为了研究类风湿关节炎患者心功能变化及与其他指标的相关性,刘健等(2011)采用超声心动图检测 68 例类风湿关节炎患者心功能变化,并与 20 例健康对照组进行比较,观察类风湿关节炎患者临床症状、体征及实验室指标与心功能参数相关情况。结果表明,68 例类风湿关节炎患者与 20 例健康对照组相比,类风湿关节炎组异常率最高的为左室舒张功能下降并主闭(20.59%),其次为单纯左室舒张功能下降(17.65%);与健康对照组相比,类风湿关节炎患者 E 峰、FS、E/A 均显著降低($P<0.01$),A 峰显著升高($P<0.01$)(表 2-15)。Spearman 相关分析结果显示,E 与食欲减退、倦怠乏力、IgG、$CD4^+CD25^+Tr$ 细胞呈正相关,与 DAS28、尿酸、α1-AGP、CRP 呈负相关;A 峰与舒张压、15 m 步行时间、中医证候总积分呈正相关;E/A 与心悸、$CD4^+CD25^+Tr$ 细胞呈正相关,与收缩压、食后腹胀呈负相关;EF 与食欲减退、倦怠乏力、局部发热呈正相关,与 RF 呈负相关;FS 与 DAS28 呈负相关。综上所述,类风湿关节炎患者存在心功能下降,表现为 E 峰、FS、E/A 比值降低,A 峰升高,类风湿关节炎患者心功能与 DAS28、症状体征积分、实验室指标相关(表 2-16)。

表 2-15　类风湿关节炎患者和健康对照组心功能的比较

组别	例数	E 峰(m/s)	A 峰(m/s)	E/A	EF(%)	FS(%)
健康对照组	20	1.33±0.36	0.84±0.15	1.63±0.48	69.70±5.75	41.45±5.36
类风湿关节炎组	68	1.05±0.30*	0.99±0.30*	1.19±0.56*	67.68±5.88	37.38±4.46*

注:* $P<0.05$。

表 2-16　类风湿关节炎患者心功能参数与一般情况、关节症状、心功能症状、中医证候及实验室指标的相关分析

项目	类别	心功能参数					
		E 峰	A 峰	E/A	EF(%)	FS(%)	SV
一般情况	病程	0.031	0.075	-0.044	-0.046	0.011	-0.032
	心率	-0.089	0.178	-0.155	0.064	-0.051	-0.164
	收缩压	-0.284	0.276	-0.350*	0.032	-0.168	0.119
	舒张压	-0.047	0.375*	0.177	0.266	0.031	-0.002
	DAS-28	-0.419*	0.003	0.284	0.079	0.166	-0.276*
关节症状	关节疼痛	0.073	-0.035	0.119	0.072	0.037	0.097
	关节肿胀	-0.229	0.056	-0.149	0.077	-0.217	0.05
	关节压痛	-0.018	-0.272	0.206	-0.002	-0.005	0.038
	晨僵	-0.262	-0.009	-0.055	-0.064	-0.004	-0.139
	15m 步行时间	0.096	0.412*	0.26	0.229	0.006	-0.135
	双手握力数	0.172	-0.148	0.204	0.122	-0.092	0.102
心功能症状	心悸	-0.101	0.197	0.299*	0.052	0.041	-0.07
	胸闷	-0.077	0.007	-0.075	0.068	0.145	0.111
	呼吸困难	0.098	-0.068	0.074	0.067	-0.17	-0.139
	水肿	0.052	-0.167	0.205	-0.086	0.081	-0.066

（续表）

项目	类别	心功能参数					
		E 峰	A 峰	E/A	EF(%)	FS(%)	SV
中医证候	食欲减退	0.255*	−0.23	0.217	0.279*	0.091	0.139
	少气懒言	0.092	−0.03	0.078	−0.058	0.097	−0.042
	倦怠乏力	0.438**	−0.123	0.206	0.329**	0.118	−0.15
	食后腹胀	−0.182	0.215	−0.279*	0.019	−0.066	0.048
	大便稀溏	0.126	−0.228	0.223	0.09	0.18	−0.055
	关节重着	−0.082	0.031	−0.098	0.121	0.136	0.054
	皮下结节	−0.019	0.034	−0.031	−0.004	−0.1	−0.203
	局部发热	0.117	−0.109	0.189	0.301*	0.069	0.005
	中医证候总积分	−0.031	0.348*	−0.136	0.048	−0.026	0.042
实验室指标	血小板	0.017	0.184	−0.164	−0.048	−0.199	−0.197
	尿酸	−0.264*	−0.168	−0.007	0.168	−0.185	0.009
	葡萄糖	0.144	0.19	−0.044	−0.054	−0.003	0.021
	TG	−0.153	0.173	−0.184	−0.125	−0.32	0.129
	HDL	−0.087	0.108	−0.083	−0.055	−0.158	0.019
	IgG	0.350*	−0.133	0.246	0.122	0.312	−0.148
	IgA	0.133	0.029	0.004	0.006	0.124	0.026
	IgM	0.154	0.1	0.08	0.14	0.022	−0.104
	ASO	0.048	−0.08	0.016	0.034	0.081	−0.075
	RF	0.019	0.318	−0.111	−0.372*	−0.172	−0.18
	$\alpha 1$-AGP	−0.380*	−0.009	−0.292	−0.023	−0.244	−0.083
	CRP	−0.350*	0.108	−0.234	−0.186	−0.234	0.152
	ESR	−0.081	−0.306	0.025	0.062	0.149	0.011
	CD4$^+$CD25$^+$Tr 细胞	0.435*	−0.197	0.419*	0.239	0.286	0.079
	CD4$^+$CD25$^+$CD127Tr 细胞	0.338	−0.046	0.28	−0.046	0.271	−0.046

注：* $P<0.05$；** $P<0.01$。

（四）类风湿关节炎患者肺功能降低

类风湿关节炎是一种以关节滑膜炎症及血管翳的形成为主要病理表现的自身免疫疾病，临床上表现为骨及关节软骨的破坏、血管炎及血瘀状态等。然而类风湿关节炎的这些病理变化除了导致关节病变，还常伴有关节外的其他脏器的病变。因肺部含有丰富的结缔组织和血管，肺组织受累概率增加，并且肺部血运丰富，所以病变时容易造成血液瘀滞。通过临床观察发现类风湿关节炎肺部病变常会侵及肺、胸膜等，而侵及肺组织易导致肺间质纤维化、肺动脉高压等病变，严重者将危及患者生命。对于类风湿关节炎出现的肺部病变，最常见且最直接表现则为肺功能减低，同时这种表现常早于呼吸系统临床表现及胸部 X 线片异常。故对于类风湿关节炎患者肺功能的检测有助于诊断和肺部病的治疗。

　　章平衡等(2017)选取类风湿关节炎患者 60 例和健康对照组 20 例,检测受试者肺功能参数,ELISA 检测两组血清中 IL-10、IL-6、IL-4、IL-17、Act1、p50、p65、IκBα、PAF、PAF-AH 水平,全自动血细胞分析仪检测血小板,全自动凝血仪检测 D-二聚体、FBG 水平,Western blot 法检测 Act1、p65、p50、IκBα 蛋白表达水平,RT-qPCR 检测外周血 miR-155。采用 Spearman 分析类风湿关节炎患者外周血中血瘀指标、细胞因子、NF-κB、miR-155 及肺功能参数之间的相关性。与健康对照组比较,类风湿关节炎组患者 IL-6、IL-17、miR-155、PAF 水平明显升高,Act1、p50、p65、IκBα 蛋白表达水平明显升高,而 PAF-AH、IL-10、IL-4 水平明显降低($P<0.05$ 或 $P<0.01$)。与轻度血瘀证组比较,重度血瘀证组的 FEV_1/FVC、50% 肺活量时最大呼气流量(forced expiratory flow 50%, FEF_{50})、75% 肺活量时最大呼气流量(forced expiratory flow 75%, FEF_{75})明显降低,miR-155 明显升高,p65 蛋白表达水平明显升高(表 2-17)。Spearman 分析发现血瘀指标、细胞因子、NF-κB、miR-155 及肺功能参数之间存在相关性(表 2-18)。

表 2-17　类风湿关节炎患者肺功能与血瘀指标、miR-155、NF-κB 相关性分析

指标	PAF	PAF-AH	D-二聚体	FBG	血小板	IL-10	IL-17
FEV_1/FVC	-0.374	0.302*	-0.102	-0.151	-0.356*	0.202	-0.007
FEF_{25}	-0.045	0.227	-0.28*	-0.135	-0.106	0.217	-0.121
FEF_{50}	-0.269	0.078	0.013	0.027	-0.064	0.368*	-0.210
FEF_{75}	-0.245	0.201	-0.111	-0.028	-0.216	0.211	-0.365
MEF	-0.166	0.135	-0.014	-0.084	-0.201	0.115	-0.111*

指标	IL-6	IL-4	Act1	p50	p65	IκBα	miR-155
EVI/FVC	-0.107	0.212	-0.145	-0.214	-0.333	0.225	-0.051
FEF_{25}	-0.130	10.207	-0.095	0.023	-0.124	0.036	-0.397*
FEF_{50}	-0.220	0.178	-0.416*	-0.105	-0.113	0.069	-0.236
FEF_{75}	-0.35	50.311*	0.216	-0.165	-0.145	0.199	-0.059
MEF	-0.101	0.115	0.174	-0.066	-0.142	0.318*	-0.227

注: * $P<0.05$。

表 2-18　类风湿关节炎患者肺功能与血瘀指标、细胞因子、miR-155、NF-κB 的 Spearman 分析

组别	例数	FEV_1/FVC	FEF_{25}	FEF_{50}	FEF_{75}	MEF
类风湿关节炎组	60	76.1±20.2*	76.8±24.5*	68.6±21.0*	67.81±34.4*	76.2±26.2*
正常组	20	94.2±15.8	99.1±15.2	90.3±11.2	91.3±15.1	96.2±13.4

注: * $P<0.05$。

　　孙玥等(2015)观察类风湿关节炎患者的心功能变化及其与外周血 BTLA 和氧化应激指标变化的相关性,探讨肺功能下降的机制。选取 100 例类风湿关节炎患者和 40 例健康对照者。采用肺功能仪检测患者肺功能参数 FVC、FEV₁、MVV、MEF、MEF_{25}、MEF_{50}、MEF_{75},流式细胞术检测 BTLA 表达频率及活化水平,魏氏法测定 ESR,全自动生化仪测定 hs-CRP, ELISA 检测外周血细胞因子(IL-17、TNF-α、IL-4、IL-35)及氧化应激指标(MDA、ROS、

SOD、TAOC)。结果表明,与健康对照组相比,类风湿关节炎患者肺功能参数均有不同程度降低,外周血 IL-17、TNF-α 和炎性指标 ESR、CRP 显著升高,BTLA、IL-4、IL-35 显著降低,ROS、MDA 明显升高,SOD、TAOC 明显降低。相关性分析显示,肺功能各参数均与 ESR、hs-CRP、DAS28 呈负相关,与 BTLA、CD19$^+$CD24$^+$、SOD、TAOC、IL-4、IL-35 呈正相关,与 CD24$^+$BTLA$^+$、ROS、MDA、IL-17、TNF-α 呈负相关。综上所述,类风湿关节炎患者存在肺功能降低,并与机体 BTLA 表达减弱、抗氧化能力下降密切相关。

(五)类风湿关节炎患者生活质量低、患者感受差

患者感受是指患者在感受源刺激下产生的自身反应,是患者生命体存在的核心标志,也是评价类风湿关节炎结局的一项重要指标,受到国内外学者的普遍关注。国际上通常采用各种反映患者感受的评分量表来对患者治疗前后生活质量的变化进行评分,包括 SAS、SDS、SF-36 等。国际健康结果测量联合会(International Consortium for Health Outcome Measurement, ICHOM)认为患者感受量表是评价包括类风湿关节炎在内的关节炎患者结局的重要标准,定期更新,并推荐在全球范围内实施(Oude et al., 2019)。类风湿关节炎患者极易出现情感障碍,伴发焦虑抑郁障碍,类风湿关节炎患者焦虑抑郁情绪的发生与疾病的活动度、疼痛强度、疲劳、睡眠障碍、严重功能不全和低生活质量等密切相关。长期关节疼痛、畸形、生活不能自理、药物的不良反应,以及经济负担、社交减少等众多因素的交织,使得患者的生理、心理及情志深受折磨,影响患者感受。

为了研究类风湿关节炎患者感受变化及临床指标之间的相关性,张颖等(2019)选取安徽中医药大学第一附属医院诊治的 135 例类风湿关节炎患者,发放患者感受量表,包括 SAS、SDS、SF-36 等,并分析患者感受变化及其与临床指标间的相关性及关联性。结果发现,135 例患者中,SAS 异常者 60 例(44.44%),SDS 异常者 38 例(28.15%),两者均异常者 20 例(14.81%);且 SF-36 量表中,PF、RP、BP、VT、RE、MH 较常模组明显下降(表 2-19)。相关性分析结果表明,PF 与 ESR、hs-CRP 呈负相关,RP 与 SDS、CCP、IgA 呈负相关;BP 与 SAS、hs-CRP 呈负相关;GH 与 SAS、ESR、CCP 呈负相关;VT 与 SAS、SDS、RF、ESR 呈负相关;SF 与 SAS、hs-CRP 呈负相关;RE 与 SAS、SDS 呈负相关;MH 与 RF 呈负相关(表 2-20)。关联规则分析表明,SAS 升高与 hs-CRP、ESR、anti-CCP 升高有明显关联性;SDS 升高与 RF、ESR 升高有明显关联性(表 2-21);与正常组比较,SAS 异常组患者的 RF、hs-CRP 显著升高;SDS 异常组 RF、anti-CCP、CRP、补体 C4 明显升高。综上所述,多数类风湿关节炎患者存在患者感受的异常,且患者感受与疾病的活动度及免疫炎症代谢指标关系密切,焦虑、抑郁患者的实验室指标较高。

表 2-19　类风湿关节炎患者 SF-36 量表比较

组别	例数	PF	RP	BP	GH	VT	SF	RE	MH
患者组	135	52.00± 15.44	49.26± 27.43*	44.77± 20.56*	51.26± 23.19	57.67± 23.69*	47.28± 22.49	56.67± 21.32*	60.50± 19.32*
类风湿 关节炎组	224	90.62± 15.40	79.51± 34.70	85.61± 18.37	69.55± 21.32	70.29± 17.07	86.85± 17.28	76.45± 38.47	72.65± 16.81

注: * $P<0.05$。

表 2-20 类风湿关节炎患者 SF-36 与指标的相关性分析

指标	PF	RP	BP	GH	VT	SF	RE	MH
SAS	-0.028	-0.6541	-0.592*	-0.624*	-0.552*	-0.458*	-0.595*	-0.486
SDS	-0.176	-0.542*	-0.478	-0.390	-0.487*	-0.542 1	-0.625*	-0.468
RF	-0.254	-0.478	-0.115	-0.303	-0.434*	-0.011	-0.010	-0.572*
ESR	-0.459*	-0.037	-0.24	-0.434*	-0.605*	-0.037	-0.614	-0.059
hs-CRP	-0.567*	-0.148	-0.678*	-0.626	-0.482	-0.490*	-0.305	-0.149
anti-CCP	-0.128	-0.612*	-0.287	-0.507*	-0.205	-0.059	-0.328	-0.138
IgA	-0.125	-0.512*	-0.245	-0.290	-0.298	-0.139	-0.317	-0.231
IgG	-0.029	-0.160	-0.298	-0.380	-0.301	-0.120	-0.096	-0.215
IgM	-0.045	-0.073	-0.241	-0.044	-0.267	-0.072	-0.142	-0.143
补体 C3	-0.150	-0.178	-0.087	-0.139	-0.104	-0.044	-0.037	-0.035
补体 C4	-0.147	-0.246	-0.301	-0.201	-0.046	-0.184	-0.011	-0.047

注：* $P<0.05$。

表 2-21 类风湿关节炎患者 SAS、SDS 与临床指标的关联规则分析

前项	后项	支持度(%)	置信度(%)	提升度
SAS↑	hs-CRP↑	23.82	60.682	1.112
SAS↑	ESR↑	23.82	70.767	1.011
SAS↑	anti-CCP↑	23.82	73.665	1.005
SDS↑	RF↑	25.45	67.727	1.002
SDS↑	ESR↑	25.45	62.437	1.004

　　为了观察类风湿关节炎患者的情志状态变化及与疾病临床指标间的相关性。孙玥等（2016）选取 604 例类风湿关节炎患者和 60 例健康对照组，采用问卷调查方式记录患者最大呼气流量及健康指数（health assessment questionnaire，HAQ）、SDS、SAS 积分，评估其焦虑抑郁状态，同时，采用流式细胞术检测外周血 Tr 细胞、BTLA 表达频率，测定 ESR、IgG、IgM、CRP、RF、anti-CCP 等指标，并计算 DAS28。结果显示：与健康对照组相比，类风湿关节炎组超过 70% 的患者存在 HAQ、SDS、SAS 积分异常，具体表现为患者 HAQ、SDS、SAS 积分明显升高；同时炎性指标 ESR、CRP 等升高，免疫指标 BTLA、Tr 细胞等的表达频率降低；相关性分析显示，类风湿关节炎组患者 HAQ 积分值与 DAS28、ESR、CRP、IgG、IgM、BTLA 呈正相关，与 anti-CCP 呈负相关；SDS 积分值与 DAS28、ESR、CRP、RF、IgG、IgM、BTLA、Tr 细胞呈正相关，与 anti-CCP 呈负相关；SAS 积分值与 DAS28、ESR、IgG、BTLA 呈正相关，与 anti-CCP 呈负相关（表 2-22）。综上所述，类风湿关节炎患者普遍存在焦虑抑郁等情志障碍，并与疾病活动度、免疫功能失调密切相关，是类风湿关节炎疾病活动及免疫功能紊乱的一个具体体现。

表 2-22 类风湿关节炎患者 HAQ、SDS、SAS 与临床指标、BTLA 及 Tr 细胞的相关性分析

项目	统计值	DAS28	ESR	CRP	RF	anti-CCP	IgG	IgA	IgM	BTLA	Tr 细胞
HAQ	r	0.168	0.332	0.219	0.081	-0.147	0.143 2	0.113	0.219	0.508	0.037
	P	0.006	0.000	0.000	0.168	0.023	0.015	0.055	0.000	0.009	0.533
SDS	r	0.148	0.247	0.170	0.199	-0.172	0.169	0.101	0.170	0.444	-0.122
	P	0.013	0.000	0.003	0.001	0.007	0.004	0.088	0.003	0.010	0.036
SAS	r	0.122	0.149	0.054	0.068	-0.205	0.124	0.042	0.054	-0.401	-0.114
	P	0.044	0.011	0.361	0.247	0.001	0.036	0.482	0.361	0.025	0.050

二、脾胃虚弱、湿浊内生的本质是炎症免疫失衡、细胞凋亡逃逸

新安医家吴谦《医宗金鉴》曰："脾虚谓气虚之人病诸痹也。"《内经博议》云："湿气胜者,为着痹,重着不移,或顽木不仁。"说明脾虚是痹证发生的重要致病因素。刘健提出"脾虚致痹"学术观点,认为气血不足、营卫失调,脾胃虚弱、湿浊内生,痰瘀互结、脉络阻滞是类风湿关节炎发病的重要病机。类风湿关节炎患者关节肿胀、疼痛,与患者体内炎症因子表达失衡、细胞凋亡不足等现代分子机制密切相关,这些符合中医学脾胃虚弱、湿浊内生的病机特点。《黄帝内经》注重脾胃在痹证发病中的作用,《素问·痹论》曰："脾痹者,四肢懈惰""淫气肌绝,痹聚在脾"。认为脾胃虚弱,饮食失调,起居失常,可致气血不足,卫外不能;脾气亏虚,运化失司,痰湿内生,湿浊为患,复感外邪而致痹。如感受寒邪,与湿邪夹杂,可致寒湿痹阻之证;如感受热邪,与湿邪夹杂,可致湿热痹阻之证;如感受风邪,与湿邪夹杂,可致风湿痹阻之证。临床常因感邪之不同而表现不同的证候,但与湿邪为患致痹的特征是一致的。现代研究表明,类风湿关节炎患者上述病机特点和临床表现往往伴随着炎症免疫失衡和细胞凋亡逃逸。

(一)类风湿关节炎患者炎症因子失衡

通过抗体芯片检测 10 例类风湿关节炎患者及 10 例健康者(对照组)细胞因子的变化,设计抗体芯片检测 50 种与免疫炎症相关蛋白的表达水平。结果发现,上调的蛋白有 24 种,下调的蛋白有 9 种,其余无区别。随后对数据进行分析并绘制火山图及聚类图,发现类风湿关节炎组中 IL-2、IL-5、IL-11、IL-17、肿瘤坏死因子-β(tumornecrosisfactor-β,TNF-β)、细胞毒 T 淋巴细胞相关抗原(cytotoxic T lymphocyte-associated protein 4,CTLA4)表达显著上调,IL-8、PD-L2、巨噬细胞表面共刺激分子 CD86 表达显著下调($P<0.05$)。然后对样本检测的蛋白强度进行聚类分析和主成分分析,发现在蛋白表达水平上,类风湿关节炎患者与健康者相比确实存在一定的差异。

通过 KEGG 和 GO 富集分析,按照计数的值从大到小取前 20 个结果绘图,共富集到 22 条目/通路(term/pathway),图中按照计数的值从大小降序排列,取前 20 个结果。其中,涉及生物过程方面共富集到 292 个条目、涉及分子功能方面共富集到 20 个条目、涉及细胞组分共富集到 2 个条目。Pearson 相关性分析发现,IL-11 与 hs-CRP($r=0.241\,2$)、ESR($r=0.379\,9$)呈正相关,IL-17 与 hs-CRP($r=0.466\,7$)呈正相关。

检测了 10 例正常人及 40 例类风湿关节炎患者治疗前后的血清样本中 IL-11、IL-17、PD-L2 表达情况,结果发现其表达与抗体芯片的结果一致,与正常组相比,类风湿关节炎患

者中 IL-11、IL-17 高表达,PD-L2 低表达($P<0.05$),而经治疗后,三种蛋白表达明显改善。

（二）类风湿关节炎患者 Th17/Tr 细胞失衡

细胞凋亡是由基因控制的一种程序性细胞死亡的生物学行为,它是机体维持稳定的生长发育的重要生物学过程。细胞凋亡异常与多种自身免疫性疾病的发病过程密切相关,如类风湿关节炎、肿瘤等疾病。类风湿关节炎患者关节滑膜的增生及炎症反应与其体内 CD4⁺T 细胞的凋亡减少密切相关。CD4⁺T 细胞作为一种标志性炎性细胞能够浸润于类风湿关节炎患者的全身各个组织中。在一些刺激因素的作用下,CD4⁺T 细胞的增生与凋亡动态平衡被打破,使其凋亡率减小,从而大量增生的 CD4⁺T 细胞释放大量炎症因子,作用于各个组织器官均可发生炎症反应。目前有少量研究报道,在类风湿关节炎患者各组织的 CD4⁺T 细胞中检测出异常表达的凋亡相关基因或蛋白(如 p53、Fas、FasL、Bcl-2、Caspase-8 等)。类风湿关节炎患者体内 CD4⁺T 细胞的增殖率明显升高,且凋亡基因的表达与疾病活动度、关节症状体征、炎性指标(ESR、CRP)、免疫指标(RF、anti-CCP、IgG)均有明显相关性,说明 CD4⁺T 细胞的凋亡异常会导致体内致炎因子大量分泌,免疫炎症加重,促进类风湿关节炎疾病的发展及疾病活动。

曹永贺等(2015)对 30 例类风湿关节炎患者外周血 CD4⁺T 细胞凋亡水平进行检测发现,其凋亡水平为$(2.24\pm0.99)\%$,健康组为$(8.15\pm1.25)\%$。两组间比较,差异有统计学意义$(t=-20.36, P<0.01)$。随后对类风湿关节炎患者 CD4⁺T 细胞凋亡蛋白 mRNA 水平、Bcl-2 mRNA 进行检测发现,与健康组相比,类风湿关节炎患者 CD4⁺T 细胞 Fas、Caspase-8、Caspase-3、Bax mRNA 表达量显著降低,但 Bcl-2 mRNA 表达量增加$(P<0.01)$。对类风湿关节炎患者 CD4⁺T 细胞凋亡蛋白水平进行检测发现,与健康组相比,类风湿关节炎患者 CD4⁺T 细胞 Fas、FasL、Caspase-8、Caspase-3 的表达量明显降低$(P<0.01)$。对类风湿关节炎患者 CD4⁺T 细胞凋亡蛋白 mRNA 相对表达量与各临床观察指标之间进行相关性分析,结果发现,Fas 与中医症状积分呈负相关$(r=-0.598, P=0.040)$,Bcl-2 与 anti-CCP 呈正相关$(r=0.625, P=0.030)$。对类风湿关节炎患者 CD4⁺T 细胞凋亡蛋白相对表达量与各临床观察指标之间进行相关性分析,结果发现,Fas 与 CRP 呈正相关$(r=1.000, P=0.012)$,FasL 与关节晨僵时间呈负相关$(r=-0.997, P=0.047)$。

曹永贺等(2016)的另一项研究发现,与对照组比较,类风湿关节炎组 CD4⁺T 细胞凋亡率降低$(P<0.01)$(表 2-23)。随后比较两组凋亡相关 mRNA 发现,与对照组比较,类风湿关节炎组 Fas、FasL、Caspase-8、Caspase-3、Bax mRNA 表达降低$(P<0.05)$,Bcl-2 表达升高$(P<0.05)$(表 2-24)。观察类风湿关节炎患者 CD4⁺T 细胞凋亡率、Fas、FasL、Caspase-8、Caspase-3、Bcl-2、Bax 与各临床指标相关性分析,结果发现,CD4⁺T 细胞凋亡率与 ESR 呈负相关$(P<0.05)$,Caspase-8 与关节肿胀数呈负相关$(P<0.05)$,Bcl-2 与中医证候积分、关节功能分级亦呈负相关$(P<0.01$ 或 $P<0.05)$(表 2-25)。

表 2-23　两组 CD4⁺T 细胞凋亡率比较

组别	例数	CD4⁺T 细胞凋亡率
类风湿关节炎组	16	2.6 ± 0.9*
对照组	16	7.7 ± 1.3

注:* 与对照组比较,$P<0.05$。

表 2-24　两组 Fas、FasL、Caspase-8、Caspase-3、Bcl-2、Bax mRNA 表达比较

组别	例数	Fas	FasL	Caspase-8	Caspase-3	Bcl-2	Bax
对照组	16	0.97 ± 0.07	1.00 ± 0.07	1.00 ± 0.08	1.00 ± 0.06	1.00 ± 0.16	1.00 ± 0.08
类风湿关节炎组	16	$0.32\pm0.01^*$	$0.77\pm0.04^*$	$0.35\pm0.08^*$	$0.45\pm0.04^*$	$3.20\pm0.22^*$	$0.40\pm0.04^*$

注：* 与对照组比较，$P<0.05$。

表 2-25　类风湿关节炎患者 CD4⁺T 细胞凋亡率、凋亡指标与各临床指标的相关性分析

相关凋亡蛋白 mRNA		临床指标									
		ESR	CRP	RF	CCP	中医证候积分	晨僵	关节肿胀数	压痛	关节功能分级	DAS28
CD4⁺T 细胞凋亡率	r	-0.509	-0.479	-0.197	-0.066	0.101	-0.272	0.076	0.344	0.216	-0.448
	P	0.015	0.947 466		0.107	-0.720	0.379	-0.657	-0.562	-0.058	0.323
Fas	r	0.663	-0.050	-0.191	0.107	-0.720	0.379	-0.657	-0.562	-0.058	0.323
	P	0.152	0.925	0.716	0.841	0.107	0.458	0.156	0.246	0.913	0.532
FasL	r	0.192	-0.035	-0.068	0.243	-0.237	0.026	-0.037	0.182	0.054	0.447
	P	0.715	0.947	0.899	0.642	0.651	0.961	0.944	0.730	0.919	0.374
Caspase-8	r	0.277	-0.051	0.074	-0.294	-0.662	-0.213	-0.816	-0.493	-0.055	-0.360
	P	0.595	0.923	0.889	0.572	0.152	0.685	0.048	0.321	0.918	0.483
Caspase-3	r	0.031	0.438	0.156	0.471	0.240	-0.391	0.195	0.189	-0.043	0.155
	P	0.954	0.385	0.768	0.346	0.648	0.444	0.711	0.720	0.936	0.769
Bcl-2	r	0.409	-0.200	0.770	0.852	-0.935	-0.216	-0.515	-0.530	-0.853	0.165
	P	0.420	0.704	0.073	0.494	0.008	0.681	0.295	0.270	0.031	0.755
Bax	r	0.576	0.286	0.069	0.185	-0.472	0.140	-0.598	-0.783	-0.278	-0.033
	P	0.232	0.583	0.897	0.726	0.345	0.791	0.213	0.066	0.593	0.951

三、痰瘀互结、脉络阻滞的本质是凝血因子失衡、血管内皮增生

在痹证中无论是外因（风、寒、湿、热邪等），还是内因（正气不足）均与血瘀关系密切。外邪久恋则耗伤正气，气血阴阳亏虚而致瘀，《类证治裁·痹证论治》云："诸痹……良由营卫先虚，腠理不密，风寒湿乘虚内袭，正气为邪气所阻，不能宣行，因而留滞，气血凝涩，久而成痹。"对痹证日久不愈者，认为"必有湿痰败血瘀滞经络"，而致"血停为瘀，湿凝为痰"，虚、痰、瘀胶结，与外邪相和，合而为患，导致经络闭阻，深入骨髓，胶着难愈。类风湿关节炎患者临床表现中外周关节酸痛、肿胀、麻木的特点为痛有定处、关节周围皮下结节或出现瘀斑，叶桂曾提出"初病湿热在经，久则瘀血入络"，经络闭阻，迁延不愈，则影响气血津液的运行、输布，血滞为瘀，津停为痰，酿成瘀血、痰浊，而致皮肤瘀斑、关节周围结节、屈伸不利等，这与现代医学认为的类风湿关节炎患者出现微循环障碍、高黏滞血证、微小血管栓塞有

相似之处。总之,无论任何致病因素引发痹证,引起肢体关节肌肉酸痛、肿胀、麻木甚则变形等各种结果,其最关键的是由于经脉闭阻,致气血运行不畅形成血瘀。初期外邪痹阻经脉,气血运行不畅;疾病发展,正邪交争则气滞血瘀;病程迁延日久或治不得法,则出现久病入络。血瘀在类风湿关节炎发病过程中既可成为重要的致病因素,又可作为其主要的病理机制而贯穿于整个疾病的始终。现代医学认为血瘀证与凝血-纤溶系统异常、血液黏稠度增高、血液微循环障碍、组织和细胞代谢异常、血管内皮受损、免疫功能障碍等多种病理生理改变有关。近年来有很多研究发现血小板、凝血-纤溶及与凝血有关的指标异常与血瘀证存在一定的相关性。类风湿关节炎患者滑膜组织含有丰富的血管成分,新生血管为滑膜细胞增殖提供营养支持,通过抑制滑膜新生血管可以减少关节炎患者病情活动。类风湿关节炎患者滑膜、滑液和血清中含有丰富的血管内皮生长因子(vascular endothelial growth factor, VEGF),其作用于新生血管早期,受多种调节因子调控而持续高水平表达。在类风湿关节炎的发病过程中 VEGF 是直接促炎因子,并与疾病的活动度呈相关性。

(一) 类风湿关节炎患者凝血因子失调和高凝状态

研究表明,凝血-纤溶系统和凝血指标的异常,在临床表现为血液的高凝状态,而此正是"瘀血"形成的原因。风湿科学术带头人刘健基于长期临床观察、实验研究及中医理论探讨(刘健 等,2004),认为本病的中医病机为脾胃虚弱、湿浊内生、气血不足、营卫失调、痰瘀互结、脉络阻滞,临床证候多以脾虚湿盛、虚实夹杂为主。脾为生痰之源,脾虚则不能运输水液,水液不能布散,停留在体内生成痰湿,加之病程日久,血行受阻,则生瘀,瘀化水,痰瘀互结,病程缠绵;痰浊、瘀血阻于关节,致关节疼痛、肿胀、麻木等。故痰浊、瘀血影响着类风湿关节炎的发生、发展。类风湿关节炎患者存在高凝状态,凝血指标的变化可能参与类风湿关节炎的发生、发展,并且与炎症、免疫、代谢指标异常变化密切相关。

高金栋等(2020)通过观察 2012 年 8 月至 2019 年 3 月在安徽中医药大学第一附属医院风湿免疫科就诊的类风湿关节炎住院患者的病历资料,观察凝血指标(PT、APTT、FBG、TT、D-二聚体)的变化(表 2-26)。对类风湿关节炎患者凝血指标与其他实验室指标进行相关性分析,结果发现,D-二聚体与 RF、hs-CRP、ESR、IgA、IgG、IgM、补体 C3 呈正相关($P<0.01$),与 TG、TC 呈负相关($P<0.01$);APTT 与 ASO、hs-CRP、ESR、IgG 呈正相关($P<0.01$),与补体 C3、TG、TC 呈负相关($P<0.05$ 或 $P<0.01$);FBG 与 RF、hs-CRP、IgA、IgM、补体 C3、补体 C4 呈正相关($P<0.05$ 或 $P<0.01$),与 TG 呈负相关($P<0.01$)(表 2-27)。

表 2-26　类风湿关节炎患者凝血指标的一般情况

指标	降低(占比/%)	正常(占比/%)	升高(占比/%)
D-二聚体	0(0.00)	391(25.00)	1 173(75.00)
APTT	215(13.75)	1 024(65.47)	325(20.78)
TT	7(0.45)	1 434(91.69)	123(7.86)
PT	13(0.83)	1 420(90.79)	131(8.38)
FBG	21(1.34)	751(48.01)	792(50.63)

表 2-27 类风湿关节炎患者凝血指标与其他实验室指标相关性分析

指标	D-二聚体		APTT		TT		PT		FBG	
	r	P	r	P	r	P	r	P	r	P
ASO	0.040	0.110	0.128	0.000	0.062	0.014	0.121	0.000	-0.013	0.602
RF	0.138	0.000	-0.039	0.126	-0.067	0.008	0.014	0.590	0.148	0.000
ESR	0.506	0.000	0.083	0.001	-0.043	0.090	0.202	0.000	0.592	0.000
hs-CRP	0.559	0.000	0.164	0.000	-0.197	0.000	0.207	0.000	0.655	0.000
IgA	0.252	0.000	0.015	0.561	0.078	0.002	0.119	0.000	0.113	0.000
IgG	0.291	0.000	0.182	0.000	0.147	0.000	0.226	0.000	0.041	0.104
IgM	0.126	0.000	0.048	0.055	-0.069	0.006	0.076	0.003	0.065	0.010
补体 C3	0.197	0.000	-0.063	0.013	-0.002	0.952	-0.015	0.562	0.422	0.000
补体 C4	-0.044	0.079	-0.024	0.347	0.036	0.150	-0.077	0.000	0.176	0.000
TG	-0.078	0.002	-0.264	0.000	0.078	0.002	-0.218	0.000	-0.067	0.008
TC	-0.165	0.000	-0.339	0.000	0.081	0.001	-0.297	0.000	-0.029	0.245

  章平衡等（2016）观察类风湿关节炎患者外周血中凝血指标的变化,结果发现,与正常组相比,35 例类风湿关节炎患者外周血中 D-二聚体、FBG、血小板明显升高($P<0.01$),异常比例分别为 85.71%（30/35）、57.14%（20/35）、40.00%（14/35）;TT 缩短($P<0.05$),异常比例 2.86%（1/35）;APTT、PT 无明显改变($P>0.05$),但其仍有异常,异常比例分别为 14.29%（5/35）、5.71%（2/35）,见表 2-28。对类风湿关节炎患者凝血指标与临床症状体征、活动性指标、细胞因子及 NF-κB 通路指标进行相关性分析。结果发现,D-二聚体与关节疼痛、关节肿胀、关节压痛、晨僵、DAS28、ESR、RF、CRP、anti-CCP、IL-10、IL-17、IL-6、Act1、p65、p50 呈正相关;FBG 与关节疼痛、关节肿胀、关节压痛、晨僵、DAS28、ESR、RF、CRP、anti-CCP、IL-10、IL-17、IL-6、Act1、p65、p50 呈正相关,与 IκBα 呈负相关;血小板与关节疼痛、关节肿胀、关节压痛、晨僵、DAS28、ESR、RF、CRP、IL-6、p65、p50 呈正相关,与 IL-10、IL-4呈负相关;APTT 与 IL-10、IκBα 呈正相关,与关节压痛、晨僵、IL-6、P65 呈负相关;PT 与 IκBα 呈正相关;TT 与 IL-6 呈负相关;PAF 与关节疼痛、关节肿胀、关节压痛、晨僵、ESR、RF、CRP、IL-17、IL-6、Act1、p65、p50 呈正相关,与 IL-10、IL-4、IκBα 呈负相关;PAF-AH 与 IκBα 呈正相关,与关节疼痛、关节肿胀、关节压痛、晨僵、Act1、p65、p50 呈负相关（表 2-29）。

表 2-28 类风湿关节炎组与正常组凝血指标水平比较

指标	正常组 （$n=20$）	类风湿关节炎组 （$n=35$）	类风湿关节炎组的 异常例数（n）	异常百分比 （%）
D-二聚体	0.31±0.18 mg/L	2.95±2.52 mg/L**	30	85.71
FBG	2.90±0.62 g/L	4.30±1.14 g/L**	20	57.14
血小板	(227.50±27.50)×10⁹/L	(301.11±90.22)×10⁹/L**	14	40.00
APTT	32.56±4.06 s	29.15±7.57 s	5	14.29

（续表）

指标	正常组 （$n=20$）	类风湿关节炎组 （$n=35$）	类风湿关节炎组的 异常例数（n）	异常白分比 （%）
PT	12.51±0.41 s	12.04±5.33 s	2	5.71
TT	18.18±2.18 s	16.98±1.64 s*	1	2.86

注：* $P<0.05$；** $P<0.01$。

表 2-29　类风湿关节炎患者外周血凝血指标与其临床症状体征、
活动性指标、细胞因子、NF-κB 通路指标相关性分析

指标	D-二聚体	FBG	血小板	APTT	PT	TT	PAF	PAF-AH
关节疼痛	0.525**	0.772**	0.481**	−0.356	−0.322	−0.146	0.576**	−0.488**
关节肿胀	0.537**	0.649**	0.451**	−0.261	−0.257	−0.193	0.546**	−0.554**
关节压痛	0.550**	0.734**	0.467**	−0.363*	−0.320	−0.160	0.600**	−0.520**
晨僵	0.498**	0.571**	0.403*	−0.429*	−0.311	−0.176	0.571**	−0.545**
DAS28	0.358*	0.040	0.506**	0.106	0.088	0.089	0.334	−0.210
ESR	0.840**	0.599**	0.477**	0.136	0.037	−0.322	0.373*	−0.269
RF	0.856**	0.666**	0.467**	−0.034	−0.039	−0.234	0.562**	−0.344
CRP	0.834**	0.532**	0.529**	0.229	0.113	−0.327	0.416*	−0.255
anti-CCP	0.729**	0.514**	0.267	−0.264	0.121	−0.179	0.295	−0.166
IL-10	−0.371*	−0.624**	−0.445*	0.454*	0.336	0.105	−0.510**	0.328
IL-17	0.501**	0.463**	0.349	−0.119	−0.124	−0.011	0.413*	−0.197
IL-6	0.449*	0.727**	0.402*	−0.473**	−0.322	−0.365*	0.557**	−0.357
IL-4	−0.225	−0.306	−0.493**	0.270	0.214	−0.0068	−0.455*	0.347
Act1	0.444*	0.470*	0.257	−0.291	−0.221	0.035	0.550**	−0.369*
p65	0.434*	0.481**	0.435*	−0.474**	−0.272	−0.089	0.649**	−0.422*
p50	0.689**	0.603**	0.516**	−0.138	−0.135	−0.275	0.592**	−0.524**
IκBα	−0.069	−0.468**	−0.174	0.696**	0.522**	0.098	−0.502**	0.455*

注：* $P<0.05$；** $P<0.01$。

（二）类风湿关节炎患者血小板参数升高

近年来研究发现，血小板不仅仅具有凝血止血功能，同时也作为一种免疫细胞在风湿性疾病中发挥着重要作用，参与了人体内的炎症和免疫反应。PDW 表示血小板大小的离散度，代表血小板的不均一性。PDW 增高表示血小板大小差异大，同时还提示血液中血小板有不同程度的消耗和减少；MPV 增加表示血小板破坏增加，骨髓生成的代偿功能良好。大体积的血小板通常有较高的血小板活性，更易聚集，致密小体含量多，酶的活力高，有更多的促进凝血的蛋白质。凝血、免疫、炎症、脂代谢异常的发生均不同程度地导致类风湿关节炎患者血小板水平的升高，而血小板水平升高，患者机体呈现血瘀状态，故可能导致类风

湿关节炎患者病情的进一步进展和加重。目前,关于类风湿关节炎患者血瘀状态发生的原因尚不明确,研究表明,一部分致炎细胞因子对类风湿关节炎患者的滑膜炎症反应及血管翳形成具有重要作用。其中,IL-17是一种抑炎因子,与血瘀状态密切相关。疾病的活动、炎症指标及代谢的紊乱都不同程度地参与了类风湿关节炎的发生及发展。类风湿关节炎的疾病发展过程中通常伴有血小板活化,在临床上常表现为血瘀状态。血小板活化时可引起血小板膜上 PAF、P 选择素(P-selectin)、CD40 配体(CD40 ligand, CD40L)、血小板衍生生长因子(platele derived growth factor, PDGF)等表达增高,炎症反应在类风湿关节炎的发生和发展中起了关键的作用,而血小板及其活化产物在炎症的发生、发展中也起了关键作用,血小板活化产物能够加重类风湿关节炎患者的滑膜炎症,从而促进血管翳形成,加重病情。故类风湿性关节炎的发生与血小板活化之间有密切的关系。

董文哲等(2018)回顾性分析 1 951 例类风湿关节炎患者治疗前血小板参数值与正常参考值比较。对类风湿关节炎患者血清血小板水平等实验室指标进行相关性分析,结果发现,血小板与 PT、IgA、IgG、补体 C4、ESR 呈正相关($P<0.05$ 或 $P<0.01$),与补体 C3 呈负相关($P<0.05$),与其他指标及年龄、病程无相关性($P>0.05$);PDW 与 TT、IgA、补体 C4、ESR、WBC、ApoA1 呈正相关($P<0.05$ 或 $P<0.01$),与补体 C3、SOD 呈负相关($P<0.05$ 或 $P<0.01$),与年龄、病程及其他所选实验室指标无相关性($P>0.05$);MPV 与 CRP、HDL-C 呈正相关($P<0.05$ 或 $P<0.01$),与 SOD 呈负相关($P<0.01$),与其他指标及年龄、病程无相关性($P>0.05$);PCT 与 IgA、补体 C4、SOD、TG、TC 呈正相关($P<0.05$ 或 $P<0.01$),与其他指标及年龄、病程无相关性($P>0.05$);P-LCR 与 TT、CRP 呈正相关($P<0.01$),与 SOD 呈负相关($P<0.01$),与其他指标及年龄、病程无相关性($P>0.05$),见表 2-30。

表 2-30 类风湿关节炎患者各指标与血清血小板、PDW、MPV、PCT、P-LCR 水平的相关性分析

指标	血小板		PDW		MPV		PCT		P-LCR	
	r	P	r	P	r	P	r	P	r	P
年龄	0.034	0.869	−0.355	0.374	0.345	0.532	0.384	0.735	−0.536	0.747
病程	0.075	0.263	0.034	0.253	0.745	0.265	0.563	0.178	−0.873	0.425
PT	0.065	0.030	0.015	0.610	0.026	0.371	0.048	0.102	0.014	0.643
TT	0.040	0.184	0.061	0.037	0.055	0.060	0.032	0.276	0.078	0.007
FBG	−0.001	0.985	−0.025	0.400	−0.010	0.733	0.001	0.965	−0.010	0.720
IgA	0.233	0.000	0.246	0.003	0.287	0.567	0.165	0.049	0.234	0.346
IgM	−0.019	0.446	−0.342	0.356	0.837	0.425	0.364	0.286	0.636	0.266
IgG	0.172	0.000	0.345	0.244	0.176	0.436	0.163	0.535	−0.536	0.674
补体 C3	−0.123	0.032	−0.174	0.024	0.252	0.213	0.245	0.263	−0.237	0.241
补体 C4	0.137	0.004	0.184	0.006	0.123	0.237	0.157	0.035	0.144	0.153
RF	0.011	0.467	0.018	0.220	0.025	0.091	0.021	0.163	0.019	0.197
ESR	0.019	0.046	0.021	0.024	0.013	0.239	0.263	0.532	0.183	0.746
CRP	0.006	0.813	0.010	0.123	0.372	0.003	0.137	0.244	0.023	0.003

（续表）

指标	血小板		PDW		MPV		PCT		P-LCR	
	r	P	r	P	r	P	r	P	r	P
WBC	0.047	0.055	0.213	0.023	0.234	0.056	0.239	0.637	-0.264	0.448
SOD	0.023	0.328	-0.187	0.000	-0.048	0.001	0.883	0.000	-0.296	0.001
TG	-0.027	0.282	-0.434	0.646	0.236	0.344	0.284	0.018	-0.734	0.347
TC	-0.050	0.050	-0.568	0.237	0.364	0.274	0.837	0.024	-0.637	0.264
HDL-C	0.050	0.225	0.344	0.274	0.475	0.025	0.274	0.474	-0.157	0.476
LDL-C	0.027	0.502	-0.688	0.735	0.145	0.347	0.274	0.837	-0.264	0.325
ApoA1	-0.003	0.950	0.025	0.041	0.062	0.076	0.623	0.158	0.167	0.173
ApoB	-0.029	0.477	0.394	0.245	0.156	0.173	0.766	0.053	0.239	0.163

（三）类风湿关节炎患者脂蛋白代谢紊乱

除关节病变外，类风湿关节炎患者还存在心血管病变、脂蛋白代谢紊乱等，且脂蛋白代谢紊乱与类风湿关节炎疾病活动性呈一定的关系，炎症因子如 TNF-α、IL-1、IL-6 等可由关节滑膜释放进入全身血液循环，使循环血液中炎症因子水平明显升高。多种炎症因子可导致脂代谢过程中的关键酶——脂蛋白脂肪酶活性和表达异常，而加速脂质代谢紊乱的发展。LDL-C 及其主要成分 ApoB 的作用是将肝脏胆固醇摄入组织以满足其需要，而 HDL-C 和 ApoA1 则将血管中沉积的多余胆固醇带回肝脏排泄。LDL-C、ApoB 升高，以及 HDL-C、ApoA1 下降表明肝脏排泄能力下降，组织摄取胆固醇能力升高，胆固醇在体内蓄积，从而导致低密度脂蛋白血症。类风湿关节炎本身的慢性全身性炎症损害肝脏，使机体合成能力下降，导致卵磷脂-胆固醇酰基转移酶、胆固醇酯转运蛋白合成不足，而卵磷脂-胆固醇酰基转移酶为介导 HDL-C 成熟必要的酶。故而在类风湿关节炎病程中，炎症反应及肝损伤导致 HDL-C 低水平。脂蛋白中的 ApoA1 是 HDL-C 的主要蛋白，代表 HDL 在血清中的水平，具有激活卵磷脂胆-固醇酯酰转移酶向肝内转运和分解胆固醇，延缓高胆固醇血症形成的功能。ApoB 是 LDL-C 的主要蛋白，在脂类的转运和代谢过程中起着极其重要的作用。

余学芳等（2012）观察活动期类风湿关节炎患者 60 例（活动组）、缓解期类风湿关节炎患者 20 例（缓解组）及正常健康者 20 例（正常组）Apo 的变化。与正常组比较，活动组和缓解组患者 ApoA1 和 ApoA1/ApoB 均显著下降，ApoB 差异无统计学意义。与缓解组比较，活动组的 ApoA1 和 ApoA1/ApoB 均显著下降，60 例患者中 ApoA1 下降 21 例（35.0%），ApoB 升高 3 例（5.0%），见表 2-31。活动组患者 Apo 与脂质、蛋白代谢及活动性指标测定显示，ApoA1 与 TC、HDL-C、PA、TP、ALB 呈正相关（$P<0.01$ 或 $P<0.05$），与 ESR、α1-AGP 呈明显负相关（$P<0.01$ 或 $P<0.05$）；ApoB 与 TG、TC、LDL-C 呈明显正相关（$P<0.01$）；ApoA1/ApoB 与 HDL-C 呈正相关（$P<0.05$），与 TG、TC、LDL-C、ESR 呈负相关（$P<0.01$ 或 $P<0.05$），见表 2-32。相关性分析结果表明，ApoA1 与 TC、HDL-C、LDL-C、PA、TP、ALB、IgM、α1-AGP、ESR、年龄、食欲减退、社会支持总积分呈正相关；ApoB 与 TG、TC、LDL-C、年龄、SDS 标准分呈正相关；ApoA1/ApoB 与 TG、TC、HDL-C、LDL-C 呈正相关（表 2-32）。

表 2-31 3 组患者 ApoA1、ApoB 及 ApoA1/ApoB 水平比较

组别	例数(n)	ApoA1(g/L)	ApoB(g/L)	ApoA1/ApoB
活动组	60	1.04±0.19[*#]	0.85±0.24	1.27±0.368[**##]
缓解组	20	1.18±0.17[*]	0.84±0.15	1.43±0.24[*]
正常组	20	1.39±0.11	0.83±0.14	1.73±0.36

注:* 与正常组比较,$P<0.05$。
　　# 与缓解组比较,$P<0.05$;## 与缓解组比较,$P<0.01$。

表 2-32 活动组患者各 Apo 与脂质、蛋白代谢、活动性指标,以及临床症状、各评定量表相关性

项目	指标	ApoA1		ApoB		ApoA1/ApoB	
		r	P	r	P	r	P
脂质、蛋白代谢、活动性指标	TG	0.26	0.06	0.61	0.00	-0.40	0.00
	TC	0.48	0.00	0.70	0.00	-0.54	0.00
	HDL-C	0.78	0.00	0.16	0.25	0.30	0.02
	LDL-C	0.23	0.09	0.75	0.00	-0.73	0.00
	PA	0.36	0.01	0.11	0.42	-0.01	0.97
	TP	0.27	0.04	-0.09	0.54	0.12	0.38
	ALB	0.28	0.04	-0.02	0.91	0.14	0.33
	GLO	0.14	0.30	-0.11	0.42	0.07	0.59
	A/G	0.05	0.75	0.11	0.41	-0.01	0.96
	IgG	0.23	0.10	-0.03	0.86	0.05	0.73
	IgA	0.05	0.70	0.01	0.94	0.03	0.86
	IgM	0.23	0.09	-0.05	0.70	0.26	0.06
	补体 C3	0.13	0.34	-0.01	0.96	0.17	0.22
	补体 C4	0.18	0.19	0.02	0.89	0.15	0.28
	ASO	-0.12	0.37	-0.16	0.24	0.13	0.35
	RF	-0.09	0.50	0.10	0.46	-0.14	0.30
	α1-AGP	-0.41	0.00	-0.03	0.82	-0.17	0.22
	CRP	-0.10	0.49	-0.02	0.89	0.01	0.95
	ESR	-0.37	0.01	0.04	0.79	-0.28	0.04
临床症状、各评定量表	年龄	0.23	0.04	0.37	0.00	-0.11	0.34
	病程	0.13	0.24	0.01	0.91	0.08	0.46
	关节疼痛	-0.08	0.51	0.01	0.90	-0.08	0.45
	关节肿胀	-0.14	0.22	0.00	0.97	-0.10	0.36
	关节压痛	0.01	0.91	-0.11	0.32	0.12	0.27
	食欲减退	-0.29	0.01	-0.08	0.47	-0.15	0.17

（续表）

项目	指标	ApoA1		ApoB		ApoA1/ApoB	
		r	P	r	P	r	P
临床症状、各评定量表	倦怠乏力	0.02	0.86	-0.02	0.86	0.01	0.90
	食后腹胀	-0.14	0.19	-0.13	0.23	0.08	0.47
	关节重着	-0.10	0.37	0.02	0.88	-0.06	0.59
	SAS 标准分	-0.06	0.58	0.04	0.73	-0.12	0.30
	SDS 标准分	-0.02	0.86	0.25	0.03	-0.24	0.04
	生活质量总积分	-0.06	0.58	0.03	0.79	-0.10	0.38
	社会支持总积分	0.29	0.01	-0.06	0.60	-0.17	0.12

贺明玉等（2020）观察 1 542 例类风湿关节炎患者脂蛋白代谢指标值的变化发现：HDL-C 下降 256 例（16.60%），LDL-C 上升 281 例（18.22%），ApoA1 下降 361 例（23.41%），ApoB 上升 256 例（16.60%）。为了探究脂蛋白与类风湿关节炎免疫炎症指标的相关性，采用 Spearman 相关性分析显示：HDL-C 与 RF、ASO、ESR、hs-CRP、IgA、IgG、补体 C3、补体 C4 呈负相关，与 GPI 呈正相关；ApoB 与 ASO、IgM、IgG 呈负相关，与 ESR、hs-CRP、补体 C3、补体 C4 呈正相关；ApoA1 与 RF、GPI、ASO、ESR、anti-CCP、hs-CRP、IgA、IgG、补体 C3 呈负相关；LDL-C 与 ASO、hs-CRP、IgA、IgM、IgG 呈负相关，与补体 C3、补体 C4 呈正相关（表2-33）。关联规则分析显示：设定最小置信度为 80%，最小支持度为 25%。提取与 ApoA1 下降关联较高的指标分别是 anti-CCP、ESR、RF、hs-CRP；与 ApoB 上升关联较高的指标分别是 anti-CCP、ESR、RF（表2-34）。

表 2-33 类风湿关节炎患者脂蛋白代谢指标与活动性指标的 Spearman 相关性分析

指标	LDL-C		HDL-C		ApoA1		ApoB	
	r	P	r	P	r	P	r	P
RF	-0.033	0.189	-0.077	0.002	-0.050	0.048	0.032	0.213
GPI	-0.027	0.294	0.070	0.006	-0.061	0.016	0.007	0.790
ASO	-0.057	0.026	-0.100	0.000	-0.115	0.000	-0.063	0.014
ESR	-0.006	0.822	-0.229	0.000	-0.309	0.000	0.111	0.000
anti-CCP	-0.013	0.616	0.023	0.367	-0.015	0.562	-0.007	0.772
hs-CRP	-0.064	0.012	-0.211	0.000	-0.304	0.000	0.056	0.029
IgA	-0.090	0.000	-0.062	0.015	-0.062	0.015	-0.032	0.214
IgM	-0.078	0.002	-0.007	0.785	-0.007	0.785	-0.060	0.019
IgG	-0.186	0.000	-0.194	0.000	-0.194	0.000	-0.145	0.000
补体 C3	0.262	0.000	-0.056	0.027	-0.056	0.027	0.309	0.000
补体 C4	0.198	0.000	-0.062	0.015	0.062	0.015	0.200	0.000

表 2-34 类风湿关节炎患者脂蛋白代谢指标与活动性指标间关联规则分析

前项	后项	支持度(%)	置信度(%)
ApoA1 ↓	anti-CCP ↑	34.00	93.70
ApoA1 ↓	RF ↑	34.00	88.36
ApoA1 ↓	ESR ↑	34.00	89.50
ApoA1 ↓	hs-CRP ↑	34.00	83.59
ApoB ↑	anti-CCP ↑	29.14	93.32
ApoB ↑	RF ↑	29.14	87.53
ApoB ↑	ESR ↑	29.14	85.75

（四）类风湿关节炎患者血管内皮增生

类风湿关节炎基本病理变化与血管内皮增生密切相关。现代研究显示,缺氧会诱导血管内皮增生,类风湿关节炎患者缺氧诱导因子-1α(hypoxic inducible facter-1α, HIF-1α)、HIF-2α、VEGF-A、血管内皮细胞生长因子受体(vascular endothelial growth factor receptor, VEGFR)的表达升高,与免疫炎症指标、基质细胞衍生因子1/趋化因子受体4通路的激活、炎症因子紊乱等密切相关。

VEGF 转导信号可诱发内皮细胞周围局部基底膜分解,位于出芽顶端的内皮细胞后形成血管芽,调控血管新生。VEGF 不仅能促进血管形成最重要的细胞因子,还能促进类风湿关节炎患者滑膜血管翳形成;同时 VEGF 也是重要的炎症因子,可趋化、招募、聚集其他炎性细胞释放致炎因子,促进血管新生。研究发现,类风湿关节炎患者滑膜、关节液及外周血中均存在 VEGF 的异常表达,在血管新生早期,VEGF 存在持续高表达并参与调控、影响多种炎症因子、生长因子,与疾病的活动度呈相关性(毕文慧 等,2019)。

董文哲(2019)研究发现,与正常组相比,类风湿关节炎组 VEGF-A、VEGFR、HIF-1α、HIF-2α mRNA 的表达均升高($P<0.05$),见表 2-35。

表 2-35 类风湿关节炎患者 VEGF-A、VEGFR、VEGF、HIF mRNA 的表达水平

组别	mRNA				
	VEGF-A	VEGFR	VEGF	HIF-1α	HIF-2α
正常组	15.41±1.62	76.01±12.01	1.00±0.10	1.01±0.15	1.01±0.14
类风湿关节炎组	40.77±2.99[*]	324.61±33.57[*]	5.85±0.64	6.12±0.67[*]	18.01±1.24[*]

注:[*] 与正常组比较,$P<0.05$。

参考文献

毕文慧,刘晹,2019. VEGF 在类风湿关节炎发生、发展及治疗中的研究进展[J]. 内蒙古医科大学学报, 41(2):211-214.

曹永贺,刘健,2015. 类风湿性关节炎患者外周血 CD4+T 细胞存在凋亡缺陷[J]. 细胞与分子免疫学杂志, 31(5):682-685,688.

曹永贺,刘健,2016. 类风湿关节炎患者细胞凋亡与临床指标相关性分析[J]. 中国中西医结合杂志,

36(1):35-39.

董文哲,2019.健脾化湿通络法治疗类风湿关节炎及抑制血小板活化的队列研究数据挖掘和对 VEGF/SDF-1/CXCR4 通路的影响[D].合肥:安徽中医药大学.

董文哲,刘健,忻凌,等,2018.基于关联规则的 1 951 例类风湿性关节炎患者血小板参数变化及其相关性研究[J].山西中医学院学报,19(5):12-15,22.

高金栋,刘健,忻凌,等,2020.类风湿关节炎患者凝血指标变化及相关性分析[J].风湿病与关节炎,9(7):7-10.

贺明玉,刘健,忻凌,等,2020.类风湿关节炎活动期患者脂蛋白代谢变化及相关性分析[J].风湿病与关节炎,9(8):7-11.

刘健,曹云祥,朱艳,2011.类风湿关节炎患者的心功能变化及相关性分析[J].中国临床保健杂志,14(6):575-579.

刘健,韩明向,2004.类风湿性关节炎从脾论治探讨[J].安徽中医学院学报,14(1):1-4.

刘健,文建庭,万磊,等,2020.类风湿关节炎中医学病机的分子生物学机制探讨[J].风湿病与关节炎,9(9):48-52.

孙艳秋,刘健,忻凌,等,2018.2 300 例类风湿关节炎患者红细胞计数及其相关参数的数据挖掘研究[J].风湿病与关节炎,7(11):5-9,16.

孙艳秋,刘健,忻凌,等,2019.基于 Logistic 回归分析 2 716 例类风湿关节炎贫血患者红细胞参数变化的危险因素[J].中国免疫学杂志,35(20):2517-2521,2526.

孙玥,刘健,方利,等,2016.604 例类风湿关节炎患者的焦虑抑郁情绪及相关性研究[J].风湿病与关节炎,5(9):9-15.

孙玥,刘健,万磊,等,2015.类风湿关节炎患者心肺功能变化及与 B、T 淋巴细胞衰减因子及氧化应激的相关性分析[J].免疫学杂志,31(3):234-239.

谢秀丽,刘健,盛长健,等,2010.活动期类风湿关节炎蛋白质代谢变化及相关性[J].中国临床保健杂志,13(1):15-18.

余学芳,汪海静,陆学丹,2012.活动期类风湿关节炎患者前白蛋白的变化及意义[J].中国临床保健杂志,15(5):458-459.

张颖,刘健,黄旦,等,2019.135 例类风湿关节炎患者感受的变化及其相关性分析[J].风湿病与关节炎,8(11):15-19.

章平衡,刘健,黄旦,等,2017.基于 miR-155/NF-κB 信号通路探讨类风湿关节炎患者血瘀状态与肺功能的关系[J].中国中西医结合杂志,37(7):775-780.

章平衡,刘健,谈冰,等,2016.类风湿性关节炎患者高凝血状态与核因子 κB 活化及致炎因子增加有关[J].细胞与分子免疫学杂志,32(3):364-368.

Oude Voshaar M A H, Das Gupta Z, Bijlsma J W J, et al., 2019. International Consortium for Health Outcome Measurement set of outcomes that matter to people living with inflammatory arthritis: Consensus From an International Working Group[J]. Arthritis Care Res, 71(12): 1556-1565.

Wen J T, Liu J, Zhang P H, et al., 2020. RNA-seq reveals the circular RNA and miRNA expression profile of peripheral blood mononuclear cells in patients with rheumatoid arthritis[J]. Biosci Rep, 40(4): 1-9.

第三章

类风湿关节炎从脾论治的源流及临床应用

    类风湿关节炎属于中医学"痹证"范畴,脾胃虚弱在其发生发展过程中占有重要地位,脾虚运化失常,湿邪内生,与风寒热邪相合;或脾虚失于健运,水谷不化,气血生化乏源,筋骨血脉失于濡养,发为痹病。《医宗金鉴·痹证总括》曰:"脾虚谓气虚之人病诸痹也。"以新安医学理论为指导,该团队提出"脾虚致痹""从脾治痹"的重要学术观点。

    在本章中,我们探究了十四部中医经典治痹经验数据挖掘和科学内涵,梳理了类风湿关节炎治则治法,总结了刘健教授治疗类风湿关节炎的验案效方,为类风湿关节炎从脾论治研究的分子生物学机制奠定了深厚的理论研究基础。

第一节 十四部中医经典治痹经验数据挖掘和科学内涵

    中医药治疗痹证历史悠久、经验丰富,流派纷呈、学术繁荣。安徽中医药大学第一附属医院国家临床重点专科风湿病科研团队,根据国家中医药管理局推荐的中医临床必读丛书,认真研读 14 部中医古代经典著作,包括李东垣《脾胃论》、叶桂《临证指南医案》、孙一奎《赤水玄珠》、张子和《儒门事亲》、张仲景《伤寒论》、李中梓《医宗必读》、吴瑭《温病条辨》、朱震亨《丹溪心法·痛风》、孙一奎《孙文垣医案》、吴瑭《吴鞠通医案·痹篇》、赵佶《圣济总录·诸痹门》、陈言《三因极一病症方论》、喻昌《医门法律》、林珮琴《类证治裁》,运用现代数据科学技术,通过关联规则、聚类分析等数据挖掘方法,总结中医古代经典著作中治疗痹证的用药规律,并探讨其现代科学内涵,传承发展岐黄经典治痹大法。

一、重视脾虚致痹,强调从脾治痹

    清·叶桂(2008)《临证指南医案》卷七中共记载 55 例痹证医案,处方 79 首,使用中药 122 种,用药总频次 560 次。药物使用频次较高的前 20 味可分为健脾化湿药、补虚药、祛风除湿药、清热药、温经通络药;聚类分析表明,茯苓、白术、薏苡仁、人参、黄芪、防己、石膏、桂枝可聚为一类使用。关联规则分析表明,白术与当归、白术与茯苓、桂枝与海桐皮具有强关联性。叶桂治疗痹证重视健脾补脾,培补中焦,气血同治,寒温并用。

    明·孙一奎《赤水玄珠·腰痛门》中共载治疗腰痛的方剂 47 首,用药 100 余味。孙一奎把腰痛总体分为肾虚痛、痰湿、湿热痛、气滞痛、跌仆瘀血痛、寒湿痛五大类。出现频率较高的前 18 味药,主要以五类药为主:健脾化湿药、清热解毒药、活血化瘀药、祛风除湿药、温里散寒药。药物间关联度较高的为甘草与川芎、黄柏与龟板、苍术与陈皮。孙一奎治疗腰痛的特色是先后天并重,治病必求于本;行气化瘀、燥湿祛痰注重消除病理产物,以促进经脉气血流通而腰痛自除。孙一奎在治疗腰痛,重视健脾,针对脾虚所致的痰、湿等病理产物,采用健脾益气、清热燥湿、理气祛痰之法(韩学杰 等,2015)。

金·张子和(2005)《儒门事亲》中治疗痹证的方剂共 92 首,涉及中药 278 味。常用药物可分为三类:泻水逐饮药、理气健脾药、活血止痛药。关联规则分析发现,青皮与陈皮、木香与芫花、大戟与大黄等关联的支持度、置信度较高。使用频次较高的药对有牵牛和大黄、甘遂和大黄、甘遂和牵牛、芫花和大黄、大戟和大黄、大戟和牵牛、芫花和牵牛等。《儒门事亲》中治疗痹证以着痹为主,药物以泻下药、理气健脾药、活血止痛药等为主。

东汉·张仲景(2012)《伤寒论》中治疗痹证的相关经文有 53 条,方剂有 29 首,多集中在太阳病篇。"身疼痛""身重""骨节痛"为出现频次较高,方中共涉及 35 味中药。药物频数最多的前 5 味药分别为甘草、桂枝、大枣、芍药、生姜。《伤寒论》治疗痹证多以六经辨证,标本同治,补泻兼施,药物寒温并用,气血同治,健脾使气血有源,正气得复,促进痹阻之气血流通顺畅则痹证得消。

二、重视寒热致痹,强调方证对应

明·李中梓(2006)《医宗必读》中治疗痹证的方剂共 16 首,涉及中药 68 味。药物主要集中于祛风除湿、健脾化湿、活血化瘀、祛风通络类药,如防风、羌活、威灵仙、海桐皮等祛风除湿药;甘草、黄芪、白术、茯苓等健脾化湿药;当归、川芎、五灵脂等活血化瘀药;白僵蚕、地龙、天麻等祛风通络药。经关联规则分析发现,甘草与白芍、甘草与茯苓、当归与地龙、当归与茯苓关联性较高。李中梓治疗痹证"寒热配伍"是一大特色。针对风寒湿痹,以辛温散寒,伍以苦寒之品,可防温燥伤阴,亦寓"辛开苦降"之意。

清·吴瑭(2006)《温病条辨》中治疗痹证的方剂共 4 首,涉及中药 17 味,可分为健脾化湿药、祛风湿通络药、清热解毒药、发汗解表药和利水渗湿药。经关联规则分析发现,杏仁与防己,通草与滑石、茯苓,滑石与连翘,连翘与茯苓、栀子,半夏与厚朴的关联支持度、置信度较高。吴瑭治疗湿热痹善用健脾除湿药和清热解毒药,多遵循"因势利导,宣肺气,开支河"的思想,采用开宣肺气与渗利膀胱相配合,湿热痹多用苦辛通与辛凉淡法,使湿热之邪分消而去。

元·朱震亨(2005)《丹溪心法·痛风》中记载治疗"痛风"的方剂共 6 首,涉及 30 味中药,共使用频次为 45 次,主要可分为健脾化湿药、清热燥湿药、祛风除湿药、活血通络药、化瘀止痛药。朱震亨注重脾、肝,谨守病机,在运用药物时滋阴与健脾同用,运用灵活且技巧得当。"痛风"证型以湿热证为主,治则以健脾化湿清热通络为主。朱震亨善用苦温、辛温、甘温之剂,以归脾、肝、胃经的药物为主,体现出祛湿热之邪与扶胃气并用的特点。

明·孙一奎(2012)《孙文垣医案》中有关治痹的医案有 27 例,其用药总频次为 607 次,涉及中药 110 味。中药使用频次前 20 味的中药主要包括:健脾化湿药、祛风湿通络药、清热燥湿药、活血化瘀药。关联规则分析表明,陈皮与茯苓、苍术与薏苡仁、威灵仙与牛膝等的关联支持度、置信度较高。孙一奎力主从湿治疗痹证,主张以甘温药物健脾化湿,以苦寒药物辅佐,清化痰湿郁热。

清·吴瑭(2012)《吴鞠通医案·痹篇》中治疗痹证的处方共 76 首,涉及 75 味中药,药物使用频次较高的有桂枝、陈皮、防己、茯苓皮、薏苡仁、茯苓等。关联规则分析表明,茯苓与薏苡仁、防己、杏仁,防己与桂枝、茯苓、杏仁,枳实与花椒、滑石,石膏与通草、枳实、滑石,杏仁与石膏、枳实、茯苓,防己与石膏、桂枝、杏仁,防己与陈皮、桂枝、杏仁的关联支持度、置信度均较高。吴瑭治疗痹证主张苦辛凉通,温通经络,健脾化湿,活血化瘀,随症加减。

二、重视正虚致痹,强调扶正固本

金·李东垣(2007)《脾胃论》中治疗痹证的方剂 12 首,涉及中药 35 种。使用较多的中药主要分为五类:健脾化湿药、祛风除湿药、理气健脾药、活血通络药、清热解毒药。关联规则分析表明最常用的三个药对为甘草与陈皮、甘草与人参、茯苓与白术;聚类分析为四类:①茯苓、泽泻、猪苓、苍术、白术、当归身、橘皮、黄芪、黄柏、人参;②生姜、白芍、五味子;③升麻、甘草;④羌活、藁本、防风、柴胡、独活。《脾胃论》中治疗痹证的用药组方核心为补中益气汤,其配伍以甘温益气药和辛散升阳药为主,辅以理气祛湿、滋阴养血及沉降下行之品。

宋·赵佶(2018)《圣济总录·诸痹门》中治疗五体痹的方剂共 33 首,用药 116 味,累计用药频数 244 次。使用频次由高到低依次为:补益药、解表药、温里药、健脾渗湿药、祛风除湿药、清热凉血药、芳香开窍药。药物的关联规则分析表明,当归和桂枝、细辛和防风、附子和桂枝、甘草和防风、附子和桂枝、甘草和防风、甘草和桂枝等关联性较高。素体亏虚是五体痹发生的重要原因,故其用药也偏向于以补益为主,并在此基础上配伍解表药以祛风解表,温里药以温通经脉。配伍健脾祛湿、清热除痹药以健脾除痹,为治疗五体痹的常用组合药物。

南宋·陈言(1983)《三因极一病症方论》中治疗痹证的方剂共 25 首。药物频次较高的有白术、桂心、茯苓、白芍、附子、干姜等。按功效分类发现该书治疗痹证主要以温阳补气药、祛风湿药物、活血化瘀药、健脾化湿药为主。关联规则分析表明,白术与干姜、茯苓与干姜、白芍与麻黄、白芍与附子等的关联性较高。陈言认为本病的病机为正气虚衰,诸邪趁机侵袭,寒湿互结,正气不达四肢,筋骨关节失于温煦及濡养,不通则痛。同时久病气滞血瘀,关节屈伸不利。正气尤以脾肾阳气亏虚为主,宜以温阳补气药配伍祛湿散寒活络药治疗痹证。

清·喻昌(2006)《医门法律》中收录了痹证诸方 21 首,认为治痹以"开通阳气,补养阴血"为贵。药物根据使用频次可分为四类,分别为健脾化湿药、活血化瘀药、祛风除湿药、温里散寒药。关联规则中以黄芪与当归、陈皮与甘草、生姜与大枣的关联的支持度、置信度较高。喻昌治疗痹证以扶正固本,多重气血,通络止痛,以通为要,并且详察寒热,多方面用药。

清·林珮琴(2005)《类证治裁》中治疗痹证方剂共 45 首,涉及药物 117 种,累计用药400 频次;常用药物为补虚药、解表药、祛风湿药;聚类分析表明,治痹的常用药物为祛风除湿、散寒止痛、补脾益气等;关联规则分析表明,甘草与生姜、川芎与独活、当归与生地黄等关联度较高。林珮琴治痹标本共治,补脾益气扶正固本,散寒止痛、祛风除湿治其标,并常辅以活血化瘀药。

综上所述,可以看出在不同时期、不同医家治疗痹证用药虽然各有侧重,或温阳通络,或清热通络,或滋阴补肾等,但健脾化湿通络之法贯穿各时期、各年代,以及痹证治疗的全过程,是痹证治疗的基本大法。刘健教授团队运用现代系统生物学、数据科学方法,研究中医药治疗痹证重视脾胃的优势特色,从中传承古代医家的学术思想,形成"脾虚致痹、从脾治痹"的学术观点,在临床应用 20 余年,疗效显著,备受关注,产生了较好的社会效益和广泛的学术影响。

第二节 类风湿关节炎病因病机和治则治法研究

痹证发生的内因为正气亏虚、不足卫外,体质、气候、生活及饮食等是其发病的要素。感受外邪(风、寒、湿、热)是其发病的外部条件,邪气阻痹经脉为其病机之根,病变常受累于四肢筋骨、关节,甚至影响脏腑之功用(刘健,2013)。尪痹在《黄帝内经》中称为痹,其中有"外因以风、寒、湿、热邪"之说,如"风、寒、湿三气杂至而为痹""逆其气者则病,从其气者则愈,不同风寒湿气合者,不为痹",亦有"内部脏腑经络阴阳失调影响发病"之说,如"风、雨、寒、热,不得虚,不能独伤人"。正气虚弱,外邪侵袭,肢体经脉闭阻不通为痹证的病机关键。

刘健教授认为类风湿关节炎的中医病机为脾虚湿盛,气血亏虚,脉络痹阻。其病理性质为本虚邪实、痰瘀交阻,表现在本虚以脾胃虚弱,气血虚少为主;外实以痰湿郁阻为主,痰瘀阻闭肢体经络贯穿整个疾病。脾胃亏虚是类风湿关节炎发生的主要内因:脾主运化,脾气虚,则失健运,水液内停而聚为痰湿。脾为后天之根本,生化气血之源泉。脾虚气血化生减少,则见颜面色白、乏力、神疲。湿邪郁滞肢体经络,血运失常,易致痰浊兼并瘀血,则见关节肿胀、酸痛;痰瘀胶结,停滞关节,病情缠绵易复,关节变形活动障碍为其严重者。故类风湿关节炎的治法为扶正祛邪,标本兼顾。

一、类风湿关节炎的中医学病因研究

新安医学在总结中医学理论的基础上认为,致使痹证发病的内因是诸脏亏虚、正气不足,其中脾虚是主要方面。痹证发病的外因是风、寒、湿、热之邪乘虚入侵;内因为本,外因为标,内外相互作用而致痹。痹证发病的病理关键是痰瘀互结。痹证的病机是本虚标实、虚实夹杂,主要病机特点为脾虚湿盛。

(一)痹证发生的外部因素——外感六淫诸邪

《素问·痹论》曰:"不与风寒湿气合,故不为痹。"新安医家认为六气之中,以风、寒、湿三邪最易引发痹证。风为百病之长,其为阳邪,开发腠理,又具穿透之力。寒借风邪内犯,风又借寒凝之积,使邪附病位,而成伤人致病之基。湿邪借风邪的疏泄之力、寒邪的收引之能,风寒又借湿邪黏着、胶固之性,造成经络壅塞,气血运行不畅,则筋脉失养,绌急而痛发为本病。新安医著《医学心悟》曰:"痹者,痛也。风寒湿三气杂至,合而为痹也。"《医说》曰:"夫痹者为风寒湿三气共合而成痹也。"

久居湿热之地、外感风湿热邪、高温作业、素体阳气偏盛、喜食辛辣肥甘、内有蕴热、久病而化热,与风寒湿气侵袭肌体,壅于经络、关节,气血郁滞不通,关节疼痛不能屈伸而为病。正如新安医家叶桂在《临证指南医案·痹》所言:"痹症,每以风寒湿之气杂感主治。召恙之不同,由乎暑外加之湿热,水谷内蕴之湿热,外来之邪,着于经络,内受之邪,着于腑络。"

(二)痹证发生的根本内因——正气不足

人的禀赋不足,劳累过度或病后、产后体虚,精、气、血、津液等不足,或脏腑组织等功能低下致虚,是引起痹证的内在因素。《济生方·痹证》云:"皆因体虚,腠理空疏,受风寒湿气而成痹也。"正常情况下，营行脉中，卫行脉外，阴阳相贯，气调血畅，乃濡养四肢百骸、脏腑经络，营卫调和，卫外御邪。如营卫不和，则邪气乘虚而入，故营卫失调是风湿病发病的重要原因之一。

正气亏虚，是痹证发生的内在因素，对疾病的发生、发展及预后转归均起着决定性作用。《医学原理·痹门·治痹大法》曰："痹症虽因风寒湿三气而成，未有不由正气亏败所致，始则客于筋脉皮肉筋骨，久而不已，入于五脏则死矣。"《仁斋直指方论》亦云："多由体虚之人，腠理空疏，为风寒湿三气所侵，不能随时驱散，流注经络，久而为痹病者是也。"

（三）痹证发生的病理关键——痰瘀互结

痰浊瘀血是人体受某种致病因素作用后，在疾病过程中所形成的病理产物，这些病理产物能直接或间接作用于人体，引起新的病证。风湿病大多为慢性进行过程，疾病既久，则病邪由表入里，由轻而重，导致脏腑的功能失调，而脏腑功能失调的结果之一就是产生痰浊与瘀血。风湿病又是一种慢性缠绵日久的病变，与外邪的作用相合，可以加重瘀血和痰浊。新安医家叶桂在《临证指南医案》中提出"久病入络"，曰："风寒湿三气合而为痹，然经年累月，外邪留着，气血皆伤，其化为败瘀凝痰，混处经络。"《医学原理·痛风门》亦指出："痛风之症，多由湿痰浊血流注为病。"

风湿病的发病是内因与外因相互作用的结果，六淫外感是致病的外在因素，或风寒合病，或寒湿杂病，或风湿相兼，或湿热相合，使气血运行不畅而发病。正气不足是致痹的内在因素，起决定性的作用。当正气不足时，外来风、寒、湿之邪才可乘虚侵袭肢体关节、肌肉，使经脉闭阻不通而发痹证，痰浊瘀血停滞，则使经络气血不通是发病的病理关键。

二、痹证的中医学病机研究

病机即疾病发生、发展和变化的机制，又称为病理机制，是认识疾病证候并进行诊断辨证、预防治疗的内在依据和理论指导，是研究和阐明疾病病理机制及变化规律的理论，其目的在于揭示疾病发生、发展、变化及转归的本质特点和基本规律。风湿病病种多样，表现复杂，预后不一，所涉及的病机极为复杂。刘健教授认为，风湿病的病机是本虚标实、虚实夹杂，同时风湿病也呈现传变、传化的病机特点。

（一）正虚为本

在风湿病的发病机制中，正虚是风湿病发病的内在因素，起决定性作用。当正气亏虚之时，外来风、寒、湿、热之邪才可乘虚侵袭机体，使经络气血闭阻不通而发风湿病。在其病变机制中，正虚有营卫不和、气血亏虚、脏腑虚衰三种表现形式。

1. 营卫不和

营卫不和，则致腠理疏松不固。《素问·痹论》云："荣者，水谷之精气也，和调于五脏，洒陈于六腑，万能入于脉也，故循脉上下，贯五脏，络六腑也。卫者，水谷之悍气也，其气慓疾滑利，不能入于脉也，故循皮肤之中，分肉之间，熏于肓膜，散于胸腹，逆其气则病，从其气则愈，不与风寒湿气合，故不为痹。"新安医家林珮琴《类证治裁·痹证》曰："良由营卫先虚，腠理不密，风寒湿乘虚内袭，正气为邪所阻，不能宣行，因而留滞，气血凝滞，久而成痹。"

2. 气血亏虚

气血为人体生命活动的重要物质基础，气血亏虚，机体失于濡养，则抗邪、防御、适应能力低下，外邪乘虚侵入，而发为风湿病。《圣济总录纂要》云："历节风，由气血衰弱，为风寒所侵,血气凝涩,不得流通,关节诸筋无以滋养,真邪相薄,所历之节,悉皆疼痛,故谓历节风也。"《黄帝内经素问吴注》云:"盖营气虚则不仁,卫气虚则不用,又有骨痹筋痹肉痹脉痹皮痹之不同,其因血气衰少则一也。"《医学原理》云:"痹症多由气血亏败,风寒湿等邪乘之,是以有气虚、血虚、挟风、挟痰、挟湿、挟寒、挟瘀血等因不同,治宜补养气血为本,疏理邪气为标。"

3. 脏腑虚衰

本病主要责之脾、肝、肾三脏,脾主肌肉、四肢,为气血生化之源;肝主筋,主藏血;肾主骨,主藏精。风湿病的病位主要在肌肉筋骨,若脾、肝、肾虚损,则肌肉筋骨失养,风、寒、湿、热之邪乘虚侵入。根据"至虚之处,便是受邪之处"的理论,病邪往往直接深入虚者所主的机体组织或直接犯及内脏,引起五体痹,或五脏痹。

新安医家认为,肾元不足,肝血亏虚,则筋肉不坚、骨软无力,既不能充养骨髓,濡养关节,又不能约束诸骨,防止脱位,导致关节痿软疼痛、行动不利,发为痹证。脾胃虚弱,一则气血生化乏源,营卫失充,肌肉失养,卫外不固,易受外邪侵袭;二则脾虚失于健运,饮食水谷不能化为水谷精微,反而聚湿生痰,痰可碍血,瘀可化水,痰瘀交阻,痹于关节经络,导致痹证迁延不愈。《医宗金鉴》云:"历节之病,属肝、肾虚,肝、肾不足于内,筋骨不荣于外,客邪始得乘之而为是病也。"《杂症会心录》云:"痛痹一症。肝肾为病。筋脉失于荣养。"

(二) 邪实为标

新安医家在发扬《黄帝内经》的基础上,增加暑热致痹的理论,丰富外邪致痹的病因病机,为痹证的治疗提供了新的治法治则。叶桂在《临证指南医案·痹》指出:"痹症,每以风寒湿之气杂感主治,召恙之不同,由乎暑外加之湿热,水谷内蕴之湿热,外来之邪,着于经络,内受之邪,着于腑络。"

痹证既得,风寒湿热之邪充斥经络,气血运行不畅。邪留日久,寒凝津为痰,湿停聚为痰,热炼津为痰。同时,邪留日久,气血运行不畅则瘀血内生。痰瘀形成,又阻滞经络,壅遏邪气,痰瘀邪气相搏,经络气血闭阻,故痹证渐趋加重,疼痛、肿胀、重着等症状突出。痰和瘀既可单独为患,亦可合而为病,闭阻经络,流注关节,不通则痛,不通而肿,经久不愈,甚至变生或合并脏腑病变。

三、痹证的中医学治则治法研究

(一) 扶正

1. 扶助正气,益气养血

"正气存内,邪不可干""风寒湿三气杂至,合而为痹",邪盛为标,正虚为本;正气亏虚,邪气得以反复内侵,机体不能及时排出;已患痹证,扶正既可防邪内侵,又可逐邪外出。新安医家叶桂在《临证指南医案·痹》指出:"其实痹者,闭而不通之谓也。正气为邪所阻,脏腑经络,不能畅达,皆由气血亏损、腠理疏豁,风寒湿三气,得以乘虚外袭,留滞于内。"《医津一筏》云:"其本则必以荣卫不足周身,而后贼风得以乘之,故治痹以补气血为本。"《古今名医汇粹》云:"鹤膝风,即风寒湿之痹于膝者也。如膝骨日大,上下肌肉日枯细者,且未可治其膝,先养血气,俾肌肉渐营后,治其膝可也。"气血亏损,营卫失调,腠理疏豁,风、寒、湿、热之邪乘隙内侵,留滞于筋骨、关节,闭阻气血,发为痹证,或血虚则经脉失养,络道不利而为虚痹,亦有痹证日久,气血耗伤,气虚推动无力,气血运行迟缓,经络之气痹阻不畅。《医学原理·痹门》云:"痹症……如因气虚,人参、黄芪、白术为主治。如因血虚,宜以当归、地黄、芍药为主治。"

许霞等(2012)搜集整理了新安医家治痹有效方剂 1 826 首,通过数据相关分析可知,新安医家治疗痹证喜用补虚,且重补气血。补虚药在该研究中共出现 3 814 次,占总药物频次的 23.72%,为新安医家治疗痹证使用最多的一类药物。补阴药占药物总频次的 1.34%,补阳药占 2.42%,补血药占 7.50%,补气药占 12.46%。补气药在补虚药中占 52.52%,补血药在补虚药中占 31.62%。刘健治疗类风湿关节炎注重健脾利湿,益气通络(刘健,2014)。刘健(2003)观察健脾化湿通络中药新风胶囊治疗活动期类风湿关节炎患者 20 例的临床疗效,并与雷公藤多苷片对照,均治疗 3 个月。结果显示,新风胶囊在总有效率、改善活动期类风湿关节炎关节症状及部分实验室指标方面与雷公藤多苷片作用相似,在改善全身症状及治疗脾虚湿盛、血瘀证候,调节 CD4$^+$/CD8$^+$,调整细胞因子平衡及降低 VEGF 方面显著优于雷公藤多苷片($P<0.05$);而且新风胶囊药物不良反应(如食欲减退、腹胀、腹泻)的积分值显著低于对照组($P<0.05$)。新风胶囊可综合改善活动期类风湿关节炎的关节及全身病变,无不良反应,其作用机制是调节 T 细胞的免疫功能,下调致炎因子,上调抑炎因子,降低血管通透性,抑制血管增生,促进微循环和保护胃黏膜。Meta 分析结果显示,与对照组(正清风痛宁胶囊、风湿骨痛胶囊及雷公藤多苷片)对比,新风胶囊在减轻关节疼痛、缓解晨僵、缩短 15 m 步行时间、增强握力方面疗效优于对照组($P<0.05$),且未见明显不良反应;与有效率、ESR、RF、CRP 比较,差异无统计学意义($P>0.05$)。

重补虚的用药特点符合新安医学"固本培元"的思想。针对气血不足的病因,新安医家治疗痹证时,多使用益气养血之品,既能扶正以利祛邪,又可先安未受邪之地,同时也体现了治病求本、未病先防的思想。

2. 顾护脾胃,调补后天

刘健教授认为,脾胃虚弱在类风湿关节炎的发生发展过程中占有重要地位。脾为后天之本,气血生化之源。四季脾旺不受邪。脾气充足,邪不易侵。脾司运化,主肌肉。机体的壮实与否,与脾胃的运化功能相关,脾胃的运化功能障碍,必致肌肉瘦削,软弱无力。

营卫之气靠水谷精气所化生,才能正常发挥其护卫之职,抗御之功,脾胃功能正常,正气充旺,自无罹患痹证之虑。脾胃素虚之人,或因饮食失节,或因劳倦内伤,或外受寒湿之邪等,均可致脾虚湿困,运化失司,气机不利;脾虚则气血生化乏源,肌肉不丰,四肢关节失养;久则气血亏虚,筋骨血脉失去濡养,营卫失于调和,外邪则乘虚而入,着于筋脉之间,发为风湿痹痛之证。故脾胃功能受损,气血营卫不足是本病发病的根本原因。来源于水谷的营卫之气与痹证发生有密切关系,营卫气强,风、寒、湿不易与皮肉关节相合而为痹;营卫气弱,风、寒、湿易与皮肉关节相合而为痹,而营卫气的充盛全赖脾胃化生的水谷精微以滋养补充。因此,只有在脾胃健运的条件下,人体正气充足,才能拒病防邪。

《素问·痹论》云:"荣者,水谷之精气也,和调于五脏,洒陈于六腑,乃能入于脉也,故循脉上下,贯五脏,络六腑也。卫者,水谷之悍气也,其气慓疾滑利,不能入于脉也,故循皮肤之中,分肉之间,熏于肓膜,散于胸腹,逆其气则病,从其气则愈,不与风寒湿气合,故不为痹。"《医宗金鉴·痹证总括》亦曰:"脾虚谓气虚之人病诸痹也。"

鉴于脾胃虚弱在本病中所占的重要要位,在本病的活动期针对脾胃运化失司,湿聚为痰,留驻关节之证,常应用急则治标、兼顾本虚的原则,善用健脾燥湿法,配以祛风散寒清热之法,常用薏苡仁、苍术、半夏、茯苓、陈皮、藿香、佩兰、白术、白及、白芍、木香等,不仅祛除痰湿,而且保护胃黏膜不受辛烈药物的损伤。在缓解期常偏重于治本,通过调养后天,扶助正气,强壮筋骨,则"邪不可干",可有效地避免外邪重感与病情加重和反复,以期从根本上取得疗效,针对本病脾胃虚弱、中气不足、气血亏虚、筋脉失养之特点,善用补益脾胃、益气养血法,常用党参、白术、黄精、玉竹、扁豆、山药、鸡血藤、桂枝、黄芪等,不仅补益气血,而且补而不腻。在治疗中应用一些具有活血、破血、通络、止痛作用之中药或西药,这些药物在控制急性发作症状及改善关节功能方面具有独特功效,但均有一定的毒性,对胃肠道也有一定的刺激性,很多患者常因这些问题不得不中止治疗,直接影响疗效。该课题组善用健脾和胃之法则在很大程度上避免和抑制了这些药物的毒副作用,使治疗药物能够发挥最大的治疗效果。该课题组通过搜集整理新安医家治疗有效方剂 1 826 首数据分析得出,补气药超过补阴药、补阳药与补血药之和。补气药甘草、白术、人参、黄芪、大枣占补虚药用药频次的 97.30%,上述药物的主要功效均有补益脾气、健运脾土的作用(许霞 等,2012)。

在利水渗湿药中出现较多的药物依次为:茯苓 559 次、薏苡仁 125 次、泽泻 124 次、猪苓 77 次。上四味药占利水消肿药的 96.19%。湿邪是致痹的主要邪气。祛除湿邪时,新安医家用茯苓最多。茯苓,味甘,平,性温,入心、脾、肺经。具有渗湿利水、益脾和胃、宁心安神之功效。《本草衍义》云:"茯苓、茯神,行水之功多,益心脾不可阙也。"湿邪有内湿与外湿之分,脾为后天之本,脾土旺则能胜湿邪而内湿不省,新安医家祛湿邪时重用茯苓,其使脾土健运,淡渗利湿而不伤阴,健脾固本而内湿不生。

(二)祛邪

1. 活血化瘀

血瘀在类风湿关节炎发病过程中既可以是主要的致病因素,又可以作为主要病理机制贯穿疾病的始终。瘀血的形成,与脏腑功能密切相关,心主血脉、肺朝百脉、肝主疏泄、脾主统血,五脏功能失调、血不循经而瘀血生成。痹证必夹瘀,临床各证型均可与血瘀证相关:正气不足,风、寒、湿三邪乘虚而入,或以风寒为主,或以寒湿为主,或风、寒、湿杂至,侵入经络,痹阻经脉,气血凝滞可成风、寒、湿夹瘀;外感邪气或脏腑功能失调,痰浊内生,痹阻经络、关节、肌肉,脉络瘀阻,而成痰浊夹瘀;外感温热邪气或脏腑火热炽盛,致热毒留于经络、关节、肌肤,血脉痹阻可为热毒夹瘀;久病不愈,反复感邪,脏腑功能虚弱,致气化不利,水湿内停,血行不畅可成水湿夹瘀;痹证日久,脏腑气虚,气虚则无力推动血脉,脏腑、经络生理功能减退,血瘀停聚发为气虚夹瘀;病久不愈,脏腑功能减弱,血生于脾,总统于心,归藏于肝,宣布于肺,施泄于肾,在病理状态下,血液生成匮乏,血脉不充,血流涩滞而成血虚夹瘀;素体阴虚或热毒灼伤阴液致阴液亏耗,脉道失充,血液黏稠度增加,血行缓慢可成阴虚血瘀;素体阳虚或久病不愈,脏腑虚弱,阳气衰微,不能温煦、鼓动血脉而致气血凝涩,瘀血内停而成阳虚血瘀。

类风湿关节炎血瘀证临床表现为肿胀、疼痛明显或局部皮色暗红或紫暗,有皮下结节,舌质红或舌质暗紫,脉弦滑或弦细,证属气滞血瘀痰湿阻络者,重用活血化瘀、祛风逐痰药物每获奇效。该课题组临床研究发现对照组与实验组均能显著降低 CRP、ESR、RF、$\alpha 1-AGP$,升高 CD59,明显改善血小板超微结构及关节肿痛、关节压痛和晨僵的症状,但新风胶囊组 PCT、血小板明显降低,而对照组则无明显变化;并且新风胶囊组在升高 CD59,改善关节肿痛、关节和晨僵症状及血小板结构明显优于对照组(刘健 等,2006)。新风胶囊对佐剂性关节炎(adjuvant arthritis，AA)大鼠血小板参数、抗中性粒细胞胞质抗体、血管超微结构的影响的实验研究发现与模型对照组比较,各治疗组血小板、PCT、IL-1β、TNF-α、抗中性粒细胞胞质抗体均显著降低,并且发现新风胶囊组血管超微结构改善明显优于对照组,说明新风胶囊对血瘀证具有良好的疗效(刘健 等,2008)。

2. 化痰祛瘀

现代诸多中医大家认为类风湿关节炎之所以称为"顽痹",在于其病程缠绵,难治顽固不愈,其根本病机在于痰瘀同病,认为痰瘀同治类风湿关节炎可取得良好效果。痰源于津,瘀本于血,生理上"津血同源",病理上"痰瘀同病",经络痹阻迁延不愈,气血津液运行输布失利,血滞而为瘀,津停而成痰,酿成痰瘀互结。痰瘀既成,互相影响,互为因果,痰瘀互夹,随气升降,无处不到;痰瘀互结,胶固难化,迁延难愈。临床多表现为慢性病程、关节疼痛肿胀日久不消、局部肤色晦暗、关节肌肉刺痛、晨僵伴皮下类风湿结节、关节超声下腱鞘囊肿、舌质暗紫或有瘀点、瘀斑、舌体胖大边有齿痕、舌苔白厚或黄腻、脉弦滑或沉涩等痰瘀互结之象。久病入络,痰瘀存在于类风湿关节炎发病各个阶段且以中晚期为著。类风湿关节炎患病日久,耗伤正气,气虚运行无力则津停为痰,血滞为瘀,痰瘀互结而缠绵难愈。《类证治裁·痹证论治》中认为痹久不愈"必有湿痰败血瘀滞经络"。

刘健教授认为治疗类风湿关节炎以脾胃为本,不仅由于脾胃为"后天之本""气血生化之源",而且因类风湿关节炎患病日久、痰瘀互结,患者常年服用各种药物。在病机上,脾喜燥恶湿,而导致痹证的风、寒、湿、热等病邪最易伤脾,脾伤又生内湿,内外湿邪夹杂,病情更甚。类风湿关节炎患者常常需要长期甚至终身服药,无论西药非甾体类抗炎药、延缓病情的抗风湿药及免疫抑制剂,或是中药祛风除湿药、清热解毒药、化痰散结药及活血化瘀药等,均可对脾胃造成损伤。临床发现,服药后出现胃脘胀满不适,腹痛、腹泻的患者疗效往往不尽如人意。故临证时注重顾护脾胃,不仅是治病求本的体现,而且更为进一步发挥药效、提高患者生活质量提供保障。

3. 扶正祛邪

刘健教授认为类风湿关节炎病机为脾虚湿盛,立足经典,秉承新安,辨证论治,提出了类风湿关节炎"从脾论治"的思想及"健脾化湿通络"的治则,同时受患者素体阴虚、年老体虚、邪郁化热、久痹伤阴及滥用激素类药物等因素影响,临床上大多数患者可呈现出阴虚燥热的证候表现,其或为兼证,或为主证,故临床治疗要辨证论治、圆机活法。或主以健脾化湿,辅以滋阴清热;或主以滋阴清热,辅以健脾化湿。刘健教授对其进行分期治疗、综合治疗、标本兼治、内外合治、中西结合治疗、辨症与辨证相结合,每于临证常常取得明显效果。

刘健教授认为类风湿关节炎发病最根本的是本虚标实,类风湿关节炎发生发展是内外合邪而致,内外之间又以正虚为本,正气不足在类风湿关节炎发病早期即已存在,正虚则以脾虚为先,脾虚湿盛,痰浊内生是本病发病的关键所在,是致病的基础。此时,外邪得以肆虐,故在治疗上应扶正与祛邪并举。盖祛邪之剂多辛温宣散,走而不守,单纯祛邪易有邪去而复来之弊,扶正御邪,方能使药力增强且疗效持久,刘健教授每在祛邪基础上,应用补气血健脾胃等扶正之品。针对本病脾胃虚弱、中气不足、气血亏虚、筋脉失养之特点,善用补益脾胃、益气养血之法,常用黄芪、党参、白术、黄精、玉竹、扁豆、山药、鸡血藤、桂枝等,补益气血,补而不腻。蒲公英、大黄、泽泻、猪苓、车前草等,使邪有去路。并在临床应用中自创新风胶囊(黄芪、薏苡仁、蜈蚣、雷公藤等),在扶正固本的同时,搜风通络以祛邪,并取得了很好的临床效果。类风湿关节炎用药时应时时关照脾胃,常用苍术、半夏、陈皮、藿香、佩兰、白术、白及、白芍、木香等,既可以祛除痰湿,又可以保护胃黏膜不受辛烈药物的损伤;党参、茯苓、山药、薏苡仁、甘草健脾和胃以养后天,促进气血生成,并嘱患者服药时间宜在餐后以减少对胃的刺激。

(1)健脾化湿:《素问·痹论》言:"诸湿肿满,皆属于脾。"刘健教授认为类风湿关节炎的病机不忘脾虚湿盛。脾胃虚弱,气血生化无源,气血亏虚,内不能濡养筋骨关节筋络,外不能抗病御邪;脾失健运,水湿内停,湿聚为痰,脾虚推动无力,血停为瘀,痰瘀互结,留于筋骨关节,发为痹证,故用健脾化湿之法以强后天之本,祛痰化瘀之本。刘健教授常用药物有黄芪、党参、怀山药、炒麦芽、建神曲、陈皮、茯苓、薏苡仁、泽泻、车前草等。《本草纲目》云薏苡仁:"筋骨之病,以治阳明为本,故拘挛筋急、风痹者用之。"

(2)健脾化瘀:"湿气不行,凝血蕴里而不散,津液涩渗,着而不去而积皆成矣"(《灵枢·百病始生》),"湿气胜者为著痹,以血气受湿则濡滞,濡滞则肢体沉重而疼痛顽木,留著不移,是为著痹,亦阴邪也"(《景岳全书·杂证谟·风痹·论证》)。此即内湿之性缠绵,常与他邪合而伤人,与寒邪相合则成寒湿之邪气,致关节肌肉疼痛发凉并伴有畏寒怯冷,抚之不温;与瘀相合则为湿瘀之邪气,致关节肿大刺痛剧烈。

健脾为先。宏观上,类风湿关节炎患者多有关节酸楚、麻木重着、晨僵、疼痛、肿胀等临床表现,符合湿性黏滞,致病后病情缠绵难愈、反复发作的特点;微观上,类风湿关节炎患者关节主要病理改变为关节滑膜炎症、充血肿胀,甚则血管翳形成,符合湿盛则为水、水多则肿的特点。故类风湿关节炎发病首责于湿,而"诸湿肿满,皆属于脾"(《素问·至真要大论》),湿邪内生与脾失运化密不可分,且湿邪具有兼夹他邪和阻遏气机的特性。故湿不除则风不易止、寒不易散、热不易清、痰癖难化。湿化则气机通畅,痹宣闭开,故治湿当以健脾为第一要务,正如清代汪文绮《杂症会心录》所云:"脾气健运,则散精于肺而肌腠坚固,外邪无由而入。"临床上,当根据脾虚和湿盛之主次来决定用药之侧重,偏于脾虚应多补,偏于湿盛应多泻。治脾当有健脾、运脾、醒脾之法,以健脾为主,兼以运、醒之用;治湿则有化湿、渗湿、利湿之法,治疗上以化湿为主,兼以渗利之用,用药多选用黄芪、山药、薏苡仁、茯苓、白扁豆、砂仁等健脾益气化湿之品。但健脾化湿治疗痹证并不是忽视或者排斥其他治疗方法,临床当根据不同病邪特征,佐以养血祛风、凉润清热、辛温除寒、活血祛瘀、解毒化毒、补益肝肾等治法。

湿邪黏滞,可阻滞气机,导致血脉营卫不利,湿滞瘀生,湿瘀互阻经络血脉,不通则痛。临床可见关节疼痛时轻时重,劳倦活动后加重,神疲乏力,腰膝酸软,肌肤麻木,肌肉萎缩,甚则可见皮肤瘀斑、关节周围结节、屈伸不利等症;痰浊瘀血与外邪相合,阻痹经络,深入骨骼,导致关节肿胀、僵硬、变形等。故化瘀通络,可化解湿瘀互结之势,促进化湿,且可直接缓解关节疼痛、肿胀。临床治疗当宗"治风先治血,血行风自灭"之则,用药多选丹参、当归、赤芍、白芍、牛膝等活血养血之品,同时选用鸡血藤、雷公藤、桑枝、蜈蚣、全蝎、地龙等藤类及虫类化瘀通络之品,以达深入隧络、攻剔痼结瘀滞之功效。

(3)滋阴清热:阴虚燥热之证当选用滋阴清热之法,王冰注解《素问·至真要大论》言:"壮水之主,以制阳光。"阴虚不能制阳而致阳亢者,属于虚热证,故不能用苦寒之药直折其热,要用滋阴壮水的方法,以制阳亢燥热的表现,临证可选用滋阴、清虚热类药物,如知母、黄柏、麦冬、青蒿、地骨皮、银柴胡、胡黄连等药物。其中,青蒿具有清虚热、除骨蒸的功效。

《本草新编》曰："青蒿……专解骨蒸劳热,……泻火热,又不耗气血,用之以佐气血之药,大建奇功,可君可臣,而又可佐使,无往不宜也。"知母清热泻火,滋阴润燥,善除骨蒸而退虚热;黄柏则以泻相火、退虚热为其长,两药常配伍使用。朱震亨善用黄柏、知母滋阴清热,即"虚火可补,补阴即火自降"之意。缪希雍在《本草经疏》言黄柏:"阴阳两虚之人,病兼脾胃薄弱,饮食少进及食不消,或兼泄泻……阴虚小水不利,痘后脾虚小水不利,……等证。"

(三) 标本同治

基于类风湿关节炎以正虚为本、邪实为标的病因病机,刘健教授认为在治疗时要注重脾虚这一根本病因,且遵循急则治其标、缓则治其本的原则。在疾病急性期,强调祛邪与扶正并举,要以清热解毒、通络止痛为主,以健脾化湿为辅;在疾病缓解期,强调益气健脾,则以益气健脾为主,以活血祛瘀、通络止痛为辅。

1. 急则治其标——祛邪为主,扶正为辅

类风湿关节炎急性期主要表现为关节的红肿热痛,屈伸不利,晨僵,潮热盗汗,夜寐难,大便干,舌质红,苔黄腻,脉滑数。刘健教授提出,患者素体脾虚,精微难化,则生痰湿,日久郁而化热,精微不足,气血不足,加之风、湿、热外邪侵犯人体,闭阻经脉筋骨,血脉不通,酿久成瘀,痰湿、瘀血互结,造成上述症状。在治疗时,要以清热解毒、通络止痛为主,辅以健脾化湿之药。常用药物有石膏、知母、大黄、黄芩、生地黄等清热药,独活、细辛、威灵仙、路路通等通络止痛药。另外,还需配伍薏苡仁、半夏、泽泻、茯苓、陈皮等健脾化湿药。刘健教授提出,类风湿关节炎急性期患者已存在正虚于内的情况,若单纯使用祛邪药物可能导致邪去而复来,遂祛邪与扶正并举,方能增强祛邪药物的功效。

2. 缓则治其本——益气健脾为主

类风湿关节炎缓解期主要以脾虚为主,主要症状有关节肿胀变形,或有皮下结节,活动受限,四肢乏力,纳少,便溏,口唇青紫,舌暗红,有瘀斑,苔薄白,脉涩。素体脾虚,正气不足,精微难化,气血津液亏虚,脏腑功能失调,痰浊、瘀血互生。正气不足,外邪易侵入机体,留于筋骨、经脉,气血阻滞,脉络瘀阻。在治疗上,刘健教授认为"四季脾旺不受邪",主要以益气健脾为主,辅以活血祛瘀、通络止痛之法。常用药物有黄芪、山药、厚朴、熟地黄等益气健脾药,桃仁、红花、鸡血藤、丹参等活血化瘀药,威灵仙、路路通、赤芍等通络止痛药。

刘健教授还提出,在组方用药时,要擅于运用药对。陈皮归脾、肺经,功擅理气健脾;半夏行水湿,降逆气,开胃健脾。两者合用,顺气道、除痰饮。正如朱震亨所言:"气顺则一身之津液亦随气而行。"

综上所述,脾胃虚弱贯穿类风湿关节炎疾病始终。尽管病初以外感风、寒、湿邪为主,但内因还是脾胃虚弱,营卫不固,故治疗应注重补益脾胃。不但有利于祛除外邪,还可阻止疾病的发展。病变中期,正邪交争,病机以寒湿阻滞和湿热蕴结为主,但都不离湿邪为患,故健脾利湿是主要治法之一。病变后期,虽以痰瘀互结为主,但病变时间长久,体质必虚,故更应该以补虚扶正为主,健脾补肾,兼以化痰祛瘀。

脾胃为后天之本,气血生化之源。诸药需要在胃肠道内消化吸收才能发挥作用。苦寒之药易伤脾阳,脾阳虚衰,痰湿内盛,使得脾胃运化功能失调,患者出现不思饮食、胃脘胀闷、疼痛、恶心呕吐或腹痛、腹泻,致使机体气化生血乏源,四肢、肌肉、脏腑失于濡养,加快病情的发展。类风湿关节炎是慢性疾病,需长期服用药物,故在使药中应酌加补脾健胃之药,以减轻药物对胃造成的刺激,保证患者能坚持服药而不影响脾胃功能。

健脾疗法不但可以缓解临床症状,降低实验室指标,还可以治疗类风湿关节炎患者关节外的病变。依据从脾论治原则研制的具有健脾化湿通络功效的新风胶囊,能明显改善类风湿关节炎贫血患者的全身及贫血症状,其机制与调整细胞因子平衡、调节血清促红细胞生成素(erythropoietin, EPO)的水平及升高血清铁含量相关,并可以从整体水平上调节免疫平衡,改善类风湿关节炎患者肺功能和肺部症状,还可改善类风湿关节炎患者抑郁情绪,提高其生活质量。

第三节　类风湿关节炎从脾论治验案举隅

类风湿关节炎发病机制复杂,临床表现多样,常合并多种并发症及出现不同证型。刘健教授治疗类风湿关节炎以“从脾治痹”学术观点为指导,临床疗效显著。现对刘健教授从脾论治类风湿关节炎及其合并症的验案进行总结。

一、刘健教授运用健脾化湿、清热通络法治疗急性活动期类风湿关节炎

【案1】 (张颖 等,2018)

患者徐某,男,62岁。2017年5月28日就诊。患者8年前就诊于安徽某医院,确诊为类风湿关节炎,具体服药史不详。

主诉:反复四肢大小关节肿痛10余年,加重1周。

刻下症:双手、双膝关节红肿热痛,喜冷拒按,指间关节变形,皮下硬结,晨僵,活动受限,潮热盗汗,口干,夜寐不安,胃脘胀满,食欲减退,小便黄赤,大便干结,口唇紫暗,舌暗红,有瘀斑,苔黄腻,脉细涩。查血尿素氮(blood urea nitrogen, BUN)8.5 mmol/L, RF 328 U/mL, ESR 44 mm/h, CRP 41 mg/L。

中医诊断:尪痹(湿热痹阻证);**西医诊断:**类风湿关节炎。

治法:清热除湿,活血通络。

处方:黄芩10 g,地骨皮10 g,知母10 g,黄柏6 g,薏苡仁15 g,茯苓10 g,陈皮10 g,山药10 g,半夏9 g,厚朴6 g,鸡血藤15 g,桃仁10 g,红花5 g,威灵仙10 g,甘草3 g。7剂,水煎服,每日1剂,早晚分服(餐后服)。同时配合芙蓉膏、消瘀接骨散外敷。

2017年6月4日二诊,患者自诉服药后无明显不适,疼痛有些许减轻,拟一诊方加泽泻10 g健脾化湿;银柴胡6 g清虚热,除骨蒸;全蝎3 g息风止痉,通络止痛。再服7剂,患者关节肿痛大解。随后患者复诊时随症加减,若口干、燥热明显,加芦根;若湿邪加剧,关节不利,加猪苓、路路通、豨莶草;若血瘀较甚,加丹参;若见神疲乏力、气血亏虚时,加太子参、当归;待患者燥热、盗汗改善,则去地骨皮、知母、芦根;待关节肿痛减轻,去全蝎;舌质瘀斑、瘀点改善,去鸡血藤。就诊半年后,患者自诉服药后无任何不适,现双手、双膝关节热痛缓解,指间关节变形改善,皮下硬结减少,偶有晨僵,偶有胃脘胀闷,寐安,纳可,二便自调,口唇青紫,舌质红,苔黄腻,脉细数。查CRP 10.63 mg/L、ESR 25 mm/h、RF 268 U/mL。后患者继续于门诊随诊,组方用药原则与前类似。现四肢大小关节红肿、疼痛基本缓解,夜寐安,纳食可,无潮热、盗汗、口干、咽燥等症,二便自调。

按语:类风湿关节炎,尤其是病程长,早期未积极、正规诊治的患者,前来就诊时多表现

为全身多关节受累,受累关节红肿热痛明显,病程长者多可见手足多关节畸形、肿胀、僵硬,关节功能下降,早期常有手部近侧指间关节梭形肿胀和掌指关节疼痛肿胀,足部外侧跖趾关节疼痛,大关节有积液,特别是膝关节,可累及任何滑膜关节,早期伸肌腱腱鞘炎在手背可出现囊性肿块和水疱。部分患者可能早在就诊前就长期不规律服用糖皮质激素类药物,症见潮热、烦躁、盗汗、低热、消瘦;加之疾病本身的皮肤与血管改变,可见手足雷诺现象、肌肤甲错等痰瘀互结之象。

本案患者虽就诊时燥热之象较明显,但病程长达 8 年,若只用清热除湿、活血化瘀之药,恐邪去复来。故在整个治疗过程中,刘健教授一直注重运用薏苡仁、茯苓、陈皮、半夏等益气健脾药。患者病程较长,湿热邪气侵犯,且湿邪日久,郁而化热,两者相互影响,加重湿热之证,方中运用黄柏、黄芩、薏苡仁等清热除湿之药,再加知母、地骨皮等养阴清热之品,以顾护正气,扶正祛邪。随后就诊时患者虚热之证明显,加银柴胡清虚热。现代药理研究发现,黄芩、黄柏等清热解毒药具有解热、抗炎作用,有一定的抗菌或抑菌作用,能抑制免疫反应和炎症反应。另外,根据患者就诊时常感胃脘胀闷不适、食欲减退的特征,还选用薏苡仁、茯苓、陈皮、半夏等健脾除湿药物。运用上述两类药物,可达清热除湿、益气健脾之功效,脾旺则不受邪,脾气健运,内湿可除。研究表明,薏苡仁等健脾除湿药能明显促进胃排空、胃肠蠕动,改善肠道消化吸收功能。陈皮还具有一定的抗炎、止痛作用。患者病程缠绵日久,致食欲减退、情志不畅,可用炒谷芽、炒麦芽健脾开胃,和中消食;可用郁金行气解郁,凉血破瘀。湿热外邪侵犯关节、筋骨,不通则痛,加之病程日久,不荣则痛,患者出现关节疼痛、肿胀,药用威灵仙、路路通、豨莶草等通络止痛,减轻患者疼痛。研究发现,威灵仙、路路通等通络止痛药具有明显的镇痛作用,能减轻患者的炎症反应。患者病程较长,痰浊、瘀血互生,气血运行不畅,出现口唇青紫,瘀斑、瘀点,药用鸡血藤、桃仁等活血通经,散瘀止痛。现代药理研究发现,桃仁、鸡血藤等活血化瘀药能明显改善微循环障碍、促进造血,还可以提高患者免疫功能。再配以茯苓、半夏等健脾化湿药,既消痰涤浊,又防止辛烈药物伤及胃黏膜。诸药合用,调肝和脾,祛风散寒,通络止痛,标本同治。

【案 2】（文建庭 等,2017）

谢某,女,22 岁。2016 年 5 月 22 日就诊。

主诉:反复双手腕及双踝关节肿痛 10 年余。

刻下症:双腕及双踝关节肿胀、疼痛,局部肤温高,心烦易怒,口干,有烘热感,纳尚可,夜寐盗汗,二便尚可,双唇紫暗,舌红,苔薄黄,脉细数。查 RF 1 809 U/mL、anti-CCP 258 U/mL。

中医诊断:痹证(活动期);**西医诊断:**类风湿关节炎。

治法:清热化湿,健脾通络。

处方:蒲公英 20 g,黄芩 20 g,青蒿 20 g,地骨皮 20 g,薏苡仁 20 g,陈皮 15 g,茯苓 15 g,山药 20 g,厚朴 15 g,酸枣仁 20 g,威灵仙 20 g,鸡血藤 20 g,桃仁 15 g,红花 15 g,黄芪 10 g,当归 10 g,甘草 5 g。水煎服,早晚分服(餐后服)。黄芩清热除痹胶囊每次 3 粒,每日 3 次(餐后服),外敷芙蓉膏。

根据患者病史、症状及实验室指标,类风湿关节炎诊断明确,且患者病程长,但处于急性活动期,anti-CCP、RF 指标均很高,提示预后不良。一诊服用上述药物 10 剂后,关节肿痛症状较前好转,仍有燥热,加法半夏 15 g,将黄芩、地骨皮增至 25 g,清虚热、燥湿。二诊上方服用 4 剂后,燥热有所改善,夜间盗汗仍存在,将地骨皮增至 30 g 清热除蒸,薏苡仁增至

30 g 健脾化湿、清热除痹。三诊上方服用 10 剂后,关节肿痛明显好转,燥热症状基本已除,去地骨皮,加路路通 15 g 祛风湿、通经络。上方继服 3 个月后,2016 年 8 月 21 日复查 RF 331 U/mL、anti-CCP 90 U/mL。随后,患者定期于门诊就诊,根据其病情,以首诊方为基础方进行辨证加减,若夜寐不佳,则加首乌藤、蜜远志等;若乏力明显者,加太子参、党参、白术等。继上次复查后,2016 年 10 月 30 日再次复查 RF 263 U/mL、anti-CCP 31 U/mL。患者一直坚持门诊治疗,按时服用中药,关节基本无肿痛,病程中伴随的症状也基本恢复正常,且无其他不适主诉。

　　按语:本案患者病程虽长,就诊时处于急性活动期,实验室指标很高,应该积极治疗,控制症状,防止类风湿关节炎的并发症。类风湿关节炎急性活动期以祛邪为主,方中用蒲公英、黄芩、青蒿、地骨皮、茯苓、薏苡仁等清热利湿之品,患者虚热症状明显,复诊多次加大清虚热药物的用量,湿有内外之分,《古今医统大全·湿病皆为脾虚所致》云:"内外所感,皆由脾气虚弱,而湿邪乘而袭之。"湿邪日久可郁而化热,故方中予以茯苓、薏苡仁、厚朴、陈皮等健脾的药物,健脾以化湿祛痰。湿邪与瘀血两者常相互影响,湿可阻碍气机运行,加之脾虚气血无力运行,化为瘀血,瘀血又痹阻脉络,影响水液输布,化为痰湿,故方中鸡血藤、桃仁、红花等活血化瘀之品,同时因患者为青年女性,且方中多为祛邪之药,易伤正,故方中加用黄芪、当归益气扶正之品,祛邪不伤正,还有助于清热利湿通络药物更好地发挥作用。除了口服药物的治疗,刘健教授应用中药外敷,从局部改善关节血液循环,更是强调生活方式的调整,在急性活动期嘱患者注意休息,少食肥甘厚味,多食瓜果蔬菜等清淡之品。经过多次中医辨证施治,患者情况一直好转,实验室各项指标均平稳下降。类风湿关节炎发病原因较为复杂,尤其是在急性活动期,大多临床医家在活动期多抓住表象,以清热通络祛邪为主,往往会忽视脾虚这一重要病机,刘健教授在临证中以脾虚为关键,在祛邪的同时,多加用健脾类药物,收效良好,可供临床医家参考。

二、刘健教授运用健脾化湿法治疗类风湿关节炎合并症

【案 1】　(方妍妍 等,2017)

何某,女,51 岁。2007 年 8 月 12 日就诊。

患者既往曾于外院行相关检查,明确诊断为"类风湿关节炎",予西药治疗后出现胃肠穿孔,胃肠功能差,每服用西药即出现胃脘部不适。

主诉:四肢大小关节肿痛 20 余年。

刻下症:就诊时主要以双手近端指间关节、双腕关节肿痛为主,活动功能受限,伴有气短声低,精神疲软,倦怠乏力,面色及口唇、爪甲颜色淡白,伴咽痛,食欲减退,偶有腹泻,夜寐尚可,舌质淡,苔薄白,边有齿痕,脉细。

中医诊断:尪痹(脾胃虚弱、气血不足证);**西医诊断**:类风湿关节炎。

治法:益气健脾,养血通络。

处方:黄芪 20 g,党参 20 g,白术 20 g,山药 20 g,法半夏 15 g,青皮、陈皮各 15 g,猪苓、茯苓各 15 g,薏苡仁 20 g,藿香、佩兰各 15 g,鸡血藤 20 g,丹参 15 g,甘草 6 g。水煎服,每日 1 剂,早晚分服(餐后服)。

　　二诊时,患者诉双手小关节、双腕关节肿痛症状缓解,贫血貌有所改善,怕冷,食欲仍减退,并伴有胃脘部隐痛。拟前方山药增至 30 g,加用桂枝 10 g,炒麦芽、炒谷芽各 15 g,以益

气健脾养血、行气消食。三诊时,患者诉双手小关节疼痛症状明显好转,关节活动功能尚可,贫血貌明显改善,无咽痛,二便正常,胃脘部疼痛症状明显改善,偶有腹胀。拟前方去藿香、佩兰,加用威灵仙20 g,海桐皮20 g,厚朴15 g,并将鸡血藤增至30 g,以活血通经止痛,降气除满。四诊时,患者诸关节肿痛渐消,关节活动功能可,面色红润,口唇及爪甲颜色淡红,无胃脘部不适,纳可,二便正常。守方继服1个月后关节肿痛消失,关节活动可,无其他不适,复查各项指标明显下降,后一直门诊随访,近十年来,患者一直坚持服用中药,一般情况良好。

按语:本案患者病程长,且因长期大量服用非甾体抗炎药、免疫抑制剂及激素导致胃肠穿孔,病情较重且复杂。患者就诊时,主要以脾胃虚弱、气血不足为主要表现,并出现一派气血亏虚之象。

目前类风湿关节炎发病机制尚不明确,所以尚无根治方法。本病治疗目标旨在达到临床缓解或疾病低活动度,提高患者生活质量,减少致残率。类风湿关节炎的治疗不应该仅仅局限于单一的内治,或单纯的外治,中医理论认为人是一个统一的整体,清·徐灵胎《医学源流论》云:"外治可补内服汤药之不足。"在服用中药汤剂或中成药的同时,可以配合中医特色疗法,采用中药熏蒸、外敷、中药离子导入、穴位注射等,亦可采用穴位敷贴及进食膏方等综合治疗。刘健教授认为,中医"治未病"的思想在类风湿关节炎的防治中有重要指导意义,可有效预防类风湿关节炎的发生、发展或复发。患者除了要平时注重肢体关节功能锻炼以外,还需要保持心情舒畅、清淡饮食,更需要避风、寒、暑、湿、燥、热及外伤之邪,注重天气季节预防等治养调摄,防止或减少病情反复。

脾胃是气血津液生化之源,气机升降的枢纽,脾胃虚弱在类风湿关节炎发病中占有重要的地位,不管在类风湿关节炎病变的急性期,还是缓解期,都离不开健脾益胃,益气养血。《难经》曰:"四季脾旺不受邪。"刘健教授结合多年经验,认为脾胃功能的健全与否,在类风湿关节炎的发生、发展及转归中往往起决定作用,类风湿关节炎患者常常需要长期服药,品种繁多,尤其是苦寒克伐有毒之品,易损伤脾胃,且难以服用,使得筋骨肌肉不得濡养,影响患者病情恢复,故益气健脾对于患者疾病的治疗尤为重要。

刘健教授认为类风湿关节炎为慢性进展性疾病,病程长,病情迁延反复,因此在治疗中非常注重扶助正气。黄芪为补气第一要药,其味甘,性微温,归脾、肺经,能够补气健脾,益卫固表,行滞通痹;党参性甘味平,补而不腻,既能补益脾胃,又能生津养血。对于久痹气血不足者,黄芪、党参尤为适宜,两者补气行血,扶正祛邪,既能顾护患者脾胃功能,又可以改善其贫血症状。研究表明,随着类风湿关节炎患者贫血症状的纠正,其关节症状亦可得到缓解。白术,味甘、苦,性温,归脾、胃经,具有燥湿健脾、行气利水的作用;山药始载于《神农本草经》,曰:"补虚羸,除寒热邪气,补中益气力,长肌肉。"猪苓,味甘淡,性平,归心、肺、脾、肾经,具有利水渗湿、健脾、宁心安神的作用;薏苡仁,味甘淡,性微寒,归脾、胃、肺经,功能健脾利湿,舒筋除痹。两者常用于风湿久病者,既能健脾以扶助正气,又能祛除湿气。丹参,味苦,性微寒,活血祛瘀,通经止痛,古有"一味丹参,功同四物"之说;鸡血藤,味苦甘,性温,活血补血,舒筋活络,《本草便读》中有"凡藤类之属,皆可通经入络"的说法。两者合用能够达到活血养血通络蠲痹之效。半夏,味辛,性温,归脾、胃、肺经,有燥湿化痰、消肿止痛之功;陈皮,味辛苦,性温,理气健脾,燥湿化痰。两者合用,具有明显益气健脾、化痰祛湿的作用。《本草述》记载:"二芽,俱能开发胃气……使营和而卫益畅,更能腐化水谷,且脾主湿,血和而湿行,湿行而脾运……"谷芽、麦芽均是消导积滞的常用药物。本案患者脾胃气血亏虚明显,关节症状相对而言较轻,故刘健教授拟方时重用益气健脾养血之品,鲜用祛风湿通络之品,研究表明大多补气血药有调节免疫或增强免疫之功,而痹证在现代医学中属自身免疫性疾病范畴,进行免疫调节的治疗是必须的。结合本案患者病史及病情,上述药物合而用之,能够起到脾胃兼顾、气血同治、阴阳并调的作用,全方共奏益气健脾、养血通络之效。

【案2】（王亚黎 等,2014）

患者,男,40岁。2013年9月1日首诊。

主诉:反复多关节疼痛5余年,口腔溃疡2年,加重半年。

刻下症:左膝关节红肿热痛,屈伸不利,上下楼加重,双手晨僵>30 min/d,握拳不固;口唇内及两腮部舌尖散在数枚大小不等的黄白色凹陷斑点,边缘红晕,口干口苦,纳可,寐差,小便黄,大便干,舌暗红,苔黄腻,脉濡数。

中医诊断:尪痹(湿热痹阻证);**西医诊断:**类风湿关节炎。

治法:清热解毒,健脾利湿。

处方:生大黄20 g,生石膏20 g,蒲公英30 g,败酱草30 g,桂枝15 g,黄芪15 g,薏苡仁30 g,陈皮15 g,猪苓15 g,茯苓15 g,山药20 g,丹参20 g,威灵仙20 g,鸡血藤15 g,川厚朴20 g,甘草5 g,4剂,水煎服,1剂/日,早晚分2次服用。

用药后患者关节疼痛明显好转,口腔溃疡稍有痊愈,上方继服14剂后关节疼痛基本改善,口腔溃疡仍有反复,大便仍干,故去桂枝、黄芪,生石膏、生大黄各增至25 g,败酱草增至40 g,加桃仁、红花各15 g,酸枣仁15 g。14剂,水煎服,日1剂。口腔溃疡逐渐缓解,夜寐改善,二便调。巩固服药1个月,随访2个月,未再出现溃疡。

按语:本案患者系痹证日久,风、寒、湿邪郁而化热,湿热痹阻关节,致关节红肿热痛,湿热上蒸致口舌生疮,湿热熏蒸阴液,致口干口苦,小便黄,大便干。又因患者从事厨师行业,平时摄入蛋白较多,膏粱厚味滋生湿热,故舌苔厚腻。因此,治以清热解毒为首任,健脾化湿为基础,兼顾活血通络。方中生大黄清热通便,导湿热从大便而出;生石膏清气分热、泻胃火;蒲公英清热消肿、利尿;败酱草清热解毒排脓;薏苡仁、猪苓、茯苓利尿,使热毒从小便而出,配合陈皮、山药健脾益气,丹参、威灵仙、鸡血藤祛风湿,活血化瘀。全方配伍共奏清热解毒、健脾化湿通络之功。

【案3】（张帆 等,2016）

患者,女,62岁。2011年12月3日初诊。

主诉:反复四肢大小关节疼痛9余年,腮腺肿痛2周,加重半年。

刻下症:双手近端指间关节、双腕、双膝关节疼痛,伴双手晨僵>30 min/d,握拳不固;咳嗽,咯白色痰,右腮腺肿痛,轻度触痛,张口咀嚼及进食酸性饮食时疼痛加剧,腹胀,纳差,大便干结,舌质红,苔黄腻,脉滑数。

中医诊断:尪痹(湿热痹阻证);**西医诊断:**类风湿关节炎合并腮腺炎。

治法:清热解毒,健脾祛湿,辅以理气化滞、止咳化痰。

处方:蒲公英30 g,金银花15 g,连翘15 g,板蓝根30 g,黄芩30 g,法半夏15 g,青皮15 g,陈皮15 g,猪苓15 g,茯苓15 g,薏苡仁30 g,杏仁15 g,桔梗15 g,生大黄30 g,火麻仁30 g,泽泻15 g,车前草30 g,甘草5 g。7剂,水煎服,日1剂。

患者服用 7 剂后关节疼痛明显好转,腮腺炎好转,肿块有所消退,上方继服 14 剂后关节疼痛改善,咳嗽、咯白色痰症状基本痊愈,故去杏仁、桔梗,仍感腹胀、大便仍干,故予颗粒剂大黄、大腹皮、肉苁蓉、桃仁、火麻仁各 1 包加入上述汤剂。14 剂后,右腮腺肿块进一步消退,去蒲公英、金银花、连翘、板蓝根,巩固服药 2 个月,随访至今,腮腺炎未复发。

按语:中医辨证认为慢性复发性腮腺炎乃胃风热邪毒外侵,少阳经络受阻,结于腮部郁而不散,而邪毒难以去除,且易反复发作,故由急性转为慢性。明·张景岳认为,痄腮是"天行邪毒客于三阳之经"而发。外感可分为"风温""风热湿痰""风热毒气""温毒""瘟毒"几种,而与类风湿关节关系密切当属"风热湿痰",类风湿关节炎患者本身湿性较重,复感风热之邪,或风热湿痰的腮腺炎患者本身就存在一个病理灶,可以是类风湿关节炎发病的一个诱因,当然其他几个证型在类风湿关节炎患者身上也不乏表现。

蒲公英、金银花、连翘、板蓝根清热解毒。蒲公英、黄芩为刘健教授治痹证常用药,在本案中一是用于清热利湿治疗类风湿关节炎;二是清热解毒。板蓝根味苦,性寒,治疗痄腮具有良好的效果,如普济消毒饮(《东垣试效方》),与其他三味药相得益彰。金银花、连翘除了具有中医的清热解毒的功效,两者在现代药理中均具有广谱抗菌作用,对金黄色葡萄球菌等有很强的抑制作用,而金黄色葡萄球菌为腮腺炎主要为致病菌。猪苓、茯苓、薏苡仁三者健脾祛湿,薏苡仁善除痹,对类风湿关节炎晨僵有很好的缓解作用。法半夏、青皮、陈皮健脾除胀,治疗患者腹胀、纳差症状。生大黄用量至 30 g,不仅用于湿热之邪的去除,又可抑菌解毒的功效。本案为老年患者,配上火麻仁润肠通便,考虑到年老血液枯燥这一特点,因人制宜。杏仁、桔梗止咳化痰,又可通便。泽泻、车前草两者为下焦湿热常用药,与黄芩清中上焦湿热相对应。纵观本剂方药,各个药物不是单一作用,各味药之间相互作用,相互配合、层层相扣,共同发挥药效,治疗类风湿关节炎的同时还可治疗腮腺炎。

【案 4】 (叶文芳 等,2014)

患者,男,44 岁。2013 年 9 月 8 日首诊。

主诉:反复四肢大小关节疼痛 2 年,左眼不适 1 周。

刻下症:患者诉双手小关节疼痛、肿胀,晨僵明显,活动后好转,但仍握拳不固,伴左眼充血明显,睁眼受限,不能久视,视力减弱,口干明显,纳食可,夜寐安,二便调,舌质红,苔黄腻,脉数。

中医诊断:尪痹(肝胆湿热证);**西医诊断:**类风湿关节炎合并虹膜睫状体炎。

治法:清肝利胆,健脾和胃,活血通络。

处方:栀子 15 g,蒲公英 20 g,夏枯草 20 g,菊花 10 g,柴胡 10 g,白花蛇舌草 15 g,薏苡仁 15 g,太子参 15 g,豨莶草 10 g,山药 10 g,泽泻 10 g,茯苓 10 g,陈皮 10 g,桃仁 10 g,红花 10 g,丹参 10 g,威灵仙 10 g,甘草 5 g。7 剂,水煎服,日 1 剂。

2013 年 9 月 15 日二诊,患者诉双手小关节肿痛较就诊前稍有减轻,晨僵时间缩短,但左眼仍见充血,睁眼稍受限,不能久睁久视,一般情况尚可。前方加紫花地丁 10 g,煎服法同上。上方服用 7 剂后,2013 年 9 月 22 日三诊,患者诉双手晨僵缓解,双手小关节肿痛,左眼无充血,睁眼稍受限,但较治疗前明显减轻,一般情况尚可。于前方加车前子 10 g,煎服法同上。2013 年 9 月 29 日四诊,患者诉诸症好转,一般情况尚可。上方加猪苓 10 g,煎服法同上。患者服用上述方药 4 个月后,双手小关节肿痛基本好转,无晨僵,双手活动可,左眼无充血、干涩,开合正常,视物清晰,无口苦、口干,纳食馨,夜卧安,二便正常,舌质淡红,苔微黄腻,脉濡。

按语:刘健教授辨证为肝胆湿热证,故以清热解毒为主,兼固护脾胃,明目止痛,并佐以活血通络之药,标本兼治。方中重用清热解毒祛风湿药,如蒲公英、白花蛇舌草、栀子、威灵仙、猪苓、泽泻,在祛风湿之表证时,又可解风湿日久蕴生之积热;除通经络除痹痛以外,长于治疗游走性疼痛。同时,所用药物大多归脾、肾、肝经,其中栀子、夏枯草、菊花、车前子在清热解毒之时,兼明目止痛之效。此外,巧用肝经引经药柴胡,引药上行,达于眼之脉络,增强清肝明目之效。刘健教授认为,养胃气应以行气和胃为主,故常在治疗痹证方中加用太子参、陈皮、半夏、厚朴、山药、茯苓、薏苡仁。若胃阴损伤,则加黄精、麦冬、白芍以养胃阴。他指出,顾护胃气应贯穿于痹证治疗的始终。胃气已伤,不能受药者,先和胃,后治痹。风寒湿邪痹阻脉络,瘀血痰浊痹阻腠理、经脉、肌肉、骨节,血行不畅,不通则痛。故治疗中兼顾活血通络,通则不痛,重用活血化瘀通络之丹参、桃仁、红花、鸡血藤。

三、刘健教授运用中医内外合治法治疗类风湿关节炎

【案1】　(孙艳秋 等,2018)

患者,女,41 岁。2016 年 3 月 20 日就诊。

主诉:双肩、双膝疼痛伴畏寒 3 年。

刻下症:双侧中指近端指间关节肿胀,间断服用塞来昔布胶囊,纳食减少,睡眠欠佳,大便干小便调,舌质暗红,苔白稍腻,脉细涩。RF 106 U/mL,抗角蛋白抗体(antikeratin antibody, AKA)阳性,ESR 16 mm/h, anti-CCP 896 U/mL。

中医诊断:尪痹(痰瘀痹阻证型);**西医诊断:**类风湿关节炎。

治法:益气健脾,活血通络。

处方:黄芪 15 g,当归 10 g,蒲公英 20 g,川桂枝 10 g,薏苡仁 20 g,陈皮 15 g,茯苓 15 g,怀山药 20 g,川厚朴 15 g,丹参 20 g,桃仁 15 g,红花 15 g,鸡血藤 20 g,威灵仙 20 g,海桐皮 15 g,杜仲 15 g,甘草 5 g。7 剂,水煎服,每日 1 剂,早、晚各 1 次,餐后半小时温服。芙蓉膏,每次 30 g,每日 1 次,外用。

2016 年 3 月 27 日二诊,患者诉用药后双肩、双膝关节疼痛稍减,仍伴有畏寒。前方加泽泻 15 g,14 剂,加外用双氯芬酸二乙胺乳膏,每日 3~4 次。

2016 年 4 月 3 日三诊,患者诉双肩、双膝关节疼痛改善明显,中指近端指间关节肿胀发作频次减少,守上方,海桐皮增至 20 g,继服。

经多次复诊,疼痛甚时川桂枝、海桐皮、威灵仙加量,双氯芬酸二乙胺乳膏与辣椒碱乳膏交替使用;关节肿胀热象明显时,加金银花、连翘,外用芙蓉膏消肿止痛;纳差时加炒谷芽、炒麦芽、建神曲。患者疼痛症状日渐改善,畏寒怕冷明显减轻,相关指标均明显改善。

2017 年 2 月 19 日十四诊,患者诉因临近过年,过度操劳后,出现右手掌指关节、右腕部、右肩疼痛伴有盗汗。处方:知母 15 g,黄柏 10 g,青蒿 15 g,地骨皮 15 g,法半夏 15 g,陈皮 15 g,猪苓 15 g,茯苓 15 g,泽泻 15 g,车前草 20 g,紫花地丁 20 g,丹参 20 g,桃仁 15 g,红花 15 g,鸡血藤 15 g,路路通 15 g,川厚朴 15 g,威灵仙 20 g,14 剂。辣椒碱乳膏外用,每日 3~4 次。骨通贴膏外用,贴于疼痛关节处,每晚使用。

在前方基础上加减 8 月余,乏力时加黄芪、当归;关节疼痛甚时加豨莶草、伸筋草,外用药交替使用,患者症状明显改善,疼痛大减,生活质量较初次就诊时明显改善。

2017 年 11 月 2 日二十一诊,患者诉无明显不适症状,刘健教授嘱其继续服药巩固治疗,注意休息、防寒保暖及合理锻炼。

按语:本案患者病程较长,就诊时辅助检查类风湿关节炎相关指标明显增高,结合既往病史、症状、体征可明确诊断为类风湿关节炎,且处于活动期,应积极治疗控制疾病发展。初诊时,疾病虚实夹杂,以痰瘀邪实为主,采用急则治其标的原则,治以活血化瘀、祛痰通络为主。丹参活血化瘀止痛,鸡血藤补血活血通络,桃仁、红花配伍增强活血化瘀功效,各药配伍共除脉络瘀阻之态。患者病程日久,且间断服用西药,损伤脾胃,久可损及肝肾。脾虚生湿,湿邪与瘀血常相互影响,"瘀血"既是致病因素又是病理产物,而脾虚又是血瘀证产生的重要因素,故补脾、健脾、实脾治正虚之本,以茯苓、怀山药、薏苡仁健脾、补脾、祛湿,配伍陈皮、法半夏理气祛痰;邪实阻滞脉络日久,结合患者畏寒怕冷症状,治疗需温通经络除阻滞之邪,以桂枝、威灵仙、海桐皮配伍祛风散寒通络;邪实日久可郁而化热,以蒲公英、薏苡仁清郁热;患者病程日久,正气不足,且方中大队祛邪药物,有伤正之弊,以黄芪、当归、杜仲益气扶正、滋补肝肾,最后配以甘草缓和各类药效。全方配伍得当,祛邪不伤正,活血不留瘀。配合外用药,起效迅速,且复查类风湿关节炎相关指标下降明显。后因调护不周,致病情有所反复,可见日常调护对类风湿关节炎患者病情影响甚大。刘健教授通过内外合治单元疗法治疗类风湿关节炎,起效迅速且效果显著。

四、刘健教授治疗不同证型类风湿关节炎

【案 1】 （张国磊 等,2019）

患者,男,43 岁。2016 年 1 月 25 日初诊。

主诉:反复四肢大小关节疼痛 10 余年,加重 1 月余。

刻下症:双手掌指关节疼痛肿胀,屈伸不利,僵硬变形,麻木不仁。症见盗汗燥热、面赤颧红、口咽干燥、心烦失眠、腹胀便溏、纳呆食少、关节肌肤紫暗、局部瘀斑等,舌红苔腻,脉数。查 ESR 34 mm/h、RF 118 U/mL、hs-CRP 11 mg/L、IgA 8.78 g/L、anti-CCP 965 U/mL。

中医诊断:尪痹(阴虚燥热证);**西医诊断**:类风湿关节炎。

治法:滋阴清热,健脾化湿,活血通络。

处方:黄柏 20 g,知母 20 g,青蒿 20 g,地骨皮 20 g,法半夏 15 g,陈皮 15 g,茯苓 20 g,山药 20 g,薏苡仁 15 g,泽泻 15 g,车前草 15 g,丹参 20 g,桃仁 15 g,红花 15 g,威灵仙 20 g,川厚朴 10 g,甘草 6 g,7 剂,水煎服,每日 1 剂,早晚分 2 次服用。

一诊服用上述药物 10 剂后,关节肿痛症状较前好转,仍有燥热,加黄芩 15 g,地骨皮增至 25 g 清虚热、燥湿。

二诊上方服用 4 剂后,燥热有所改善,夜间盗汗仍存在,将地骨皮增至 30 g 清热除蒸,薏苡仁增至 30 g 健脾化湿、清热除痹。

三诊上方服用 10 剂后,关节肿痛明显好转,燥热症状基本已除,去地骨皮,加路路通 15 g 祛风湿、通经络。患者在刘健教授门诊处治疗 1 年余,治疗期间,患者一直坚持口服、外用刘健教授的中药,症状有很大改善,其间因受天气变化、劳逸不当等因素影响,症状变化,即来复诊。患者经过刘健教授 1 年余的辨证治疗,关节疼痛得以缓解,关节肿胀程度减轻,活动逐渐恢复。2017 年 3 月 16 日复查,检查结果:ESR 14 mm/h、RF 15.5 U/mL、CRP 3.29 mg/L、IgA 2.95 g/L、anti-CCP 141 U/mL。各种检查指标回归正常,症状得到持续缓

解,诸症悉愈,随访至今无再复发情况出现。

按语: 本案患者以阴虚燥热的证候为主,兼有脾虚湿盛及瘀血痹阻的证候表现,故刘健教授以滋阴清热为治疗大法,并辅以健脾祛湿、化痰祛瘀通络之法。该患者先前过量久服激素,激素乃温燥之品,燥易伤阴,耗伤阴液,故患者初诊时,盗汗燥热、面赤颧红、口咽干燥、心烦失眠等阴虚燥热的症状显著,故用大队滋阴、清虚热药,如黄柏、知母、青蒿、地骨皮。现代药理学研究表明,知母中的木质素类成分能有效抑制炎症病变的发生、发展,具有良好的抗炎作用。青蒿中的成分青蒿素可以通过减少抗Ⅱ型胶原抗体反应,减少炎症细胞对大鼠关节的浸润,从而显著减轻大鼠足爪的肿胀。《本草新编》云:"欲退阴虚火动,骨蒸劳热之症,用补阴之药,加地骨皮或五钱或一两,始能凉骨中之髓,而去肾中之热也。"该患者患类风湿关节炎多年,脾胃本虚。脾虚生湿,湿聚为痰,故用法半夏、陈皮理气健脾、燥湿化痰,寓有"治痰先治气,气顺则痰消"之意;茯苓、山药健脾除湿,此所谓"土强可以胜湿,而气足自无顽麻也";薏苡仁、泽泻、车前草利水渗湿。上药健脾利水,以绝生痰之源。这都体现了刘健教授"从脾论治"的思想。现代研究显示,茯苓具有包括调节免疫、利尿、护肝抗炎等作用。痹证日久,气血运行不畅,瘀血闭阻经脉,致关节肿痛,僵硬变形,屈伸不利,故用丹参、桃仁、红花活血化瘀,通络止痛,此寓有"治风先治血,血行风自灭"之意。

【案 2】

韩某,女,79 岁。2019 年 3 月 24 日初诊。

主诉: 反复四肢大小关节肿痛 2 年余。

刻下症: 患者类风湿关节炎 2 年,手足关节畸形,双手、双肘关节疼痛,双膝疼痛肿胀,动则痛剧,腘窝囊肿,活动受限。辅助检查:RF 1 078 U/mL、ESR 100 mm/h、CRP 20 mg/L。双下肢动静脉血管超声示双下肢动脉硬化伴硬化斑块形成,可探及最大为 1.69 cm×0.28 cm 大小的数个强弱不均回声斑块。苔白腻,舌暗红,脉沉细。

中医诊断: 尪痹(痰瘀互结证);**西医诊断:** 类风湿关节炎(活动期)。

治法: 清热祛湿,健脾化痰,活血通络。

处方: 生大黄 10 g,生石膏 15 g,蒲公英 20 g,白花蛇舌草 20 g,法半夏 15 g,陈皮 15 g,茯苓 15 g,川厚朴 15 g,薏苡仁 20 g,怀山药 20 g,大腹皮 15 g,威灵仙 20 g,鸡血藤 20 g,桃仁 15 g,红花 15 g,甘草 5 g,14 剂,每日 1 剂,水煎煮 400 mL,分早晚 2 次餐后半小时温服。

2019 年 4 月 14 日二诊,药中病机,患者自述前症皆轻,天气变化时肿痛明显,实验室检查:RF 438 U/mL、ESR 66 mm/h、CRP 6.4 mg/L。原方加乌药 15 g,路路通 15 g,威灵仙加至 25 g,28 剂。

2019 年 5 月 26 日三诊,诸恙皆轻,实验室检查:RF 168.3 U/mL、ESR 34 mm/h、CRP 6.4 mg/L。拟二诊方加夏枯草 15 g,野菊花 10 g,28 剂。嘱患者注意饮食,多食蔬菜水果,保持精神愉快。

2020 年 5 月 3 日四诊,复查双下肢动静脉血管超声示未见斑块。实验室检查:RF 54.8 U/mL、ESR 24 mm/h,伴头痛,咽痛,胸闷。再拟三诊方加蝉蜕 12 g,重楼 10 g,14 剂,病瘥。

按语: 类风湿关节炎是一种以炎性滑膜炎为主的系统性疾病。类风湿关节炎若不经正规治疗,不仅可导致关节残毁畸形,功能丧失,还可累及多个系统、脏器,严重影响患者的生活质量。类风湿关节炎的主要病理表现为关节滑膜的慢性炎症、血管翳的形成。一些炎症因子如 TNF-α、IL-1、IL-6 等可由关节滑膜组织释放进入全身血液循环,这些炎症因子具有多效性,不但可调节机体免疫反应,而且能作用于外周组织如脂肪组织、骨骼肌、肝脏、血管内皮等,长期慢性炎症导致一系列致动脉粥样硬化的代谢功能改变,如脂代谢紊乱、胰岛素抵抗、氧化应激、高凝活性、内皮功能障碍等,这些代谢紊乱与功能障碍之间相互作用,最终促使类风湿关节炎患者动脉粥样硬化加速进展。类风湿关节炎的心血管病事件发生率为 3.43%,而普通人群仅为 0.59%。心血管病事件占类风湿关节炎死因的 42%,且发生较早,使类风湿关节炎患者生存期缩短 5~15 年。目前学界研究颇为重视类风湿关节炎患者的长期慢性全身性炎症反应导致动脉粥样硬化快速发展所致的心血管病变。

本案老年患者,病程已久,手足拘挛,皮下结节,苔白而腻,皆为痰湿壅盛之象,囊肿之一状,实为素体湿盛,痰浊之邪痹阻积聚而成。双手及双肘关节疼痛,舌质暗红,不通则痛,此为患病日久,发而为瘀,携痰浊之邪所致,阻滞经络血脉气机通行。故肢体关节疼痛,但痛有定处;关节肿胀,但肿势不甚;加之手足麻木,面色晦暗无光泽、疲乏嗜睡,系气机不畅,久滞于此,易郁而化热,后期可能会进一步加重病情,导致罹患部位红肿热甚,气滞血瘀,风痰阻滞,经脉闭阻,血虚肢体失于濡养。刘健教授认为脾主运化,水饮代谢与脾密切相关,患者痰湿壅盛皆因中州运化失司而起,痰湿、瘀血痹阻关节、经络贯穿于疾病的始末。故刘健教授主张宜直切病机,健脾益气,兼以化痰,复运脾气,脾气得运,则水饮代谢正常,痰浊之邪无发病之所,化痰之品荡涤浊邪,又预防达变,避免发病日久,病程迁延,致患病部位红肿热痛,刘健教授佐以清热解毒活血之品,以行瘀导滞。方中二陈汤合薏苡仁、川厚朴、怀山药、大腹皮健脾化湿,复运中州;威灵仙辛散善走,性温通利,具有很强的祛风除湿功效,既可祛在表之风,又可除在里之湿;鸡血藤、桃仁、红花直中经络痹阻血瘀之病机,以通经活络、活血化瘀;蒲公英、白花蛇舌草共奏清热解毒、散结化瘀之效。另外,刘健教授在诊疗过程中注重日常保健,预防调摄,嘱患者少食肥甘厚腻,多食蔬菜水果,保持精神愉快。患者经过中药治疗后,复查下肢动静脉血管超声,原有的下肢斑块消失,实验室各项检查指标都控制得很好,患者的生活质量得以很大提高。

刘健教授指出痰瘀既是类风湿关节炎的病理产物,又是关键的病理因素,还是重要的病理转归。系患病日久,气血循行不畅,血停为瘀,湿凝为痰。痰瘀互结,与外邪相合,闭阻经络,深入骨骱,则胶结则难愈。因此,类风湿关节炎痰瘀互结证总的呈现反复发作、缠绵难愈的临床特点。

【案3】 (董文哲 等,2017)

夏某,男,41 岁。2009 年 5 月就诊。

主诉:双手关节疼痛,肿胀,晨僵 4 月余。

刻下症:患者以双手关节疼痛,肿胀为主,纳可,二便正常,舌淡,苔黄腻,脉细。

中医诊断:痹证(湿热痹阻证);**西医诊断**:类风湿关节炎(活动期)。

治法:清热利湿,健脾通络。

处方:蒲公英 30 g,白花蛇舌草 20 g,黄芩 30 g,栀子 10 g,薏苡仁 20 g,怀山药 20 g,陈皮 15 g,猪苓 15 g,茯苓 15 g,泽泻 15 g,丹参 20 g,豨莶草 30 g,甘草 6 g。14 剂,水煎服,每日 1 剂,早晚分 2 次服用。

用药后关节疼痛较减,双手肿胀有所好转。随后根据其症状变化在原方上加减 1 年余,血瘀甚时,加桃仁、红花、丹参;肿胀疼痛甚时,加桂枝;阴虚燥热时,加地骨皮、首乌藤;

乏力甚时,加黄芪。治疗 1 年后,患者自觉症状得到明显改善,关节疼痛轻微,无其他不适之症,遂自行停药。2015 年 8 月上述症状再次发作,伴双肩、双膝疼痛,再次来安徽中医药大学第一附属医院就诊。拟初诊方加夏枯草 20 g,7 剂,水煎服,每日 1 剂,早晚分 2 次服用。随后半年内治疗 10 余次,均在前方基础上随症加减:关节不利时,加路路通、海桐皮;肢体麻木时,加鸡血藤;血瘀甚时,加桃仁、红花。治疗数月后,患者症状得到明显改善,关节肿痛、晨僵等症状减轻,患者生活质量明显提高。此后 1 年余,患者坚持在刘健教授门诊处口服中药,以健脾清热化湿法为基础加减药物。

按语:类风湿关节炎的发病中外因为标,内因为本,互相作用,故类风湿关节炎表现复杂多变。尤其在类风湿关节炎的活动期,健脾这一治疗原则往往被忽视。刘健教授根据类风湿关节炎的病因病机特点,重视辨证论治,擅长使用中药治疗类风湿关节炎,以健脾清热利湿法治疗湿热痹,以脾胃为本,贯穿始终。针对类风湿关节炎患者脾胃虚弱、气血亏虚的特点,治疗用药时顾护脾胃,常用黄芪、山药、薏苡仁、陈皮、白术、藿香、佩兰等。针对湿热采用清热利湿药物,常用蒲公英、知母、黄柏、茯苓、牡丹皮、泽泻、薏苡仁、地骨皮、青蒿、萹蓄、瞿麦、车前草等。在使用清热利湿药物的同时,佐以健脾理气、利湿化痰之品,常用法半夏、厚朴、苍术、陈皮、瓜蒌等。在疾病的缓解期,存在痰浊瘀血因素,关节疼痛、肿胀、僵硬、活动不利、瘀斑等均为瘀血痹阻经络的表现,治疗时常加丹参、桃仁、红花、桂枝、川芎、鸡血藤等药物活血化瘀、通络止痛。并嘱患者注意休息,少食肥甘厚味,多食瓜果蔬菜等清淡之品。此外,刘健教授还提倡内外治疗结合,除内服中药汤剂外,采用中药外敷,从局部改善关节血液循环。

五、刘健教授运用膏方治疗类风湿关节炎

【案】（郭锦晨 等,2016）

患者,女,72 岁。2015 年 12 月 26 日就诊。

主诉:反复全身大小关节疼痛 20 余年。

刻下症:患者自述确诊类风湿关节炎已 10 年,四肢关节疼痛肿胀,遇寒加重,得温痛减,冬季尤为严重,肢体常感困重,纳差,餐后时有腹胀,大便干,小便正常,无汗出,无恶心呕吐,舌暗苔白,脉沉细。

中医诊断:尫痹(风寒湿痹证);**西医诊断:**类风湿关节炎。

治法:健脾化湿除痹,温经化瘀通络。

处方:绵黄芪 300 g,全当归 200 g,潞党参 200 g,川桂枝 150 g,淫羊藿 150 g,薏苡仁 250 g,广陈皮 150 g,怀山药 300 g,云茯苓 200 g,厚朴 150 g,炒谷芽 150 g,炒麦芽 150 g,焦山楂 200 g,建神曲 150 g,白扁豆 200 g,紫丹参 200 g,桃仁 150 g,红花 150 g,鸡血藤 200 g,醋青皮 150 g,延胡索 150 g,威灵仙 200 g,杜仲 200 g,天麻 150 g,香附 150 g,太子参 200 g,甘草 50 g,阿胶 200 g,桂圆 100 g,西洋参 100 g,核桃仁 150 g,银耳 100 g,木糖醇 150 g,莲子 100 g,大枣 150 g。

患者大便干燥难解,佐以银耳富含胶质,滋阴润肺滑肠,核桃仁补肾润肠通便,辅料以蜂蜜收膏。患者自 2013 年起至今已服用膏方 3 次,现气色较佳,纳食可,二便调,肢体困重症状明显减轻,生活质量改善。

按语:膏方,又称"煎膏""膏滋",作为中医传统八大剂型(丸、散、膏、丹、酒、露、锭、

汤)之一,是以中医药理论为基础的传统剂型,由汤剂浓缩演变发展而来,功擅滋养、调补,在预防保健、疾病治疗、病后康复等方面发挥着重要作用。秦伯未云:"膏方非外单纯之补剂,乃包含救偏却病之义,故膏方之选药,须视各个之体质而施以平补、温补、清补、涩补,亦须视各个之病根而施以生津、益气、固津、养血。"刘健教授根据类风湿关节炎的病因病机特点,结合患者体质差异,攻补兼施,"形不足者,温之以气""精不足者,补之以味",针对湿热、寒湿、瘀血、痰饮等,适当加清热利湿、温经除湿、活血化瘀、健脾化湿之品,补中寓治,治中寓补,疏其气血,令其条达,"阴平阳秘,精神乃治",纠正患者阴阳之不平衡,减轻患者关节疼痛症状,提高生活质量。

刘健教授在临床实践诊疗过程中,依据风湿病基本病因病机,膏方药物常以滋补为主,配以活血化瘀、宣痹通络之品。遵循《黄帝内经》"虚者补之""劳者温之""损者益之"的原则,可分为补气血、补肝肾、补脾胃和攻补兼施四类。但用药要避免操之太急或补之太过,对于急性发作期的患者,不应急服膏方,通常建议服用短时间的汤剂,即"开路方",祛除病邪,待患者病情处于稳定,再着手膏方滋补,增强体质。以防"闭门留寇"或"助长邪气";时刻注意固护脾胃之气,过分滋填壅补会妨碍脾胃升降,可致中焦阻塞,故方中常配伍理气扶胃之品。

刘健教授在冬三月"生机潜伏,阳气内藏"的季节,顺时制宜,对类风湿关节炎患者辨证论治,针对脾胃虚弱、湿浊内生,气血不足、营卫失调,痰瘀互结、脉络阻滞等病机特点,施用膏方扶正补虚祛邪,取得了满意的效果。本案方中绵黄芪、全当归益气生血、升阳除痹,潞党参、怀山药、白扁豆、大枣、太子参补脾养胃、健运中气,此类药皆味甘,为脾胃所喜,甘药培中,可使气血生化有源,广陈皮、云茯苓、薏苡仁、醋青皮、厚朴益气健脾消痰,威灵仙、鸡血藤、紫丹参、桃仁、红花、延胡索、香附等活血化瘀、行气止痛、舒经通络,焦山楂、炒谷芽、炒麦芽、建神曲消食健胃、顾护中州,促进脾土运化之能。"精血竭而为患者,必借血肉之滋填",方用阿胶滋肾填精、润肺、养血。

参考文献

陈无择,2011.三因极一病证方论[M].侯如艳,校注.北京:中国医药科技出版社.
董文哲,刘健,文建婷,等,2017.刘健清热利湿法治疗活动期类风湿关节炎经验[J].江西中医药大学学报,29(3):29-30,33.
方妍妍,刘健,万磊,等,2017.刘健治疗类风湿关节炎临床经验[J].中医药临床杂志,29(4):477-480.
郭锦晨,刘健,汪元,等,2016.刘健教授运用冬令膏方调治类风湿关节炎的特色初探[J].风湿病与关节炎,5(7):34-36,39.
韩学杰,张印生,2015.孙一奎医学全书[M].2版.北京:中国中医药出版社.
李东垣,2007.脾胃论[M].张年顺,校注.北京:中国中医药出版社.
李中梓,1994.医宗必读[M].邹高祈,点校.北京:人民卫生出版社.
林珮琴,2008.类证治裁[M].孙玉信,朱平生,主校.上海:第二军医大学出版社.
刘健,2013.风湿病中医临床实践[M].合肥:安徽科学技术出版社.
刘健,2014.风湿病新安医学探源[M].合肥:安徽科学技术出版社.
刘健,郭雯,翟志敏,2006.新风胶囊对类风湿性关节炎补体调节蛋白红细胞CR1及CD59的影响[J].中国中西医结合急救杂志,13(4):240-243.
刘健,刘晓军,韩明向,2003.新风胶囊治疗活动期类风湿性关节炎20例[J].安徽中医学院学报(3):

12-16.

刘健,纵瑞凯,余学芳,等,2008. 新风胶囊对活动期类风湿关节炎患者的疗效及对血小板参数血小板 CD59的影响[J]. 中华中医药学刊,26(7):1368-1371.

孙艳秋,文建庭,董文哲,等,2018. 刘健教授运用中医药内外合治单元疗法治疗类风湿关节炎学术经验 [J]. 风湿病与关节炎,7(7):45-48.

孙一奎,2012. 孙文垣医案[M]. 北京:中国医药科技出版社.

王亚黎,刘健,方利,等,2014. 刘健治疗类风湿关节炎并发口腔溃疡的经验[J]. 中医药临床杂志,26(5):452-453.

文建庭,刘健,方妍妍,等,2017. 刘健运用健脾化湿、清热通络法治疗类风湿关节炎经验[J]. 中医药临床杂志,29(9):1409-1411.

吴瑭,2006. 温病条辨[M]. 李秀霞,校注. 北京:中国中医药出版社.

吴瑭,2012. 吴鞠通医案[M]. 鲍健欣,校注. 北京:中国医药科技出版社.

许霞,刘健,刘磊,等,2012. 新安医家治疗痹病用药特色分析[C]//中华中医药学会. 中华中医药学会第十六届全国风湿病学术大会论文集. 黄山:中华中医药学会第十六届全国风湿病学术大会:338-341.

叶桂,2008. 临证指南医案[M]. 苏礼,校注. 北京:中国中医药出版社.

叶文芳,刘健,曹云祥,等,2014. 刘健治疗类风湿性关节炎合并虹膜睫状体炎的经验[C]//中国中西医结合学会风湿病专业委员会. 全国第十二届中西医结合风湿病学术会议论文汇编. 天津:全国第十二届中西医结合风湿病学术会议.

喻昌,2006. 医门法律[M]. 史欣德,整理. 北京:人民卫生出版社.

张帆,刘健,2016. 刘健治疗类风湿关节炎合并腮腺炎经验撷菁[J]. 中国临床保健杂志,19(4):433-435.

张国磊,刘健,黄旦,等,2019. 刘健治疗类风湿关节炎阴虚燥热证的经验[J]. 中医药临床杂志,31(4):637-640.

张颖,刘健,2018. 刘健教授治疗类风湿关节炎临床经验[J]. 风湿病与关节,7(11):42-44.

张仲景,2012. 注解伤寒论[M]. 王叔和,撰次. 成无己,注. 汪济川,校. 北京:人民卫生出版社.

张子和,2005. 儒门事亲[M]. 邓铁涛,赖韬,整理. 北京:人民卫生出版社.

赵佶,2018. 圣济总录[M]. 王振国,杨金萍,主校. 北京:中国中医药出版社.

朱震亨,2005. 丹溪心法[M]. 王英,竹剑平,江凌圳,整理. 北京:人民卫生出版社.

第四章

类风湿关节炎从脾论治的临床疗效研究

　　类风湿关节炎患者应该早期用药、合理用药、联合用药,提高临床疗效。目前对于类风湿关节炎的研究尚无突破性进展,同时也无根治此类疾病的药物。西医治疗本病主要为非甾体抗炎药、免疫抑制剂、生物制剂及激素,其长期用药的副作用不容忽视,而中医药在类风湿关节炎的治疗上日益显示出其独特的优势,蕴藏着极大的潜力。

　　脾虚湿盛是类风湿关节炎发病的重要中医学病机,根据湿邪蕴久寒化、热化,分别形成类风湿关节炎寒湿证、湿热证两种临床常见证型。该团队创立了类风湿关节炎从脾论治的代表方药——新安健脾通痹方,应用于临床,疗效显著。

　　新安健脾通痹方包括:一是针对类风湿关节炎脾虚湿盛证研制出的具有健脾化湿、通络除痹功效的中药复方新风胶囊(Xinfeng Capsule, XFC,又称复方芪薏胶囊,专利号:ZL201310011369.8),全方由黄芪、薏苡仁、蜈蚣、雷公藤组成;二是针对类风湿关节炎寒湿痹阻证研制出的具有温阳通络、健脾利湿功效的五味温通除痹胶囊(Wuwei Wentong Capsule, WWT,专利号:ZL201110095704.8),全方由茯苓、桂枝、片姜黄、淫羊藿、黄芩组成;三是针对类风湿关节炎湿热痹阻证研制出的具有清热通络、健脾利湿功效的黄芩清热除痹胶囊(Huangqin Chubi Capsule, HQC,专利号:ZL201110095718.X),全方由黄芩、栀子、薏苡仁、桃仁、威灵仙组成。

　　本章重点阐述该团队进行的类风湿关节炎从脾论治的系统评价及 Meta 分析、类风湿关节炎从脾论治的随机对照研究、类风湿关节炎从脾论治的队列研究、类风湿关节炎从脾论治数据挖掘研究,这些成果为类风湿关节炎从脾论治的临床疗效提供了高级别的证据。

第一节　类风湿关节炎从脾论治的系统评价及 Meta 分析

　　系统评价/Meta 分析是循证医学领域评价医疗干预措施的金标准,能为临床研究提供 A 级证据(一级证据),对指导临床实践具有重要意义。设计合理,严密的 Meta 分析文章能对证据进行更客观的评价(与传统的描述性综述相比),对效应指标进行更准确、更客观的评估,并能解释不同研究结果之间的异质性,Meta 分析符合人们对客观规律的认识过程,是与循证医学的思想完全一致的,是一个巨大的进步。

　　因此,本节进行了类风湿关节炎从脾论治改善免疫炎症、骨破坏、肺功能、氧化应激、贫血和生活质量的 Meta 分析。

一、文献检索及筛选

1. 检索策略

文建庭等(2020)以"新风胶囊""复方芪薏胶囊""免疫炎症""贫血""氧化应激""心肺

功能""患者感受"等为中文检索词，检索中国知网、万方数据、维普网 3 个中文数据库；以"Xinfeng Capsule""Fufang Qiyi Capsule""Immune inflammation""anemia""oxidative stress""cardiopulmonary function""patient experience"等为英文检索词，检索 PubMed、Embase、Cochrane 3 个英文数据库，对检索的文献进行逐个筛选。检索时间为从建库至 2020 年 1 月 31 日。此外，追踪纳入文献的参考文献，以降低漏检率。

2. 文献纳入标准

①研究对象为临床类风湿关节炎患者，实验设计为随机对照实验；②干预组治疗措施为新风胶囊，对照组干预措施为来氟米特；③观察指标为关节症状及免疫炎症指标；④语种为中文或英文。

3. 文献排除标准

①临床个案报道或综述；②动物实验研究或其他体外细胞研究；③文中只有图而无具体数据且联系作者不能获得原始数据的研究；④会议论文；⑤数据不完整、无法提取数据进行分析的研究。

4. 文献资料提取

使用 Excel 建立信息提取表，由 2 名研究人员分别独立提取文献的第一作者、发表时间、标题、研究类型、发表单位、文献来源、是否盲法、研究例数、干预措施、治疗疗程、结局指标等，并进行交叉核对。

5. 文献偏倚评估

按照考克兰协作组织（Cochrane Collaboration，Cochrane）风险偏倚评估工具对每篇纳入文献进行质量评分，包括 7 种偏倚类型：①选择性偏倚（随机序列的产生）；②选择偏倚（分配隐藏）；③实施偏倚（对实施者和参与者的盲法）；④观察偏倚（结果评估中的盲法）；⑤失访偏倚（不完整数据报告）；⑥报告偏倚（选择性结果报告）；⑦其他偏倚。参考 Cochrane 干预措施系统评价手册中评价标准，评价每一篇纳入文献是"偏倚风险低""偏倚风险高"，还是"偏倚风险不确定"。由 2 位研究者（文建庭、张颖）分别独立阅读纳入文献，进行偏倚风险评分，并进行交叉验证；当情况不一致时，由两人经讨论统一意见后决定。

6. 统计学方法

采用 Cochrane 协作网推荐的 Review Manager 5.3 对所提取的数据进行 Meta 分析。评价指标均为连续变量，故采用标准化均数差（standardized mean difference，SMD）作为效应量指标；各效应量均以均数差及其 95% 可信区间（confidence interval，CI）表示。各纳入研究间的异质性较低（$P>0.1$，且 $I^2 \leq 0.5$）时，采用固定效应模型对结局指标进行 Meta 分析；异质性较高（$P \leq 0.1$ 或 $I^2 > 0.5$）时，采用随机效应模型对结局指标进行 Meta 分析，同时做敏感性分析。

二、类风湿关节炎从脾论治改善免疫炎症的 Meta 分析

目前用于评价类风湿关节炎主要指标包括关节症状，以及 ESR、CRP、RF、anti-CCP 等炎症指标。该研究（文建庭，2020）运用 Meta 分析法，以关节症状和 ESR、CRP、RF、anti-CCP 为评价指标，对国内外公开发表的新风胶囊治疗类风湿关节炎，且对照组为 LEF 的临床随机对照实验（randomized controlled trial，RCT）进行系统研究，以进一步明确新风胶囊治疗类风湿关节炎的临床有效性，为指导临床用药和基础研究提供参考。

1. 文献筛选结果

从 6 个数据库共检出 567 篇文献,排除重复文献 323 篇,经过阅读篇名、摘要和全文后排除不符合纳入标准的 234 篇文献,经过逐层筛选,最终纳入 RCT 文献 10 篇,其中英文文献 2 篇。

2. 纳入研究的基本特征

10 篇文献的对照组干预措施均为口服来氟米特。该研究共纳入患者 834 例,其中单篇文献最小样本量为 28 例,最大样本量为 282 例(表 4-1)。

表 4-1　纳入文献的基本信息

文献	样本量		干预措施		疗程(周)	随机方法	结局指标
	实验组	对照组	实验组	对照组			
刘健等(2019)	15	13	新风胶囊	来氟米特	12	随机	①②③④⑤⑥⑦
Sun 等(2018)	15	13	新风胶囊	来氟米特	12	随机	①②③④⑤⑥⑦
汪元等(2018)	30	30	新风胶囊	来氟米特	4	随机数字	④⑤⑥⑦
董文哲等(2018a)	-	-	新风胶囊	来氟米特	12	随机	④⑤⑥⑦
章平衡等(2016a)	-	-	新风胶囊	来氟米特	12	随机	①②③④⑤⑥⑦
章平衡等(2016b)	-	-	新风胶囊	来氟米特	12	随机	④⑤⑥⑦
孙玥等(2016)	50	50	新风胶囊	来氟米特	12	随机数字	④⑤
Liu 等(2015)	139	143	新风胶囊	来氟米特	12	随机	①②③④⑤⑥⑦
孙玥等(2015)	-	-	新风胶囊	来氟米特	12	随机	④⑤⑥
汪元等(2013)	30	30	新风胶囊	来氟米特	4	随机	①②③④⑤⑥

注:"-"表示论文中未注明;①代表关节疼痛;②代表关节肿胀;③代表关节晨僵时间;④代表 ESR;⑤代表 CRP;⑥代表 RF;⑦代表 anti-CCP。

3. 偏倚风险评估

所纳入的 10 篇文献中,所有文献均说明了随机序列的产生方法,评为低风险偏倚。1 篇文献对分配隐藏情况予以描述,评为低倚风险。有 1 篇研究说明了采用对实施者和参与者的盲法,评为低风险偏倚;有 1 篇文献采用了结局评估中的盲法,评为低风险偏倚,其余研究没有报道盲法,评为偏倚风险不详;有 1 篇研究报告了脱落病例及原因,评为高风险偏倚。10 项研究均报道了方案中预告指定的结果指标,但未详细描述其他偏倚。

4. Meta 分析结果

(1)新风胶囊对类风湿关节炎患者关节疼痛的影响:共有 5 篇文献报道了新风胶囊对类风湿关节炎患者关节疼痛数的影响,对这 5 篇文献研究结果进行了 Meta 分析。因异质性无统计学意义($P = 0.45$,$I^2 = 0\%$),故采用固定效应模型。与来氟米特组相比,新风胶囊组能显著降低关节疼痛数,差异有统计学意义($SMD = -1.50$,$95\%CI$ 为 $-1.69 \sim -1.30$,$P < 0.00001$)。

(2)新风胶囊对类风湿关节炎患者关节肿胀的影响:共纳入 5 篇文献,其中 3 篇文献的样本量≤60,2 篇文献的样本量>60,按样本量是否≤60 分成 2 个亚组进行分析。合并样本后异质性有统计学意义($I^2 = 80\%$,$P = 0.0005$),故使用随机效应模型。第 1 亚组(样本量≤60)和第2亚组(样本量>60)分析结果均显示新风胶囊降低类风湿关节炎患者关节肿胀数的作用优于来氟米特(第1亚组:SMD=-1.12,95%CI为-2.18~-0.06,P=0.04;第2亚组:SMD=-0.91,95%CI为-1.35~-0.47,P<0.000 1),合并后结果显示新风胶囊减少类风湿关节炎患者关节肿胀数的作用优于来氟米特(SMD=-1.03,95%CI为-1.52~-0.54,P<0.000 1)。

(3)新风胶囊对类风湿关节炎患者关节晨僵时间的影响:共有5篇文献报道了对新风胶囊对关节晨僵时间的影响,对这5篇文献研究结果进行了Meta分析。因异质性无统计学意义(I^2=43%,P=0.14),故采用固定效应模型。与来氟米特组相比,新风胶囊组能显著缩短关节晨僵时间,差异有统计学意义(MD=-3.32,95%CI为-3.85~-2.80,P<0.000 01)。

(4)新风胶囊对类风湿关节炎患者ESR的影响:共纳入10篇文献,按样本量是否≤60进行亚组分析。合并样本后异质性有统计学意义(I^2=97%,P<0.000 01),故使用随机效应模型。仅第2亚组(样本量>60)分析结果显示新风胶囊降低类风湿关节炎患者ESR的作用优于来氟米特(SMD=-2.09,95%CI为-4.19~0.00,P=0.049),合并后结果显示新风胶囊降低类风湿关节炎患者ESR的作用优于来氟米特(SMD=-1.19,95%CI为-2.19~-0.19,P<0.000 01)。

(5)新风胶囊对类风湿关节炎患者anti-CRP的影响:共纳入10篇文献,按样本量是否≤60进行亚组分析。因合并后异质性有统计学意义(P<0.000 01,I^2=96%),故使用随机效应模型。仅第2亚组(样本量>60)分析结果显示新风胶囊降低CRP的作用优于来氟米特(SMD=-1.96,95%CI为-3.63~-0.28,P=0.02),合并后结果显示新风胶囊降低CRP的作用优于来氟米特(SMD=-1.21,95%CI为-2.02~-0.41,P=0.003)。

(6)新风胶囊对类风湿关节炎患者RF的影响:共纳入9篇文献,按样本量是否≤60进行亚组分析。因合并后异质性有统计学意义(P<0.000 01,I^2=94%),故使用随机效应模型。亚组分析结果和合并后分析结果均显示,新风胶囊与来氟米特在降低RF方面差异无统计学意义(第1亚组:SMD=0.64,95%CI为-0.41~1.70,P=0.23;第2亚组:SMD=0.37,95%CI为-0.66~1.40,P=0.48;合并样本:SMD=0.49,95%CI为-0.22~1.21,P=0.18)。

(7)新风胶囊对类风湿关节炎患者anti-CCP的影响:共纳入7篇文献,按照样本量是否≤60进行亚组分析。因异质性有统计学意义(P<0.000 01,I^2=88%),故使用随机效应模型进行Meta分析。第一亚组(样本量≤60)分析结果和合并后分析结果均显示新风胶囊降低anti-CCP的作用优于来氟米特(第1亚组:SMD=-1.08,95%CI为-1.95~-0.21,P=0.01;合并样本:SMD=-0.79,95%CI为-1.36~-0.23,P=0.006)。

三、类风湿关节炎从脾论治改善骨破坏的 Meta 分析

1. 文献筛选结果

王杰等(2020)根据检索策略,初步检索初检共获得相关文献628篇,经逐层筛选,最终纳入14个RTC,包括1 291例患者。通过剔除重复文献,阅读文题、摘要和全文,对照纳入和排除标准后,剔除与该研究不符的文献,并通过追查参考文献,最终筛选纳入了8篇文献进行Meta分析。

2. 纳入文献的基本特质

纳入文献的基本特征见表4-2。

表 4-2 纳入文献的基本特征

文献	例数(T/C)	性别(男/女) T	C	干预措施 T	C	疗程	随机方法	结局指标
朴雪梅等 (2017)	28/28	22/6	22/6	益气清络方+泼尼松+甲氨蝶呤	泼尼松+甲氨蝶呤	12周	随机(随机数字表法)	②⑦
游碧蓉等 (2016)	43/43	11/32	12/31	六味地黄合四物汤+甲氨蝶呤	甲氨蝶呤	24周	随机(随机数字表法)	①④⑦⑨
陈平等 (2016)	20/20	–	–	补益肝肾防定方+钙尔奇D片	钙尔奇D片	8周	初次就诊顺序随机	⑦⑧⑨
庞爱梅等 (2017)	39/39	5/34	4/35	和痹方+甲氨蝶呤+叶酸	甲氨蝶呤+叶酸	12周	随机	⑤⑥
姜玉宝等 (2018)	39/38	8/31	5/33	断藤益母汤	甲氨蝶呤	12周	随机	①②③④
燕妮等 (2018)	39/39	14/25	15/24	自拟中药方+来氟米特胶囊+尼美舒利分散片	来氟米特胶囊+尼美舒利分散片	12周	随机	①③⑦⑨
朱俊等 (2018)	25/25	6/19	8/17	护骨胶囊+甲氨蝶呤	甲氨蝶呤	12周	随机(信封法)	③⑤⑦⑧
黄颖等 (2018)	30/30	9/21	8/22	金乌健骨汤+甲氨蝶呤+硫酸羟氯喹片	甲氨蝶呤+硫酸羟氯喹片	12周	随机	①③④⑦
徐慧敏等 (2018)	30/30	–	–	新风胶囊	来氟米特	12周	随机	①③④⑤⑦⑧
傅艳芬等 (2019)	130/130	61/69	66/64	尪痹胶囊+甲氨蝶呤	甲氨蝶呤	12周	随机(随机数字表法)	①②④
林静等 (2019)	64/64	32/32	31/33	姜黄素胶囊+甲氨蝶呤	甲氨蝶呤	12周	随机(随机数字表法)	⑤⑥
马秀琴等 (2019)	80/80	33/47	35/45	蠲痹汤+甲氨蝶呤	甲氨蝶呤	12周	随机(随机数字表法)	①②⑨
蔡强等 (2019)	30/29	7/23	7/22	青藤碱+甲氨蝶呤	甲氨蝶呤	12周	随机(随机数字表法)	①⑤
杨庆万等 (2020)	50/49	–	–	引火汤+甲氨蝶呤+叶酸+碳酸钙D$_3$	甲氨蝶呤+叶酸+碳酸钙D$_3$	24周	随机	⑧

注：T代表实验组；C代表对照组；-代表文章未交代；①代表ESR, CRP；②代表CTX；③代表PINP；④代表25-羟基维生素D；⑤代表RANKL, OPG；⑥代表RANKL/OPG；⑦代表骨密度；⑧代表骨钙素(bone-γ-carboxyglutamic acid-containing protein, BGP)；⑨代表骨碱性磷酸酶(bone alkaline phosphatase, BALP)。

3. 纳入文献质量评价

由 2 位研究者独立评价纳入研究的偏倚风险,并交叉核对结果。偏倚风险评价采用 Cochrane 手册 5.1.0 推荐的 RCT 偏倚风险评估工具。14 个研究均为 RCT 研究,其中 13 个研究在序列产生过程中提及使用随机法;所有研究未说明盲法;没有研究对结局评价是否实施了盲法未交代;14 个研究明确对结局数据被恰当地处理;没有选择性结局报告;14 个研究均没有其他偏倚。

4. Meta 分析结果

(1) 两组患者 ESR、CRP 评价:9 篇文献报道了 ESR 结果,共 939 例患者,治疗组 471 例,对照组 468 例。异质性检验分析($P<0.00001$, $I^2=83\%$)提示有明显异质性,故采用随机效应模型分析,结果显示,差异有统计学意义(SMD = -8.86, 95%CI = $-10.53 \sim -7.20$, $P<0.00001$),说明中医药在改善类风湿关节炎骨破坏 ESR 上优于西药干预。

9 篇文献报道了 CRP 结果,共 939 例患者,治疗组 471 例,对照组 468 例。异质性检验分析($P<0.00001$, $I^2=98\%$)提示有明显异质性,故采用随机效应模型分析。结果显示,差异有统计学意义(SMD = -1.78, 95%CI = $-2.83 \sim -0.72$, $P<0.01$),说明中医药在改善类风湿关节炎骨破坏 CRP 上优于西药干预。

(2) 两组患者 25-羟基维生素 D 评价:5 篇文献报道了 25-羟基维生素 D 结果,共 652 例患者,治疗组 327 例,对照组 325 例。异质性检验分析($P<0.00001$, $I^2=95\%$)提示有明显异质性,故采用随机效应模型分析。结果显示,差异有统计学意义(SMD = 1.53, 95%CI = $0.66 \sim 2.40$, $P<0.01$),说明中医药在改善类风湿关节炎骨破坏 25-羟基维生素 D 上优于西药干预。

(3) 两组患者骨代谢标志物评价:5 篇文献报道了血清骨钙素(bone gamma-carboxyglutamic-acid-containing protein, BGP)结果,共 290 例患者,治疗组 195 例,对照组 195 例。异质性检验分析($P<0.00001$, $I^2=99\%$)提示有明显异质性,故采用随机效应模型分析。结果显示,差异有统计学意义(SMD = 13.46, 95%CI = $9.49 \sim 17.43$, $P<0.00001$),说明中医药在改善类风湿关节炎骨破坏 BGP 上优于西药干预。

5 篇文献报道了 PINP 结果,共 325 例患者,治疗组 163 例,对照组 162 例。异质性检验分析($P<0.00001$, $I^2=99\%$)提示有明显异质性,故采用随机效应模型分析。结果显示,差异无统计学意义(SMD = -1.83, 95%CI = $-5.89 \sim 2.23$, $P>0.05$),说明中医药在改善类风湿关节炎骨破坏 Ⅰ 型前胶原氨基端前肽(Type Ⅰ procollagen N-terminal propeptide, PINP)上与西药干预无差异。

4 篇文献报道了骨碱性磷酸酶活力(bone alkaline phosphatase, BALP)结果,共 364 例患者,治疗组 182 例,对照组 182 例。异质性检验分析($P<0.00001$, $I^2=98\%$)提示有明显异质性,故采用随机效应模型分析。结果显示,差异有统计学意义(SMD = -7.02, 95%CI = $-10.70 \sim -3.34$, $P<0.01$),说明中医药在改善类风湿关节炎骨破坏 BAP 上优于西药干预。

5 篇文献报道了 CTx 结果,共 543 例患者,治疗组 272 例,对照组 271 例。异质性检验分析($P<0.00001$, $I^2=99\%$)提示有明显异质性,故采用随机效应模型分析。结果显示,差异无统计学意义(SMD = -0.99, 95%CI = $-3.77 \sim 1.80$, $P>0.05$),说明中医药在改善类风湿关节炎骨破坏 CTx 上与西药干预无差异。

5 篇文献报道了人核因子活化因子受体配体(human nuclear factor κB receptor activator

ligand, RANKL)结果,共 375 例患者,治疗组 188 例,对照组 187 例。异质性检验分析($P<0.000\,01$, $I^2=96\%$)提示有明显异质性,故采用随机效应模型分析。结果显示,差异有统计学意义($SMD=-1.30$, $95\%CI=-2.57\sim-0.04$, $P<0.05$),说明中医药在改善类风湿关节炎骨破坏类风湿关节炎 NKL 上优于西药干预。

5 篇文献报道了成骨生长肽(osteogenic groth peptide, OGP)结果,共 375 例患者,治疗组 188 例,对照组 187 例。异质性检验分析($P<0.01$, $I^2=83\%$)提示有明显异质性,故采用随机效应模型分析。结果显示,差异有统计学意义($SMD=1.04$, $95\%CI=0.50\sim1.59$, $P<0.01$),说明中医药在改善类风湿关节炎骨破坏 OPG 上优于西药干预。

2 篇文献报道了类风湿关节炎 NKL/OPG 结果,共 206 例患者,治疗组 103 例,对照组 103 例。异质性检验分析($P>0.1$, $I^2=0\%$)提示无异质性,故采用固定效应模型分析。结果显示,差异无统计学意义($MD=-0.15$, $95\%CI=-0.35\sim-0.05$, $P>0.05$),说明中医药在改善类风湿关节炎骨破坏类风湿关节炎 NKL/OPG 上与西药干预无差异。

4 篇文献报道了骨密度结果,共 249 例患者,治疗组 125 例,对照组 124 例。异质性检验分析($P<0.000\,01$, $I^2=98\%$)提示有明显异质性,故采用随机效应模型分析。结果显示,差异有统计学意义($SMD=4.72$, $95\%CI=1.59\sim7.85$, $P<0.05$),说明中医药在改善类风湿关节炎骨破坏骨密度上优于西药干预。

四、类风湿关节炎从脾论治改善肺功能的 Meta 分析

1. 文献筛选结果

从 6 个数据库共检出 437 篇文献,排除重复文献 209 篇,经过阅读篇名、摘要和全文后排除不符合纳入标准的 219 篇文献,经过逐层筛选,最终纳入 RCT 文献 9 篇,其中英文文献 2 篇。

2. 纳入研究的基本特征

9 篇文献的对照组干预措施有西药、中成药。该研究共纳入患者 772 例,其中单篇文献最小样本量为 40 例,最大样本量为 300 例(表 4-3)。

表 4-3　纳入文献的基本特征

文献	例数(T/C)	性别(男/女)		干预措施		疗程	随机方法	结局指标
		T	C	T	C			
Liu 等(2014)	150/150	–	–	新风胶囊	甲氨蝶呤	12 周	随机数字表法	①③④⑤
Wan 等(2016)	40/40	–	–	新风胶囊	雷公藤多苷	8 周	随机数字表法	①②③④⑤
万磊等(2010)	33/33	–	–	新风胶囊	风湿骨痛胶囊	–	随机数字表法	①②③④⑤
刘健等(2007a)	20/20	18/2	17/3	新风胶囊	正清风痛宁片	12 周	随机数字表法	①②③④⑤
刘健等(2007b)	20/20	18/2	17/3	新风胶囊	正清风痛宁片	12 周	随机数字表法	①②③④⑤
刘健等(2007c)	20/20	18/2	17/3	新风胶囊	正清风痛宁片	12 周	随机数字表法	①②③④⑤
刘健等(2007d)	20/20	18/2	17/3	新风胶囊	正清风痛宁片	12 周	随机数字表法	①②③④⑤
刘健等(2011a)	36/30	–	–	新风胶囊	风湿骨痛胶囊	–	随机数字表法	①②③④⑤
孙玥等(2016)	50/50	1/49	5/45	新风胶囊	来氟米特	12 周	随机数字表法	①③④⑤

注:T 代表实验组;C 代表对照组;-代表文章未交代;①代表 FVC;②代表 FEV_1;③代表 FEF_{25};④代表 FEF_{50};⑤代表 FEF_{75}。

3. 偏倚风险评估

所纳入的9篇文献中,所有文献均说明了随机序列的产生方法,评为低风险偏倚。1篇文献对分配隐藏情况予以描述,评为低倚风险。有1篇文献说明了采用对实施者和参与者的盲法,评为低风险偏倚;有1篇文献采用了结局评估中的盲法,评为低风险偏倚,其余文献没有报道盲法,评为偏倚风险不详。1篇文献报告了脱落病例及原因,评为高风险偏倚。9篇文献均报道了方案中预告指定的结果指标,但未详细描述其他偏倚。

4. Meta 分析结果

(1) 新风胶囊对类风湿关节炎患者 FVC 的影响:共有9篇文献报道了对新风胶囊对 FVC 的影响,对这9篇文献研究结果进行了 Meta 分析。因异质性有统计学意义(I^2 = 100%, $P<0.000\,01$),故采用随机效应效应模型。与对照组相比,新风胶囊组能显著改善 FVC,差异有统计学意义($SMD = -0.16$, 95%CI 为 $-0.28 \sim -0.04$, $P = 0.007$)。

(2) 新风胶囊对类风湿关节炎患者 FEV_1 的影响:共有7篇文献报道了对新风胶囊对 FEV_1 的影响,对这8篇文献研究结果进行了 Meta 分析。因异质性有统计学意义(I^2 = 95%, $P<0.000\,01$),故采用随机效应效应模型。与对照组相比,新风胶囊组能显著改善 FEV_1,差异有统计学意义($SMD = 7.42$, 95%CI 为 $6.95 \sim 7.90$, $P<0.000\,01$)。

(3) 新风胶囊对类风湿关节炎患者 FEF_{25} 的影响:共有9篇文献报道了对新风胶囊对 FEF_{25} 的影响,对这9篇文献研究结果进行了 Meta 分析。因异质性有统计学意义(I^2 = 100%, $P<0.000\,01$),故采用随机效应效应模型。与对照组相比,新风胶囊组能显著改善 FEF_{25},差异有统计学意义($SMD = 1.86$, 95%CI 为 $1.76 \sim 1.95$, $P<0.000\,01$)。

(4) 新风胶囊对类风湿关节炎患者 FEF_{50} 的影响:共有9篇文献报道了对新风胶囊对 FEF_{50} 的影响,对这9篇文献研究结果进行了 Meta 分析。因异质性有统计学意义(I^2 = 100%, $P<0.000\,01$),故采用随机效应效应模型。与对照组相比,新风胶囊组能显著改善 FEF_{50},差异有统计学意义($SMD = 2.54$, 95%CI 为 $2.38 \sim 2.69$, $P<0.000\,01$)。

(5) 新风胶囊对类风湿关节炎患者 FEF_{75} 的影响:共有8篇文献报道了对新风胶囊对 FEF_{75} 的影响,对这8篇文献研究结果进行了 Meta 分析。因异质性有统计学意义(I^2 = 99%, $P<0.000\,01$),故采用随机效应效应模型。与对照组相比,新风胶囊组能显著改善 FEF_{75},差异有统计学意义($SMD = -0.26$, 95%CI 为 $-0.40 \sim -0.13$, $P = 0.000\,2$)。

五、类风湿关节炎从脾论治改善氧化应激的 Meta 分析

1. 文献筛选结果

通过中文和英文数据库共检索到中文文献417篇,英文6篇,排除重复文献228篇,经过阅读篇名、摘要和全文后排除不符合标准181篇,最终纳入8篇中文文献。

2. 纳入文献的基本特征及质量评价

纳入的8篇文献均为临床随机对照研究,共有样本722例,其中治疗组362例,对照组360例。质量评价显示,8篇文献均为 B 级(表4-4)。

3. Meta 分析结果

(1) SOD:8篇文献共纳入样本722例,治疗组362例,对照组360例。异质性检验说明各样本间不具有同质性(I^2 = 98%, $P<0.000\,01$),故采用随机效应模型。结果显示,SMD 为 3.03,95%CI 为 $1.45 \sim 4.62$,显著性检验 $Z = 3.75$, $P = 0.000\,2$,差异具有统计学意义,说明中医药改善 SOD 的疗效比西药明显。

表 4-4　纳入文献的基本特征

文献	例数(T/C)	性别(男/女)		平均年龄(岁)		干预措施		疗程	结局指标
		T	C	T	C	T	C		
沈玉杰等(2002)	53/53	11/42	15/38	46.7±6.2	45.2±6.8	风湿仙丹	消炎痛片	6个月	①④⑤⑥⑦
孙玥等(2015)	50/50	-	-	-	-	新风胶囊	米氟米特	3个月	①②⑤⑥⑦⑧
孙玥等(2016)	50/50	1/49	5/45	40.32±9.35	38.26±11.24	新风胶囊	米氟米特	3个月	②⑥⑦⑧
谷慧敏等(2017)	57/57	21/36	18/39	46.3±11.2	47.2±10.6	萆薢汤	白芍总苷	3个月	①②③④⑥⑦
邓寿华等(2017)	37/37	20/17	21/16	50.14±8.07	49.67±7.95	阳和汤加减+甲氨蝶呤、双氯二乙胺芬酸二乙胺乳膏剂	甲氨蝶呤+双氯二乙胺芬酸二乙胺乳膏剂	4周	①⑤⑥⑦⑧
苗喜云等(2019)	59/57	13/46	12/45	44.6±6.8	45.6±7.2	补肾活血汤合肾痹汤+甲氨蝶呤	甲氨蝶呤	2个月	①②⑥⑦⑧
郭锦晨等(2019a)	25/25	5/20	7/18	52.21±13.77	54.76±12.87	黄芩清热除痹胶囊	米氟米特	3个月	①③⑤⑥⑦⑧
朴雪梅等(2019)	31/31	5/26	7/24	53±9	52±9	益气清络方+甲氨蝶呤	甲氨蝶呤	12周	⑦⑧

注:T代表实验组;C代表对照组;-代表文章未说明;①代表临床总有效率;②代表DAS28评分;③代表中医证候积分;④代表不良反应率;⑤代表RF;⑥代表ESR;⑦代表SOD;⑧代表MDA。

（2）MDA:6 篇文献共纳入样本 386 例,治疗组 192 例,对照组 192 例。异质性检验说明各样本间不具有同质性($I^2 = 99\%$, $P<0.000\ 01$),故采用随机效应模型。结果显示,SMD 为-2.61,95%CI 为$-4.18 \sim -0.42$,显著性检验 $Z = 2.33$, $P = 0.02$,差异具有统计学意义,说明中医药对 MDA 的疗效比西药明显。

（3）RF:4 篇文献共纳入样本 330 例,治疗组 165 例,对照组 165 例。异质性检验说明各样本间不具有同质性($I^2 = 98\%$, $P<0.000\ 01$),故采用随机效应模型。结果显示,SMD 为-4.61,95%CI 为$-6.99 \sim -2.22$,显著性检验 $Z = 3.78$, $P = 0.000\ 2$,差异具有统计学意义,说明中医药对 RF 的疗效比西药明显。

（4）ESR:7 篇文献共纳入样本 660 例,治疗组 331 例,对照组 329 例。异质性检验说明各样本间不具有同质性($I^2 = 98\%$, $P<0.000\ 01$),故采用随机效应模型。结果显示,SMD 为-1.23,95%CI 为$-1.43 \sim -21.04$,显著性检验 $Z = 12.57$, $P<0.000\ 01$,差异具有统计学意义,说明中医药对 ESR 的疗效比西药明显。

（5）DAS28:4 篇文献共纳入样本 413 例,治疗组 216 例,对照组 214 例。异质性检验说明各样本间不具有同质性($I^2 = 99\%$, $P<0.000\ 01$),故采用随机效应模型。结果显示,SMD 为-4.69,95%CI 为$-8.7 \sim -0.68$,显著性检验 $Z = 2.29$, $P = 0.02$,差异具有统计学意义,说明中医药对类风湿关节炎患者 DAS28 的改善比西药明显。

（6）临床总有效率:6 篇文献共纳入样本 451 例,治疗组 225 例,对照组 226 例。异质性检验说明各样本间不具有同质性($I^2 = 61\%$, $P = 0.03$),故采用随机效应模型。结果显示,RR 为 1.13,95%CI 为 1.05 $\sim$ 1.21,显著性检验 $Z = 3.45$, $P = 0.000\ 6$,差异具有统计学意义,说明中医药治疗类风湿关节炎的临床疗效优于西药治疗。

（7）不良反应率:2 篇文献共纳入样本 327 例,治疗组 163 例,对照组 164 例。异质性检验说明各样本间不具有同质性($I^2 = 38\%$, $P = 0.20$),故采用固定效应模型。结果显示,MD 为 0.26,95%CI 为 0.16 $\sim$ 0.44,显著性检验 $Z = 5.11$, $P<0.000\ 01$,差异具有统计学意义,说明中医药治疗类风湿关节炎的不良反应率较西药治疗小,安全性高。

六、类风湿关节炎从脾论治改善贫血的 Meta 分析

1. 文献筛选结果

初检中英文文献共获得 164 篇,经两人(孙艳秋、周琴)审查,最终纳入 14 个 RTC,包括 953 例患者。

2. 纳入文献的基本特征

纳入文献的基本特征见表 4-5。

3. 纳入文献质量评价

纳入的 14 个实验研究均为 RCT 研究,14 个实验在序列产生过程中提及使用随机法;8 个分配隐藏为低风险偏倚,随访偏倚存在 1 例高风险偏倚,无选择性结局报告,14 个均无其他偏倚。

4. Meta 分析结果

（1）两组患者 Hb 评价:14 篇文献报道了 Hb 结果,研究组 494 例,对照组 459 例,共 953 例患者。有明显异质性($I^2 = 100\%$, $P<0.000\ 01$),故采用随机效应模型分析。结果显示,中医药在改善类风湿关节炎贫血患者 Hb 上优于对照组,差异有统计学意义(SMD = 16.77, 95%CI 为 13.36 $\sim$ 20.18, $P<0.001$)。14 篇文献均研究了 Hb,故对其进行漏斗图

表4-5 研究纳入文献的基本特征

文献	样本量(T/C)	性别(男/女) T	性别(男/女) C	平均年龄 T	平均年龄 C	干预措施 T	干预措施 C	疗程	随机	随机疗法	结局指标
沈玉杰等(2001)	38/30	14/24	8/22	50.7±17.3	51.3±14.6	风湿仙丹	当归养血膏	6个月	随机	随机疗法	①②③④⑤⑥⑦
刘健等(2006a)	20/10	4/16	3/17	44.50±16.52	54.56±12.68	新风胶囊	甲氨蝶呤	3个月	随机	随机疗法	①②⑦
谌曦等(2006)	30/30	5/25	4/26	44.3±15.5	47.1±13.9	新风胶囊+甲氨蝶呤+叶酸+非甾类抗炎药	甲氨蝶呤+叶酸+非甾类抗炎药	3个月	随机	随机疗法	①②
刘健等(2009a)	20/20	6/14	8/12	40.35±13.24	43.10±11.92	新风胶囊	正清风痛宁胶囊	1个月		随机数字表法	①
刘健等(2010)	20/10	–	–	–	–	新风胶囊	雷公藤多苷片	1个月	随机	随机数字表法	①②④⑦⑧
温伟强等(2012a)	30/30	6/24	4/26	38.02±8.42	37.06±7.81	独活寄生汤+甲氨蝶呤+来氟米特	归脾汤+甲氨蝶呤+来氟米特	12周		随机数字表法	①
温伟强等(2012b)	30/30	5/25	4/26	37.04±7.51	38.01±7.32	益气养血通络方+甲氨蝶呤+来氟米特	琥珀酸亚铁片+甲氨蝶呤+来氟米特	12周		随机数字表法	①
余学芳等(2013)	60/60	6/54	6/54	–	–	益气养血口服液+来氟米特+甲氨蝶呤	来氟米特+甲氨蝶呤	1个月		随机数字表法	①⑦
唐宇等(2015)	60/60	12/48	8/52	39.45±6.27	40.05±5.88	独活寄生汤+甲氨蝶呤+来氟米特	归脾汤+甲氨蝶呤+来氟米特	12周		随机数字表法	①②
姜玉宝等(2017)	54/54	9/45	13/41	46.37±13.58	45.51±11.47	断藤益母汤	甲氨蝶呤片	12周		随机数字表法	①②③④⑦⑧⑨
郑蕾等(2018)	30/30	5,25	4,26	39.6±7.40	39.07±6.67	独活寄生汤+甲氨蝶呤+来氟米特	八珍汤+甲氨蝶呤+来氟米特	8周	随机		①
余跃(2020)	30/30	13/17	12/18	47.91±8.30	48.23±7.41	自拟补肝益肾活血汤+甲氨蝶呤片+来氟米特	甲氨蝶呤片+来氟米特	4个月		随机数字表法	①
孙艳秋等(2020)	25/25	–	–	–	–	新风胶囊	雷公藤多苷片	1个月		随机数字表法	①②⑦⑨
梅珍珍等(2020)	47/40	7/40	5/35	38.46±6.31	39.14±5.96	健脾生血颗粒+甲氨蝶呤片+来氟米特	维铁缓释片+甲氨蝶呤片+来氟米特	8周	随机		①④⑤⑥⑦

注：T代表实验组；C代表对照组；—代表文章未说明；①代表Hb；②代表RBC；③代表HCT；④代表MCV；⑤代表MCH；⑥代表MCHC；⑦代表清铁(serum iron, SI)；⑧代表血清铁蛋白(serum ferritin, SF)；⑨代表转铁蛋白(transferrin, TF)。

分析,结果显示漏斗图不对称,提示可能存在发表偏倚。

(2) 两组患者 RBC 评价:7 篇文献报道了 RBC 结果,治疗组 294 例,对照组 259 例,共 553 例患者。结果有明显异质性($I^2=98\%$, $P<0.00001$),故采用随机效应模型分析。中医药在改善类风湿关节炎贫血患者 RBC 上优于对照组,差异有统计学意义(SMD $=7.49$, 95%CI 为 $5.01\sim9.91$, $P<0.001$)。

(3) 两组患者 HCT 评价:2 篇文献报道了 HCT 结果,治疗组 92 例,对照组 84 例,共 176 例患者。结果有明显异质性($I^2=90\%$, $P=0.0002$),故采用随机效应模型分析。中医药在改善类风湿关节炎贫血患者 HCT 方面,差异无统计学意义($P=0.24$)。

(4) 两组患者 MCV 评价:4 篇文献报道了 MCV 结果,治疗组 159 例,对照组 134 例,共 293 例患者。结果有明显异质性($I^2=99\%$, $P<0.00001$),故采用随机效应模型分析。中医药在改善类风湿关节炎贫血患者 MCV 上优于对照组,差异有统计学意义(SMD $=5.42$, 95%CI 为 $0.59\sim10.24$, $P<0.05$)。

(5) 两组患者 MCH 评价:2 篇文献报道了 MCH 结果,治疗组 85 例,对照组 70 例,共 155 例患者。结果有明显异质性($I^2=98\%$, $P<0.00001$),故采用随机效应模型分析。中医药在改善类风湿关节炎贫血患者 MCH 上优于对照组,差异有统计学意义(SMD $=13.39$, 95%CI 为 $3.04\sim23.74$, $P<0.05$)。

(6) 两组患者 MCHC 评价:2 篇文献报道了 MCHC 结果,治疗组 85 例,对照组 70 例,共 155 例患者。结果有明显异质性($I^2=100\%$, $P<0.00001$),故采用随机效应模型分析。中医药在改善类风湿关节炎贫血患者 MCHC 方面,差异无统计学意义($P=0.93$)。

(7) 两组患者 SI 评价:7 篇文献报道了 SI 的结果,治疗组 226 例,对照组 199 例,共 425 例患者。结果有明显异质性($I^2=98\%$, $P<0.00001$),故采用随机效应模型分析。中医药在改善类风湿关节炎贫血患者 SI 上优于对照组,差异有统计学意义(SMD $=2.45$, 95% CI 为 $0.86\sim4.04$, $P<0.01$)。

(8) 两组患者 SF 评价:2 篇文献报道了 SF 的结果,治疗组 74 例,对照组 64 例,共 138 例患者。结果有明显异质性($I^2=65\%$, $P<0.01$),故采用随机效应模型分析。中医药在改善类风湿关节炎贫血患者 SF 上优于对照组,差异有统计学意义(SMD $=-29.84$, 95% CI 为$-52.27\sim-7.42$, $P<0.01$)。

(9) 两组患者 TF 评价:2 篇文献报道了 TF 的结果,治疗组 79 例,对照组 79 例,共 158 例患者。结果有明显异质性($I^2=0\%$, $P=1$),故采用固定效应模型分析。中医药在改善类风湿关节炎贫血患者 TF 上优于对照组,差异有统计学意义(SMD $=0.20$, 95%CI 为 $0.17\sim0.23$, $P<0.01$)。

七、类风湿关节炎从脾论治改善生活质量的 Meta 分析

1. 文献筛选结果

从 6 个数据库共检出 750 篇文献,排除重复文献 223 篇,经过阅读篇名、摘要和全文后排除不符合纳入标准的 516 篇文献,经过逐层筛选,最终纳入 RCT 文献 11 篇,其中英文文献 2 篇。

2. 纳入研究的基本特征

11 篇文献的对照组干预措施均为口服来氟米特。该研究共纳入患者 780 例,其中单篇文献最小样本量为 28 例,最大样本量为 282 例(表 4-6)。

表 4-6   纳入文献的基本特征

文献	例数（T/C）	性别（男/女）		干预措施		疗程	随机方法	结局指标
		T	C	T	C			
Liu 等（2015）	139/143	122/17	116/27	新风胶囊	来氟米特	12周	随机数字表法	①②③④
万磊等（2010）	33/33	–	–	新风胶囊	风湿骨痛胶囊	–	随机数字表法	③④
刘健等（2003）	20/20	11/9	12/8	新风胶囊	雷公藤多苷片	4周	随机数字表法	③④
刘健（2004）	20/20	11/9	12/8	新风胶囊	雷公藤多苷片	12周	随机数字表法	③④
王智华（2007）	20/20	18/2	17/3	新风胶囊	正清风痛宁片	12周	随机数字表法	③④
刘健（2007e）	20/20	18/2	17/3	新风胶囊	正清风痛宁片	12周	随机数字表法	③④
刘健（2008a）	35/25	–	–	新风胶囊	风湿骨痛胶囊	4周	–	③④
汪元（2008a）	34/28	–	–	新风胶囊	正清风痛宁	4周	–	③④
汪元（2018）	30/30	25/5	23/7	新风胶囊	来氟米特	4周	随机数字表法	③④
Sun 等（2018）	15/13	14/1	10/3	新风胶囊	来氟米特	4周	–	①②
曹永贺（2014）	31/31	27/4	28/3	来氟米特+美洛昔康+新风胶囊+黄芩清热除痹胶囊	来氟米特+美洛昔康	12周	就诊顺序	①②

注：T 代表实验组；C 代表对照组；–代表未交代；①代表 SAS；②代表 SDS；③代表神疲乏力症状；④代表食欲减退症状。

3. 偏倚风险评估

所纳入的 11 篇文献中，所有文献均说明了随机序列的产生方法，评为低风险偏倚。有 1 篇文献对分配隐藏情况予以描述，评为低倚风险。有 1 篇文献说明了采用对实施者和参与者的盲法，评为低风险偏倚；有 1 篇文献采用了结局评估中的盲法，评为低风险偏倚。其余研究没有报道盲法，评为偏倚风险不详。有 1 篇文献报告了脱落病例及原因，评为高风险偏倚。10 篇文献均报道了方案中预告指定的结果指标，但未详细描述其他偏倚。

4. Meta 分析结果

（1）新风胶囊对类风湿关节炎患者 SAS 的影响：共有 3 篇文献报道了对新风胶囊对 SAS 的影响，对这 3 篇文献研究结果进行了 Meta 分析。因异质性有统计学意义（$I^2 = 99\%$，$P < 0.00001$），故采用随机效应效应模型。与对照组相比，新风胶囊组能显著改善 SAS，差异有统计学意义（$SMD = -6.92$，95%CI 为 $-7.50 \sim -6.34$，$P < 0.00001$）。

（2）新风胶囊对类风湿关节炎患者 SDS 的影响：共有 3 篇文献报道了对新风胶囊对 SDS 的影响，对这 3 篇文献研究结果进行了 Meta 分析。因异质性有统计学意义（$I^2 = 99\%$，$P < 0.00001$），故采用随机效应效应模型。与对照组相比，新风胶囊组能显著改善 SDS，差异有统计学意义（$SMD = -6.37$，95%CI 为 $-6.77 \sim -5.96$，$P < 0.00001$）。

（3）新风胶囊对类风湿关节炎患者神疲乏力症状的影响：共有 9 篇文献报道了对新风胶囊对神疲乏力症状的影响，对这 9 篇文献研究结果进行了 Meta 分析。因异质性有统计学意义（$I^2 = 93\%$，$P < 0.00001$），故采用随机效应效应模型。与对照组相比，新风胶囊组能显著改善神疲乏力症状，差异有统计学意义（$SMD = -0.45$，95%CI 为 $-0.50 \sim -0.40$，$P < 0.00001$）。

（4）新风胶囊对类风湿关节炎患者食欲减退症状的影响：共有 9 篇文献报道了对新风胶

囊对食欲减退症状的影响,对这9篇文献研究结果进行了Meta分析。因异质性有统计学意义($I^2=99\%$, $P<0.000\,01$),故采用随机效应效应模型。与对照组相比,新风胶囊组能显著改善食欲减退症状,差异有统计学意义($SMD=-1.12$, $95\%CI$ 为$-1.19\sim-1.05$, $P<0.000\,01$)。

第二节　类风湿关节炎从脾论治的随机对照研究

RCT为临床实践提供高质量的证据,被认为是临床研究中"金标准"。

一、类风湿关节炎从脾论治临床疗效的随机对照试验

为了观察健脾化湿中药新风胶囊治疗类风湿关节炎患者的疗效和安全性,Liu等(2015)进行大样本、多中心、随机对照、双盲、双模拟的随机对照试验(RCT),以中央随机法,将304例类风湿关节炎患者随机分为新风胶囊组和来氟米特组,连续治疗12周。结果显示,新风胶囊能提高类风湿关节炎患者的ACR20/ACR50/ACR70比例,改善DAS28、ESR、CRP、RF等实验室指标,与来氟米特组无显著性差异。新风胶囊在改善RA患者关节症状积分、焦虑抑郁评分及生活质量积分方面,优于来氟米特组(表4-7)。

表4-7　新风胶囊与来氟米特治疗类风湿关节炎的临床疗效比较

指标	新风胶囊组($n=139$)	来氟米特组($n=143$)	P
ACR20[占比(%)]	135(97.12)	134(93.71)	0.171 4
ACR50[占比(%)]	129(92.81)	125(87.41)	0.130 0
ACR70[占比(%)]	102(73.38)	96(67.13)	1.315 8
DAS28	4.00±3.57	3.61±0.86	0.302 8
ESR(mm/h)	31.58±20.52	31.98±22.59	0.838 0
CRP(mg/L)	13.99±17.58	12.89±20.62	0.615 0
RF(U/mL)	120.16±166.95	134.94±175.54	0.455 5
CCP(RU/mL)	175.97±190.22	203.53±192.02	0.141 5
IgA(g/L)	2.99±1.89	3.00±1.45	0.158 5
IgG(g/L)	14.60±4.82	15.15±4.17	0.317 2
IgM(g/L)	1.73±0.92	1.56±1.46	0.001 8
HAQ	10.37±6.26	11.01±6.70	0.432 1
SDS	34.71±5.99	36.41±7.39	0.035 0
SAS	29.32±5.26	30.43±6.31	0.108 0
症状积分	6.40±3.71	7.53±4.30	±0.0313

注:当数据满足正态分布时,采用($\bar{x}\pm s$)表示;当数据不满足正态分布时,则采用P50(P$_{25}$, P$_{75}$)表示。

为了分析健脾化湿通络方药物新风胶囊对类风湿关节炎的治疗效果,刘健等(2003)、黄传兵等(2013)、刘健等(2007a)、Wang等(2015)团队将新风胶囊与不同的药物进行了临床比较。其整体结果显示,新风胶囊组治疗类风湿关节炎的总有效率为92%,与雷公藤多苷片组、正清风痛宁组、风湿骨痛胶囊组相比,其总有效率差异无统计学意义($P>0.05$),但是新风胶囊组的显效率显著高于雷公藤多苷片(表4-8)、单独使用甲氨蝶呤(或辅以双氯

芬酸胶囊)(表4-9)、正清风痛宁组(表4-10)和风湿骨痛胶囊组(表4-11)。

表4-8 新风胶囊与雷公藤多苷片临床治疗效果比较

组别	例数(例)	临床治愈 [占比(%)]	显效 [占比(%)]	有效 [占比(%)]	无效 [占比(%)]	总有效数 [占比(%)]
新风胶囊组	20	1(5.0)	10(50.0)*	6(30.0)	3(15.0)	17(85.0)
雷公藤多苷片组	20	1(5.0)	14(70.0)	3(15.0)	2(10.0)	18(90.0)

注:*与雷公藤多苷片组比较,$P<0.05$。

表4-9 新风胶囊与甲氨蝶呤(或辅以双氯芬酸胶囊)临床治疗效果比较

组别	例数(例)	临床治愈 [占比(%)]	显效 [占比(%)]	有效 [占比(%)]	无效 [占比(%)]	总有效数 [占比(%)]
新风胶囊组	40	4(10.0)	20(50.0)*	10(25.0)	6(15.0)	34(85.0)**
基础用药组	40	3(7.5)	16(40.0)	11(27.5)	10(25.0)	30(75.0)

注:*与甲氨蝶呤或辅以双氯芬酸胶囊治疗组(基础用药组)比较,$P<0.05$;**与甲氨蝶呤或辅以双氯芬酸胶囊治疗组(基础用药组)比较,$P<0.01$。

表4-10 新风胶囊和正清风痛宁临床治疗效果比较

组别	例数(例)	临床治愈 [占比(%)]	显效 [占比(%)]	有效 [占比(%)]	无效 [占比(%)]	总有效数 [占比(%)]
新风胶囊组	20	1(5.0)	15(75.0)*	2(10.0)	2(10.0)	18(90.0)
正清风痛宁组	20	1(5.0)	9(45.0)	7(35.0)	3(15.0)	17(85.0)

注:*与正清风痛宁组比较,$P<0.05$。

表4-11 新风胶囊和风湿骨痛胶囊临床治疗效果比较

组别	例数(例)	临床治愈 [占比(%)]	显效 [占比(%)]	有效 [占比(%)]	无效 [占比(%)]	总有效数 [占比(%)]
新风胶囊组	35	2(5.7)	19(54.3)*	12(34.3)	2(5.7)	33(94.3)
风湿骨痛胶囊组	25	1(4.0)	10(40.0)	12(48.0)	2(8.0)	23(92.0)

注:*与风湿骨痛胶囊组比较,$P<0.05$。

新风胶囊能够明显改善关节疼痛积分、关节肿胀积分、关节压痛积分、关节晨僵积分、双手平均握力和15 m步行时间,疗效确切,副作用少。与雷公藤多苷片相比,新风胶囊在改善气虚、脾虚湿盛症状(如倦怠乏力、少气懒言、关节重着、大便稀溏、食欲减退、食后腹胀)方面具有明显优势;与单独使用甲氨蝶呤相比,新风胶囊在改善患者的铁储备(SI、SF、TF)方面及减轻肝肾毒性方面有明显优势;与正清风痛宁缓释片相比,新风胶囊在改善关节疼痛积分、关节肿胀积分、关节压痛积分、关节晨僵积分、双手平均握力和15 m步行时间等方面具有明显优势;与风湿骨痛胶囊相比,新风胶囊在改善SDS标准分、脾虚症状及症状体征总积分、生活质量总积分、血清铁等方面具有明显优势。

二、类风湿关节炎从脾论治改善免疫调节功能的随机对照研究

(一) 健脾化湿通络方对类风湿关节炎患者外周血 T 细胞亚群的影响

现代研究表明 T 细胞亚群对机体免疫功能的稳定起着重要的调节作用,尤其是辅助性 T 细胞和抑制性 T 细胞之间的相互协调与制约,产生适度的免疫应答,使之既能清除异物抗原,又不至于损伤自身组织。

T 细胞表型异常是反映自身免疫性疾病患者免疫调节功能紊乱的重要指标。成熟 T 细胞按表型不同,可将其分为 $CD3^+CD4^+CD8^-$ T 细胞和 $CD3^+CD4^-CD8^+$ T 细胞,这两类细胞又简称为 $CD4^+$ T 细胞和 $CD8^+$ T 细胞。$CD4^+$ T 细胞往往协助 B 细胞进行分化和产生抗体,而 $CD8^+$ T 细胞则具有杀伤和抑制作用。测定 $CD4^+$ 和 $CD8^+$ 细胞百分比,或是两种细胞的比值,是一种初步评估机体免疫状态的常用方法。$CD4^+CD25^+$ Tr 细胞不但是参与自身抗原外周免疫耐受的主要 T 细胞群,而且还是能够对外来抗原产生应答的调节 T 细胞,对于维持外周免疫耐受具有重要意义。研究发现,在新鲜分离的正常人外周血 T 细胞中,CD127 和 FoxP3 表达呈负相关,87% 的 $CD25^+$ $CD127^-$ Tr 细胞高表达 FoxP3,同时自身活化的效应 T 细胞高表达 CD127,因而可用 CD127 区分这两种细胞,现今认为 $CD4^+CD25^+CD127^-$ 是天然产生 Tr 细胞最好的细胞膜标志。

张皖东等(2011)通过流式细胞技术研究发现,各证型类风湿关节炎患者外周血的 $CD3^+$ T 细胞水平无显著差异,风湿热痹型患者外周血 $CD4^+/CD8^+$ 值显著高于其他证型,差异具有显著性($P<0.05$),肝肾亏虚患者外周血 $CD4^+/CD8^+$ 值较其他证型显著下降,差异具有统计学意义($P<0.05$),见表 4-12。这些结果表明 $CD4^+/CD8^+$ 值的升高与类风湿关节炎患者的病情发生发展密切相关。王庆保等(2010)研究发现类风湿关节炎患者的 $CD25^+$ Tr 细胞、$CD4^+CD25^+$ Tr 细胞、$CD4^+CD25^+CD127^-$ Tr 细胞的表达频率明显降低,差异具有统计学意义($P<0.05$ 或 $P<0.01$),见表 4-13,表明 $CD25^+$ Tr 细胞、$CD4^+CD25^+$ Tr 细胞、$CD4^+$ $CD25^+CD127^-$ Tr 细胞的变化同样与类风湿关节炎患者的病情变化相关。

表 4-12　类风湿关节炎各证型患者外周血 $CD3^+$、$CD4^+$、$CD8^+$ 水平及 $CD4^+/CD8^+$ 情况

中医证型	$CD3^+$	$CD4^+$	$CD8^+$	$CD4^+/CD8^+$
风湿热痹型	75.43±4.57	55.80±3.52	16.15±1.31	3.47±0.23 *#▲
风寒湿痹型	73.98±4.53	51.74±3.58	18.78±1.61	2.78±0.24 ▲
痰瘀互结型	73.91±4.36	50.27±3.00	19.61±2.16	2.60±0.30 ▲
肝肾亏虚型	73.96±5.19	48.31±3.79	21.53±2.92	2.28±0.27

注:＊与风寒湿痹型比较,$P<0.05$。
　　＃与痰瘀互结型比较,$P<0.05$。
　　▲与肝肾亏虚型比较,$P<0.05$。

表 4-13　类风湿关节炎患者和正常健康者 $CD25^+$ Tr 细胞、$CD4^+CD25^+$ Tr 细胞、
$CD4^+CD25^+CD127^-$ Tr 细胞的表达频率比较(%)

组别	例数(n)	$CD25^+$ Tr 细胞	$CD4^+CD25^+$ Tr 细胞	$CD4^+CD25^+CD127^-$ Tr 细胞
正常健康组	20	11.53±1.65	7.24±2.18	5.62±1.01
类风湿关节炎患者组	42	6.25±0.85 **	4.81±0.64 *	3.16±0.23 *

注:＊与正常健康组比较,$P<0.05$;＊＊与正常健康组比较,$P<0.01$。

刘健等(2001)从安徽中医药大学第一附属医院风湿免疫科筛选了81例类风湿关节炎患者并随机分为新风胶囊治疗组(41例)和雷公藤多苷片对照组(40例),治疗组服用新风胶囊,对照组服用雷公藤多苷片。结果显示,与治疗前相比,新风胶囊能降低 OKT4,升高 OKT8 及降低 OKT4/OKT8(表4-14)。同时,为了研究脾化湿通络方药物新风胶囊对类风湿关节炎患者外周血 CD4$^+$CD25$^+$CD127$^-$Tr 细胞表达的影响,将临床40例类风湿关节炎患者随机分为两个治疗组,分别服用新风胶囊、正清风痛宁胶囊。结果显示,新风胶囊治疗与正清风痛宁治疗均能显著提高 CD4$^+$CD25$^+$CD127$^-$Tr 细胞的表达水平,但新风胶囊的效果更为明显($P<0.05$),见表4-15。

表4-14 新风胶囊和雷公藤多苷对类风湿关节炎患者 OKT4、OKT8 及 OKT4/OKT8 的影响

组别	时间	OKT4	OKT8	OKT4/OKT8
新风胶囊治疗组	治疗前	42.50±5.76	17.62±3.46	2.48±0.47
	治疗后	45.52±3.25 *#	26.41±3.84 *#	1.73±0.28 *#
雷公藤多苷片对照组	治疗前	43.15±4.68	18.14±3.65	2.39±0.52
	治疗后	40.58±7.62	18.20±3.47	3.22±0.18

注:* 与同组治疗前比较,$P<0.05$。
　　# 与对照组治疗后比较,$P<0.05$。

表4-15 新风胶囊和正清风痛宁对类风湿关节炎患者 CD4$^+$CD25$^+$CD127$^-$Tr 细胞表达的影响

组别	例数	治疗前	治疗后
正清风痛宁组	20	2.75±1.01	3.00±0.24
新风胶囊组	20	2.73±1.12	3.28±0.78 *#

注:* 与同组治疗前比较,$P<0.05$。
　　# 与正清风痛宁组治疗后比较,$P<0.05$。

(二)健脾化湿通络方对类风湿关节炎患者免疫炎症指标及细胞因子的影响

曹云祥等(2015)研究发现新风胶囊和雷公藤多苷片治疗均能降低 RF、CRP 炎症因子,IgA、IgG 和 IgM 抗体,IL-1、TNF-α 细胞因子,以及 VEGF 等,也均能升高 IL-4、IL-10 细胞因子,但是新风胶囊治疗组对 IL-1、TNF-α 及 VEGF 的降低,以及 IL-4、IL-10 的升高更为显著($P<0.05$),见表4-16。上述结果说明新风胶囊虽然与雷公藤多苷片一样能降低 CRP、RF、IgA、IgG 和 IgM,下调致炎症因子(IL-1、TNF-α)及 VEGF,上调抑制细胞因子(IL-4、IL-10),但是其作用效果显著优于雷公藤多苷片。

孙玥等(2015)针对外周血 B、T 淋巴细胞衰减因子表达频率、氧化应激指标的研究发现,新风胶囊能够升高 BTLA、SOD、GSH 的水平,降低 ROS、MDA 的水平,且新风胶囊治疗组在降低 MDA 及升高 CD19$^+$BTLA$^+$B 细胞、CD24$^+$BTLA$^+$B 细胞方面,疗效优于来氟米特对照组。

表 4-16　新风胶囊和雷公藤多苷片对类风湿关节炎患者炎症因子、抗体及细胞因子等的影响

组别	时间	RF(U)	CRP(g/L)	IgA(g/L)	IgG(g/L)	IgM(g/L)
新风胶囊治疗组	治疗前	88.65±13.89	43.35±19.58	2.75±1.23	22.45±1.64	2.17±0.46
	治疗后	23.85±3.02*	14.95±2.22*	1.91±0.77*	15.09±2.99*	1.43±0.60*
雷公藤多苷片对照组	治疗前	88.79±12.04	47.48±12.97	2.58±1.64	24.19±1.45	2.27±0.36
	治疗后	25.32±7.53*	12.49±2.18*	1.50±0.49	13.14±2.65*	1.23±0.26*

组别	时间	IL-1(mg/L)	TNF-α(mg/L)	IL-4(mg/L)	IL-10(mg/L)	VEGF(mg/L)
新风胶囊治疗组	治疗前	46.26±18.09	27.63±8.18	9.67±3.71*#	56.74±24.03	32.95±15.13
	治疗后	32.21±11.69*#	13.97±3.65*#	25.19±11.68*#	146.12±32.30*#	12.58±6.37*#
雷公藤多苷片对照组	治疗前	45.42±18.78	28.24±8.03	10.22±2.46	65.81±17.42	33.09±12.72
	治疗后	38.20±18.03*	15.20±3.56*	22.30±10.67*	122.36±33.45*	17.30±5.44*

注：* 与同组治疗前比较，$P<0.05$。

　　# 与雷公藤多苷片对照组治疗后比较，$P<0.05$。

（三）健脾化湿通络方对类风湿关节炎患者 RBC CR1、CD59 表达的影响

刘健等（2005）通过分析 37 例类风湿关节炎患者和 12 名与病例组年龄、性别相匹配的医护人员 RBC 表面 CR1、CD59 的表达水平发现，类风湿关节炎患者 RBC 表面 CR1 的表达水平与其 RBC 水平、RF 呈正相关，与年龄、病程、IgG、IgA、IgM、C3、C4、α1-AGP、CRP、ESR 之间的相关性无显著意义（$P>0.05$），但与健康对照组相比，其 CR1 水平（16.67±13.21）% 明显低于健康对照组（29.94±23.53）%，且差异有统计学意义（$P=0.017$），见表 4-17。研究还发现 40 例类风湿关节炎患者 CR1 的平均表达水平为（15.38±6.79）%，CD59 的平均表达水平为（90.2±4.5）%。相比之下，健康对照组 RBC 表面 CR1 的平均表达水平为（31.24±12.35）%，CD59 的平均表达水平为（99.6±1.6）%。两组之间 CR1 和 CD59 的比较差异均具有统计学意义，且 CR1 阳性率与类风湿关节炎患者的 RBC、RF 呈正相关（$P<0.05$），CD59 阳性率与 C3、CRP 呈负相关（$P<0.05$），CR1、CD59 与年龄、病程、IgG、IgA、IgM、C4、α1-AGP、ESR 之间的相关性无统计学意义（$P>0.05$）。

表 4-17　健康对照组与类风湿关节炎患者之间 CR1 表达水平比较

组别	例数	CR1(%)	P
健康对照组	12	29.94±23.53	
类风湿关节炎组	37	16.67±13.21*	0.017
早期类风湿关节炎组	12	14.38±9.96*	0.027
中晚期类风湿关节炎组	25	17.76±14.57*	0.033

注：* 与健康对照组比较，$P<0.05$。

为了分析健脾化湿通络方药物新风胶囊对类风湿关节炎患者 RBC 表面 CR1、CD59 表达的影响，刘健等（2006b）将安徽中医药大学第一附属医院风湿科门诊及住院 40 例类风湿关节炎患者随机分为新风胶囊组 20 例和正清风痛宁组 20 例。新风胶囊组服用新风胶囊，每次 3 粒，每日 3 次，3 个月为 1 个疗程，连服 1 个疗程；正清风痛宁组服用正清风痛宁胶囊，每次 60 mg，每日 2 次，服用天数及疗程同新风胶囊组。

通过对相关数据进行分析发现,新风胶囊治疗能够显著提高 RBC 水平($P<0.05$),而正清风痛宁治疗则对 RBC 水平没有影响。此外,治疗后的新风胶囊组与正清风痛宁组相比,其 CR1、CD59 的均值均显著高于正清风痛宁组($P<0.05$),见表 4-18。

表 4-18 新风胶囊与正清风痛宁对类风湿关节炎患者 RBC 及 CR1、CD59 表达的影响

项目	新风胶囊组($n=20$)		正清风痛宁组($n=20$)	
	治疗前	治疗后	治疗前	治疗后
RBC($\times10^{12}$/L)	3.88±0.54	4.56±0.38*	3.92±0.40	4.00±0.38
CR1(%)	15.38±6.79	25.39±6.84*#	14.42±5.38	21.67±6.62*
CD59(%)	90.20±4.50	94.80±2.20*#	91.10±3.40	92.30±1.70*

注:* 与同组治疗前比较,$P<0.05$。

　　# 新风胶囊组与正清风痛宁组比较,$P<0.05$。

(四)健脾化湿通络方对类风湿关节炎患者免疫球蛋白的影响

为了分析健脾化湿通络方药物新风胶囊对类风湿关节炎患者免疫球蛋白表达的影响,章平衡等(2018)选取 304 例类风湿关节炎患者,检测血标本中 IgA、IgG、IgM 含量,新风胶囊组服用新风胶囊,每次 3 粒,每日 3 次,来氟米特组服用来氟米特,每次 10 mg,每日 1 次,连续治疗 12 周,观察治疗前后免疫球蛋白的变化。结果表明,304 例类风湿关节炎患者中有 150 例发生免疫球蛋白(IgG 或 IgA 或 IgM)改变,发生率为 49.34%。其中 IgG 升高 49 例(16.12%),IgA 升高 87 例(28.62%),IgM 升高 14 例(4.61%)。与治疗前相比,新风胶囊组 IgG、IgM 表达显著降低,且新风胶囊组在降低 IgG 水平方面优于来氟米特组($P<0.05$),见表 4-19。相关性分析结果发现,类风湿关节炎患者外周血中 IgG 与 ESR、RF 等疾病活动性指标、VAS 评分、DAS28 呈正相关,与 BTLA、Tr 细胞呈负相关($P<0.05$);IgA 与 ESR、CRP、RF、anti-CCP 呈正相关($P<0.05$ 或 $P<0.01$);IgM 与 ESR、DAS28 及 VAS 评分呈正相关,与 BTLA、Tr 细胞呈负相关($P<0.05$)。

表 4-19 新风胶囊、来氟米特对类风湿关节炎患者免疫球蛋白表达的影响

项目	新风胶囊组($n=152$)		来氟米特组($n=152$)	
	治疗前	治疗后	治疗前	治疗后
IgG(g/L)	15.53±4.58	14.17±4.30**#	14.90±4.63	14.65±4.94
IgA(g/L)	3.09±1.53	3.06±1.49	2.96±1.78	2.99±1.88
IgM(g/L)	1.58±0.85	1.17±1.46*	1.56±0.66	1.72±0.92

注:* 与同组治疗前比较,$P<0.05$;** 与同组治疗前比较,$P<0.01$。
　　# 与来氟米特组比较,$P<0.05$。

三、类风湿关节炎从脾论治改善心肺功能的随机对照研究

(一)类风湿关节炎从脾论治改善心功能的随机对照研究

刘健等(2011b)通过分析安徽中医药大学第一附属医院风湿免疫科住院类风湿关节炎

患者 68 例及正常对照组 20 例的超声心动图发现,类风湿关节炎组超声心动图心功能变化检测结果异常率为 77.9%,正常对照组异常率为 40.0%;其中类风湿关节炎组异常率最高的为左室舒张功能下降并主动脉关闭不全(20.6%),其次为单纯左室舒张功能下降(17.7%),左室舒张功能下降并二尖瓣关闭不全、主动脉瓣关闭不全(13.2%),单纯二尖瓣关闭不全(7.4%),左室舒张功能下降并二尖瓣关闭不全(5.9%)等(表 4-20)。

表 4-20　类风湿关节炎组与正常对照组心功能异常率比较

组别	例数	单纯左室舒张功能下降[占比(%)]	单纯主动脉关闭不全[占比(%)]	单纯二尖瓣关闭不全[占比(%)]	单纯肺动脉高压[占比(%)]	心包积液[占比(%)]	左室舒张功能下降并主动脉关闭不全[占比(%)]
正常对照组	20	3(15.0)	1(5.0)	4(20.0)	0(0.0)	0(0.0)	0(0.0)
类风湿关节炎组	68	12(17.7)	0(0.0)	5(7.4)	1(1.5)	4(5.9)	14(20.6)

组别	例数	左室舒张功能下降并二尖瓣关闭不全[占比(%)]	左室舒张功能下降并二尖瓣关闭不全、主动脉关闭不全[占比(%)]	主动脉关闭不全并肺动脉高压[占比(%)]	二尖瓣关闭不全并肺动脉高压[占比(%)]	合计[占比(%)]
正常对照组	20	0(0.0)	0(0.0)	0(0.0)	0(0.0)	8(40.0)
类风湿关节炎组	68	4(5.9)	9(13.2)	2(2.9)	2(2.9)	53(77.9)

为了研究健脾化湿通络方药物新风胶囊对类风湿关节炎患者心功能的临床疗效,曹云祥等(2015)收集了安徽中医药大学第一附属医院风湿科住院类风湿关节炎患者 100 例,并将其随机分为实验组(新风胶囊组)和来氟米特对照组,各 50 例。对相关心功能参数的研究分析显示,新风胶囊和来氟米特均能改善类风湿关节炎患者的心功能参数,而且与治疗前相比,新风胶囊可明显改善类风湿关节炎患者 EF、FS、E 峰、E/A,来氟米特组能明显改善 SV。此外,新风胶囊在提高 E 峰、E/A 方面,明显优于来氟米特对照组。

(二)类风湿关节炎从脾论治改善肺功能的随机对照研究

万磊等(2010)通过对安徽中医药大学第一附属医院风湿免疫科 60 例住院类风湿关节炎患者肺功能相关参数 FVC、FEV_1、MVV、FEF_{25}、FEF_{50}、FEF_{75}、肺活量(vital capacity, VC)、深吸气量(inspiratory capacity, IC)、补呼气量(expiratory reserve volume, ERV)、HAQ 积分、DAS28 及调节 T 细胞的分析发现,60 例活动期类风湿关节炎患者中,肺功能降低者 42 例(70%)、肺功能正常者 18 例(30%)。与肺功能正常组比较,肺功能降低组的 FVC、FEV_1、MVV、FEF_{25}、FEF_{50}、FEF_{75}、VC、ERV、MEF 明显降低,且差异有统计学意义($P < 0.05$),其中异常率用各项目异常数与总例数相比计算求得,差异率以 FEF_{50} 最高,次为 FEF_{25}、FEF_{75} 等(表 4-21)。

表 4-21　肺功能正常组与肺功能降低组肺功能参数比较(%)

指标	肺功能降低组	肺功能正常组	差异率[例(%)]
FVC	84.71±14.46*	97.04±9.65	9(15.0)
FEV$_1$	86.64±16.60*	97.09±10.64	12(20.0)
MVV	71.71±22.69*	92.32±8.49	16(26.7)
FEF$_{25}$	75.64±27.802*	99.60±15.58	42(70.0)
FEF$_{50}$	66.16±24.78*	90.28±11.49	45(75.0)
FEF$_{75}$	67.96±32.18*	90.32±15.05	38(65.0)
VC	87.29±14.92*	100.34±12.25	12(20.0)
IC	90.86±19.22	97.85±11.34	8(13.2)
ERV	57.03±99.91*	80.85±11.76	18(30.0)
MEF	75.67±27.62*	96.65±13.44	18(30.0)

注:*与肺功能正常组比较,$P<0.05$。

刘健等(2014)通过将 66 例安徽中医药大学第一附属医院风湿免疫科住院和门诊类风湿关节炎患者随机分为新风胶囊组和风湿骨痛组并对其肺功能参数进行比较,发现与治疗前比较,新风胶囊和风湿骨痛治疗均能改善类风湿关节炎患者的肺功能,治疗后肺功能参数有所升高($P<0.05$ 或 $P<0.01$),但新风胶囊组在改善 FVC、MVV、FEF$_{50}$、FEF$_{75}$ 参数上明显优于风湿骨痛组($P<0.05$ 或 $P<0.01$)(表 4-22)。

表 4-22　新风胶囊治疗对类风湿关节炎患者肺功能的影响(%)

指标	风湿骨痛组($n=30$)		新风胶囊组($n=36$)	
	治疗前	治疗后	治疗前	治疗后
VC	84.7±16.9	90.0±12.7	86.1±12.9	92.6±15.1*
FEV$_1$	89.0±13.1	95.3±14.9*	85.4±15.5	97.2±11.1**
FVC	82.6±12.6	85.8±12.6	83.2±12.9	96.1±8.46**##
MVV	70.6±21.5	78.1±18.7	76.6±19.7	86.7±17.9*#
FEF$_{25}$	80.6±21.9	82.2±17.8	73.3±21.3	75.9±21.8
FEF$_{50}$	74.9±15.1	76.0±16.8	74.6±15.4	82.7±14.7**#
FEF$_{75}$	70.1±23.1	82.8±17.5	72.1±22.2	83.7±15.3##
MEF	80.5±25.3	82.7±16.2	76.3±24.6	84.1±24.4

注:*与治疗前比较,$P<0.05$;**与治疗前比较,$P<0.01$。
#与风湿骨痛组治疗后比较,$P<0.05$;##与风湿骨痛组治疗后比较,$P<0.01$。

四、类风湿关节炎从脾论治改善高凝状态的随机对照研究

汪元等(2008)通过分析安徽中医药大学第一附属医院 74 例类风湿关节炎患者的血小板参数的变化,并结合 25 例健康体检者的参数,发现活动组(类风湿关节炎活动期)患者的血小板、PCT、MPV 均显著高于缓解组(类风湿关节炎缓解期)和正常对照组($P<0.05$),而

缓解组血小板、PCT、MPV、PDW 四项参数与正常对照组相比没有差异(表 4-23)。此外,相关性分析显示,血小板与 IgG、IgA、$\alpha 1-AGP$、ESR 呈正相关,PCT 与 IgG、ESR 呈正相关,MPV 与 IgA 呈负相关,PDW 与实验室指标不具有相关性。进一步分析血小板参数与患者临床症状的关系发现,血小板与关节压痛、关节肿胀、口唇紫暗、肌肤甲错、舌体瘀斑或瘀点出现率显著相关;PCT 与口唇紫暗、肌肤甲错相关;MPV 与关节肿胀、口唇紫暗、肌肤甲错呈负相关;PDW 与关节局部发热、口唇紫暗、肌肤甲错呈负相关。

表 4-23　类风湿关节炎患者及正常对照组血小板参数比较

组别	例数(n)	血小板($\times 10^9$/L)	PCT(%)	MPV(fL)	PDW(fL)
活动组	54	234 ± 62.66*#	0.28 ± 0.04*#	11.98 ± 1.18*#	14.59 ± 2.87*#
缓解组	20	189 ± 57.25	0.24 ± 0.09	11.08 ± 0.69	14.48 ± 2.25
正常对照组	25	163 ± 49.13	0.22 ± 0.05	10.97 ± 1.20	14.15 ± 3.10

注:* 与正常对照组比较,$P<0.05$。
　　# 与缓解组比较,$P<0.05$。

为了研究新风胶囊对类风湿关节炎患者血小板的影响,刘健等(2008)收集了安徽中医药大学第一附属医院住院类风湿关节炎患者 60 例,并通过随机数字法将其分为新风胶囊治疗组(治疗组,35 例)和正清风痛宁缓释片对照组(对照组,25 例)。结果显示,活动期类风湿关节炎(活动组)患者的血小板、PCT、MPV、CD62P 均显著高于对照组($P<0.01$ 或 $P<0.05$),升高率分别为 63%、48%、28% 和 93%,但是 PDW 与正常组相比差异不具有统计学意义($P>0.05$),见表 4-24。但与同组治疗前相比,新风胶囊组血小板、PCT、P-选择素显著降低($P<0.01$),而正清风痛宁组无显著性变化($P>0.05$),见表 4-25。

表 4-24　活动期类风湿关节炎患者与正常对照组血小板参数、P-选择素比较

组别	n	血小板($\times 10^9$/L)	PCT(%)	MPV(fL)	PDW(fL)	CD62P(mg/dL)
正常对照组	20	169.65 ± 50.11	0.22 ± 0.06	10.88 ± 1.23	15.47 ± 2.64	4.84 ± 0.98
活动组	60	251.23 ± 77.59**	0.29 ± 0.06**	11.81 ± 1.80*	14.24 ± 2.72	10.66 ± 2.40**

注:* 与正常对照组比较,$P<0.05$;** 与正常对照组比较,$P<0.01$。

表 4-25　新风胶囊和正清风痛宁治疗类风湿关节炎前后血小板参数变化

观察项目	新风胶囊组(35 例)		正清风痛宁组(25 例)	
	治疗前	治疗后	治疗前	治疗后
血小板($\times 10^9$/L)	266.29 ± 76.45	195.11 ± 47.10**	230.16 ± 75.69	226.32 ± 71.86
PCT(%)	0.30 ± 0.07	0.24 ± 0.05**	0.26 ± 0.06	0.25 ± 0.07
MPV(fL)	12.14 ± 2.09	11.46 ± 1.35	11.46 ± 1.19	11.06 ± 1.08
PDW(fL)	14.67 ± 2.76	13.81 ± 2.16	13.63 ± 2.61	13.18 ± 2.13
P-选择素(mg/dL)	10.65 ± 2.09	5.03 ± 1.02**	10.67 ± 2.41	9.67 ± 1.76

注:** 与同组治疗前比较,$P<0.01$。

刘健等(2008c)将60例类风湿关节炎患者随机等分为新风胶囊组(每次3粒,每日3次)和来氟米特组(每次1片,每日1次),连续治疗3个月。与治疗前相比,新风胶囊组和来氟米特组治疗后凝血指标D-二聚体、FBG、血小板、PAF、PAF-AH)均明显改善(P<0.05);与来氟米特组相比,新风胶囊组D-二聚体、FBG、血小板、PAF明显降低,差异有统计学意义(P<0.05),见表4-26。

表4-26 两组治疗前后凝血指标的变化

指标	新风胶囊组(n=30)		来氟米特组(n=30)	
	治疗前	治疗后	治疗前	治疗后
D-二聚体(mg/L)	2.84±2.64	0.28±0.19*	2.86±2.65	0.68±0.27*#
FBG(g/L)	4.31±1.15	2.62±0.53*	4.36±1.18	3.17±0.64*#
血小板(10^9/L)	295.73±93.16	230.90±23.07*	293.83±90.12	259.07±56.09*#
APTT(s)	28.74±7.69	27.68±5.16	28.39±6.48	27.63±4.93
PT(s)	12.16±5.76	11.13±1.08	11.35±1.16	11.05±1.20
TT(s)	16.98±1.74	17.04±1.64	16.91±1.72	16.78±1.53
PAF(μg/L)	7.36±3.54	4.88±2.57*	7.01±3.07	5.80±2.50*#
PAF-AH(μg/L)	115.34±40.04	177.52±52.81*	119.17±43.23	175.72±46.74*

注:* 与治疗前比较,P<0.05。
   # 与来氟米特组治疗后比较,P<0.05。

五、类风湿关节炎从脾论治改善患者感受的随机对照研究

为了整体把握类风湿关节炎对患者生活质量的影响,刘健(2006)对48例住院和门诊类风湿关节炎患者的生活质量进行了评价,其结果显示,45.3%类风湿关节炎患者的生活质量受到严重影响,其中43.4%的类风湿关节炎患者生理功能、53.7%的类风湿关节炎患者社会功能、51.5%的类风湿关节炎患者心理功能、32.7%的类风湿关节炎患者健康自我认识能力受到严重影响。此外,不同年龄段患者生活质量比较发现,20~40岁、40~60岁患者心理功能平均得分明显高于60岁以上患者(P<0.05);40~60岁患者健康自我认识能力平均得分明显高于20~40岁和60岁以上患者(P<0.05),见表4-27。不同病程类风湿关节炎患者生活质量比较发现,0~5年病程比10年以上患者生理功能平均得分明显降低(P<0.05),见表4-28。相关性分析发现,生活质量的生理功能方面与社会功能、健康自我认识能力呈直线正相关,心理功能与健康自我认识能力呈直线正相关。整体而言,近半数的类风湿关节炎患者生活质量受到严重影响,其中心理因素受严重影响比例最高,生活质量下降与患者的年龄、病程密切相关,提示类风湿关节炎患者宜早期治疗,尤其注重调整好中青年类风湿关节炎患者心理状态。

表 4-27 类风湿关节炎患者不同年龄段生活质量比较

年龄段	人数	生理功能（分）	社会功能（分）	心理功能（分）	健康自我认识能力(分)	总分（分）
20~40 岁	16	17.88±8.16	21.75±5.22	14.06±2.79*	21.19±3.58	75.12±15.13
40~60 岁	19	20.53±9.41	23.95±5.14	15.74±2.92*	25.53±4.27#	85.74±17.89
60 岁以上	13	20.52±6.60	22.62±4.52	11.69±3.25	21.08±5.57	79.77±16.22

注：* 与 60 岁以上类风湿关节炎患者比较，$P<0.05$。

　# 与 20~40 岁或 60 岁以上类风湿关节炎患者比较，$P<0.05$。

表 4-28 类风湿关节炎不同病程患者生活质量比较

病程(年)	人数	生理功能	社会功能	心理功能	健康自我认识能力
0~5	29	18.38±8.39	22.48±5.30	14.48±3.32	22.66±5.42
6~10	7	20.00±10.12	20.71±3.45	13.00±2.45	22.29±1.38
>10	12	26.00±5.06*	25.00±4.49	13.75±3.86	23.75±4.94

注：* 与 0~5 年病程类风湿关节炎患者比较，$P<0.05$。

该团队从安徽中医药大学第一附属医院选择了 66 例类风湿关节炎患者，并将其随机分为新风胶囊组（36 例）和正清风痛宁缓释片组（30 例）。两组年龄、病情、关节功能分级、放射性分级等临床资料分布差异无统计学意义（$P>0.05$），治疗结果具有可比性。

通过分析比较数据发现，尽管在治疗前两组的生理功能、社会功能、心理功能、健康自我认识、总体生活质量得分无明显差异（$P>0.05$），且治疗后两组的生理功能、社会功能、心理功能、健康自我认识能力、总体生活质量得分均较治疗前明显降低（$P<0.05$），但是治疗后两组比较，新风胶囊组在生理功能、社会功能、心理功能、健康自我认识能力、总体生活质量得分方面比正清风痛宁缓释片组降低更为明显（$P<0.05$），见表 4-29。

表 4-29 新风胶囊组与正清风痛宁缓释片组治疗前后生活质量得分比较

组别	新风胶囊组（36 例）		正清风痛宁缓释片组（30 例）	
	治疗前	治疗后	治疗前	治疗后
生理功能	25.47±6.21	19.06±4.77*	25.77±4.29	20.83±4.13*
社会功能	23.89±3.84	18.00±5.90*	22.73±3.15	20.37±3.78*##
心理功能	14.53±3.12	11.17±2.34*	14.03±3.25	12.67±2.43*#
健康自我认识能力	23.94±4.17	18.25±3.78*	22.77±4.92	20.77±3.48*##
总体生活质量	87.83±14.31	66.47±11.10*	85.30±10.87	74.43±10.03*##

注：* 与同组治疗前比，$P<0.05$。

　# 治疗后两组生活质量比较，$P<0.05$；## 治疗后两组生活质量比较，$P<0.01$。

此外，更为细化地比较分析发现，在生理功能方面，与临床治愈组比较，显效、有效、无效组得分明显高于临床治愈组($P<0.05$),与显效组比较,有效、无效组得分均明显高于显效组($P<0.05$),有效组与无效组相比,得分无明显差别($P>0.05$);在社会功能方面,无效组得分明显高于显效组($P<0.01$);在心理功能方面,有效组得分明显高于显效组($P<0.05$);在健康自我认识方面,与临床治愈组比较,显效、有效组得分明显高于临床治愈组($P<0.05$),与显效组比较,有效、无效组得分均明显高于显效组($P<0.01$),有效组与无效组相比,得分无明显差别($P>0.05$);在总体生活质量方面,与临床治愈组比较,显效、有效、无效组得分明显高于临床治愈组($P<0.05$),与显效组比较,有效、无效组得分均明显高于显效组($P<0.01$),有效组与无效组得分无明显差别($P>0.05$),见表4-30。

表4-30 新风胶囊治疗组不同疗效生活质量变化情况

项目	临床治愈(例)	显效	有效	无效
生理功能	12	18.32±4.28[*]	22.33±1.63[**#]	24.33±1.53[*#]
社会功能	13	16.59±2.78	30.00±14.73	25.33±2.52[##]
心理功能	10	10.73±1.73	13.00±3.61[#]	14.33±2.08
健康自我认识能力	11	17.62±2.89[*]	22.67±3.21[**##]	24.00±2.65[##]
总体生活质量	36	63.54±5.43[**]	90.00±6.93[**##]	89.00±1.00[*##]

注:* 与临床治愈组比较,$P<0.05$;** 与临床治愈组比较,$P<0.01$。
\# 与显效组比较,$P<0.05$;## 与显效组比较,$P<0.01$。

六、类风湿关节炎从脾论治改善贫血的随机对照研究

汪元等(2008b)对2001年3月至2005年8月用新风胶囊治疗类风湿关节炎贫血的临床效果进行了总结。与同组治疗前相比,两组在改善WBC、RBC、Hb、血小板、RCT方面均有统计学意义($P<0.05$);与对照组治疗后相比,治疗组治疗后在改善RBC、Hb方面更显著,差异有统计学意义($P<0.05$),见表4-31。在另一项涉及2004年1月至12月住院或门诊类风湿关节炎患者的研究中,Liu等(2014)发现新风胶囊相对于雷公藤多苷片能够明显提高患者的血WBC、RBC、Hb含量及血清铁含量,差异具有统计学意义。

表4-31 对照组不服用新风胶囊和治疗组(加服新风胶囊)患者血常规指标变化情况

组别	例数	时间	WBC($\times10^9$/L)	RBC($\times10^{12}$/L)	Hb(g/L)	血小板($\times10^9$/L)	RCT($\times10^{12}$/L)
对照组	30	治疗前	7.2±2.1	3.17±1.29	104±18	13.1±4.6	0.042±0.012
		治疗后	3.1±1.4[*]	2.92±0.78[*]	72±26[*]	8.9±2.8[*]	0.017±0.009[*]
治疗组	30	治疗前	7.3±1.9	3.22±1.34	95±23	14.5±3.4	0.038±0.017
		治疗后	4.6±1.1[*]	3.65±1.08[*#]	112±16[*#]	13.9±2.3[*]	0.035±0.014[*]

注:* 与同组治疗前比较,$P<0.05$。
\# 与对照组治疗后比较,$P<0.05$。

谌曦等(2006)观察新风胶囊对类风湿关节炎贫血患者的临床疗效,检测铁代谢相关信

号转导通路的变化,并探讨其作用机制。将 50 例类风湿关节炎贫血患者随机分为两组,每组 25 例,分别为新风胶囊组、雷公藤多苷片组。与治疗前相比,两组患者治疗后 SI、TIBC 均升高,TF、Hepcidin 下降差异具有统计学意义($P<0.05$)。并且新风胶囊组在升高 SI 方面,降低 TF、Hepcidin 优于雷公藤多苷片组($P<0.05$ 或 $P<0.01$),见表 4-32。

表 4-32　新风胶囊治疗前后贫血指标的变化

指标	新风胶囊组		雷公藤多苷片组	
	治疗前	治疗后	治疗前	治疗后
SI(μmol/L)	15.27±2.96	26.28±1.83*	16.49±3.86	26.90±2.09*#
TF(ng/L)	45.50±3.68	17.32±6.93*	46.31±3.88	19.61±5.46*#
TIBC(μmol/L)	54.41±1.51	65.60±1.29*	53.55±2.05	64.77±2.14*
Hepcidin(ng/L)	844.79±127.53	340.22±60.76*	921.87±70.76	466.86±210.65*##

注:* 与治疗前比较,$P<0.05$。
与新风胶囊组治疗后比较,$P<0.05$;## 与新风胶囊组治疗后比较,$P<0.01$。

七、类风湿关节炎从脾论治改善脂代谢的随机对照研究

刘健等(2009c)通过分析安徽中医药大学第一附属医院风湿科住院及门诊 80 例活动期、缓解期类风湿关节炎患者,发现与正常组比较,活动组和缓解组患者 ApoA1 和 ApoA1/ApoB 均显著下降,ApoB 差异无统计学意义。与缓解组相比,活动组的 ApoA1 和 ApoA1/ApoB 均显著下降(表 4-33)。60 例患者中 ApoA1 下降 21 例(35.0%),ApoB 升高 3 例(5.0%)。

表 4-33　类风湿关节炎活动期、缓解期患者及正常人 ApoA1、ApoB 及 ApoA1/ApoB 比较

组别	例数(n)	ApoA1	ApoB	ApoA1/ApoB
活动组	60	1.04±0.19*#	0.85±0.24	1.27±0.36*#
缓解组	20	1.18±0.17*	0.84±0.15	1.43±0.24*
正常组	20	1.39±0.11	0.83±0.14	1.73±0.36

注:* 与正常组比较,$P<0.05$。
与缓解组比较,$P<0.05$。

刘健等(2015)从安徽中医药大学第一附属医院风湿科选择了 180 例住院类风湿关节炎患者,并通过随机、对照、非盲的研究方法,以随机数字法分为实验组和对照组,各 90 例。结果显示,与同组治疗前相比,新风胶囊治疗后其 PA、HDL、ApoA1 和 ApoB 水平升高($P<0.05$ 或 $P<0.01$)。甲氨蝶呤组治疗后,其 PA 水平升高($P<0.01$);与甲氨蝶呤组治疗后比较,新风胶囊组 PA 和 HDL 水平均升高($P<0.05$),见表 4-34。新风胶囊干预后,类风湿关节炎患者的炎性指标如 ESR、CRP、IL-6 均降低,关节症状体征改善,其脂代谢指标如 PA、HDL、ApoA1 及 ApoB 明显升高,说明新风胶囊不但有改善类风湿关节炎关节症状,而且可调节脂蛋白代谢。

表4-34　新风胶囊组和甲氨蝶呤组患者脂代谢水平比较

组别	例数	时间	PA(mg/L)	TP(g/L)	ALB(g/L)	GLO(g/L)
新风胶囊组	90	治疗前	129.64±40.46	72.23±10.31	38.13±3.39	34.10±9.56
		治疗后	266.05±56.66***#	73.04±9.17	38.30±7.68	33.71±9.04
甲氨蝶呤组	90	治疗前	185.65±79.19	71.11±7.83	39.34±9.14	31.58±7.21
		治疗后	232.90±76.64**	71.65±11.63	40.11±10.07	31.65±8.09

组别	例数	时间	HDL(mmol/L)	LDL(mmol/L)	ApoA1(g/L)	ApoB(g/L)
新风胶囊组	90	治疗前	1.12±0.24	2.80±0.68	1.04±0.27	0.66±0.15
		治疗后	1.75±0.77***#	2.64±0.65	1.38±0.40**	0.89±0.24*
甲氨蝶呤组	90	治疗前	1.09±0.27	3.05±0.96	1.19±0.40	0.78±0.27
		治疗后	1.13±0.36	3.01±0.83	1.17±0.35	0.75±0.16

注：* 与同组治疗前后比较，$P<0.05$；** 与同组治疗前后比较，$P<0.01$。
　　# 与甲氨蝶呤组治疗后比较，$P<0.05$。

八、类风湿关节炎从脾论治改善氧化应激的随机对照研究

孙玥等(2015)将50例类风湿关节炎患者按随机数字表法分为两组：新风胶囊组（每次3粒，每日3次）和来氟米特组（每次10mg，每日1次），每组25例，连续治疗3个月。与治疗前相比，两组SOD、TAOC均显著升高，LPO显著降低，且新风胶囊组MDA亦较前显著降低，差异具有统计学意义（$P<0.05$）；与来氟米特组治疗后相比，新风胶囊组LPO降低明显，差异具有统计学意义（$P<0.05$），见表4-35。

表4-35　新风胶囊与来氟米特治疗前后氧化应激指标的变化

指标	新风胶囊组		来氟米特组	
	治疗前	治疗后	治疗前	治疗后
SOD(pg/mL)	285.99±137.40	320.61±75.49*	270.67±99.82	302.64±95.29*
TAOC(U/mL)	37.62±14.19	43.76±14.46*	37.45±13.64	41.36±15.31*
MDA(pg/mL)	61.26±13.98	44.78±10.02*	60.38±13.71	48.99±10.03
LPO(nmol/L)	57.30±15.45	40.87±11.35*#	55.45±15.65	46.92±10.88*

注：* 与治疗前比较，$P<0.05$。
　　# 与来氟米特组治疗后比较，$P<0.05$。

孙玥等(2016)队观察新风胶囊对类风湿关节炎患者及氧化应激的影响。将100例类风湿关节炎患者按随机数字表法分为治疗组、对照组，每组50例。治疗组给予新风胶囊（每次0.5g，每次3粒，每日3次），对照组予来氟米特片（每片0.1g，每次1片，每晚1次），两组均为1个疗程。与同组治疗前比较，两组治疗后外周血SOD、TAOC升高，ROS、MDA降低（$P<0.01$ 或 $P<0.05$）；与对照组治疗后比较，治疗组氧化应激相关指改善更明显（$P<0.01$，$P<0.05$），见表4-36。

表 4-36　新风胶囊治疗前后 SOD、TAOC、ROS 和 MDA 的变化

组别	时间	ROS(μg/mL)	MDA(μmol/L)	SOD(U/mL)	TAOC(μmol/mL)
治疗组	治疗前	28.73±11.25	4.46±1.54	74.15±13.66	2.75±0.28
	治疗后	5.13±3.28[**##]	2.72±0.37[*#]	145.24±45.17[**#]	3.63±0.65[**#]
对照组	治疗前	24.42±15.37	4.37±0.89	91.65±30.38	2.91±0.38
	治疗后	9.77±3.46[**]	3.05±0.38[**]	167.00±73.91[*]	3.26±0.49[*]

注：* 与治疗前比较，$P<0.05$；** 与治疗前比较，$P<0.01$。
　　# 与对照组治疗后比较，$P<0.05$；## 与对照组治疗后比较，$P<0.01$。

第三节　类风湿关节炎从脾论治的队列研究

队列研究是将某一特定人群按是否暴露于某可疑因素或暴露程度分为不同的亚组，追踪观察两组或多组成员结局(如疾病)发生的情况，比较各组之间结局发生率的差异，从而判定这些因素与该结局之间有无因果关联及关联程度的一种观察性研究方法。其基本原理是在一个特定人群中选择所需的研究对象，根据某个时期是否暴露于某个待研究的危险因素，或其不同的暴露水平而将研究对象分成不同的组，如暴露组和非暴露组、高剂量暴露组和低剂量暴露组等，随访观察一段时间，检查并登记各组人群待研究的预期结局的发生情况，比较各组结局的发生率，从而评价和检验危险因素与结局的关系。

一、队列研究的基本特征

(一) 研究类型

根据研究对象进入队列时间及终止观察的时间不同，可分为前瞻性队列研究、历史性队列研究和双向队列研究。

1. 前瞻性队列研究

前瞻性队列研究是队列研究的基本形式。研究对象的分组是根据研究对象现时的暴露状况而定的，此时研究的结局还没有出现，需前瞻观察一段时间才能得到。

2. 历史性队列研究

研究对象的分组是根据研究开始时研究者已掌握的有关研究对象在过去某个时点的暴露状况的历史资料作出的。

3. 双向性队列研究

双向性队列研究也称混合性队列研究，即在历史性队列研究的基础上，继续前瞻性观察一段时间，它是将前瞻性队列研究与历史性队列研究结合起来的一种模式，故兼有前瞻性队列研究和历史性队列研究的优点，且相对地在一定程度上弥补了各自的不足。

(二) 优缺点

1. 优点

资料可靠，一般不存在回忆偏倚；可直接获得暴露组和对照组人群的发病或死亡率，可

直接计算相对危险度(relative risk，RR)、归因危险度(attributable risk，AR)等反映疾病危险强度的指标;由于病因在前,疾病在后,所以检验假设的能力较强,一般可证实病因联系;有助于了解疾病的自然史,有时还可能获得多种预期以外的疾病结局资料,可分析一因多种疾病的关系。

2. 缺点

不适于发病率低疾病的病因研究;容易产生失访偏倚;研究耗费人、财、物和时间较多;在随访过程中,未知变量引入人群或人群中已知变量的变化等,都可使结局受到影响,使分析复杂化。

二、类风湿关节炎患者健脾化湿通络方药应用情况的队列研究

方妍妍等(2018)选取 2012 年 1 月 1 日至 2016 年 6 月 30 日安徽中医药大学第一附属医院收治的 1 812 例类风湿关节炎住院患者,出院后以服用中成药和中药汤剂为主。将应用口服中成药及中药汤剂时间<28 日(包括未用中药者)定义为非暴露组,将口服中成药及中药汤剂时间≥28 日定义为暴露组,其中≥28 日且<3 个月为低暴露组,≥3 个月且<6 个月为中暴露组,≥6 个月为高暴露组。随访成功 1 468 例,失访率 18.98%,其中男性 216 例(14.71%)、女性 1 252 例(85.29%),年龄(53.1±13.1)岁,平均随访时间最短 15 日,最长为 52 个月,随访时间为(14.3±13.8)个月;非暴露组 176 例(11.99%),低暴露组 162 例(11.04%),中暴露组 187 例(12.74%),高暴露组 943 例(64.24%)。

1 468 例患者服用口服中成药总频次为 3 475 次,共有 12 个品种:新风胶囊 494 次(14.22%)、黄芩清热除痹胶囊 383 次(11.02%)、新癀片 346 次(9.96%)、雷公藤多苷片 289 次(8.32%)、五味温通除痹胶囊 150 次(4.32%),杜仲壮骨丸 98 次(2.82%),颈椎活血胶囊 96 次(2.76%),其他合计 1 619 次(46.59%)。服用中成药时间最短 0.5 个月,最长为 52 个月,服用中成药平均时间为(14.28±13.81)个月。应用最多的新风胶囊具有益气健脾、化湿通络的功效(表 4-37)。

表 4-37 口服中成药的使用频次

口服中成药名	频次[占比(%)]
新风胶囊	494(14.22)
黄芩清热除痹胶囊	383(11.02)
新癀片	346(9.96)
雷公藤多苷片	289(8.32)
五味温通除痹胶囊	150(4.32)
杜仲壮骨丸	98(2.82)
颈椎活血胶囊	96(2.76)
其他	1 619(46.59)

1 468 例类风湿关节炎患者口服中药汤剂总频次为 3 952 次,包括 16 种中药汤剂:四妙散 846 次(21.41%)、身痛逐瘀汤 518 次(13.11%)、宣痹汤 355 次(8.98%)、独活寄生汤

334 次(8.45%)、桃红四物汤 277 次(7.01%)、二陈汤 174 次(4.40%)、防风汤 101 次(2.56%)、其他合计 1 347 次(34.08%)。应用中药汤剂时间最短者为 4 日,最长者为 52 个月,应用中药汤剂平均时间为(11.82±12.67)个月。应用频次较高的四妙散有健脾清热化湿之功,身痛逐瘀汤有祛瘀通络、除湿止痛之用(表 4-38)。

表 4-38 中药汤剂的使用频次

口服中药汤剂名	频次[占比(%)]
四妙散	846(21.41)
身痛逐瘀汤	518(13.11)
宣痹汤	355(8.98)
独活寄生汤	334(8.45)
桃红四物汤	277(7.01)
二陈汤	174(4.40)
防风汤	101(2.56)
其他	1 347(34.08)

随访成功的 1 468 例类风湿关节炎患者应用健脾药共 3 528 次,其中非暴露组 439 次、低暴露组 383 次、中暴露组 450 次、高暴露组 2 256 次;祛风湿药共 1 410 次,其中非暴露组 180 次、低暴露组 155 次、中暴露组 193 次、高暴露组 882 次;活血通络药共 3 289 次,其中非暴露组 410 次、低暴露组 360 次、中暴露组 422 次、高暴露组 2 097 次。

随访患者中终点事件共发生 80 例,其中再发入院共 43 例、关节外病变共 18 例、手术治疗共 10 例、全因死亡共 9 例。非暴露组终点事件共发生 37 例,再发入院 21 例、关节外病变 7 例、手术治疗 4 例、全因死亡 5 例;低暴露组终点事件共发生 21 例,再发入院 10 例、关节外病变 5 例、手术治疗 3 例、全因死亡 3 例;中暴露组终点事件共发生 14 例,再发入院 6 例、关节外病变 4 例、手术治疗 3 例、全因死亡 1 例;高暴露组终点事件共发生 8 例,再发入院 6 例、关节外病变 2 例、手术治疗 0 例、全因死亡 0 例。结果显示,暴露强度越高,终点事件的例数越少,说明长期服用健脾化湿通络药可降低类风湿关节炎患者终点事件的发生情况(表 4-39)。

表 4-39 各暴露组终点事件发生情况

组别	再发入院例数	关节外病变例数	手术治疗例数	全因死亡例数
非暴露组	21	7	4	5
低暴露组	10	5	3	3
中暴露组	6	4	3	1
高暴露组	6	2	0	0

采用 χ^2 检验分析性别、年龄、暴露强度等因素与终点事件的差异性(表 4-40)。性别、年龄因素与终点事件之间差异无统计学意义($P>0.05$),暴露强度因素与终点事件之间差

异有统计学意义($P<0.01$)。

表 4-40　类风湿关节炎患者终点事件的单因素分析

	性别		年龄		暴露强度	
	男	女	<30 岁	≥30 岁	非暴露组	暴露组
病例数	216	1 252	65	1 403	176	1 292
终点事件数	13	67	2	78	37	43
发生率(%)	6.02	5.35	3.08	5.56	21.02	3.33
χ^2	0.179		0.339		94.124	
P	0.672		0.560		<0.001	

以该研究资料为样本,以有无发生终点事件为应变量(赋值未发生、发生分别为 0、1),以前述单因素分析中 $P<0.10$ 的指标/因素为自变量(赋值见表 4-41),建立非条件 Logistic 回归模型。回归过程采用后退法,设定 α 退出=0.05,以进行自变量的选择和剔除。回归结果显示,暴露强度、茯苓、川芎、新风胶囊因素均被保留入回归方程中($P<0.05$),OR 在 1.095~2.109 之间,提示其可能为类风湿关节炎终点事件危险影响因素。其中川芎因素 OR 最大,为 2.109(表 4-41)。这说明健脾化湿通络方药不仅能减少类风湿关节炎患者终点事件的发生,而且能随着服药时间的延长而降低终点事件发生的可能性。

表 4-41　类风湿关节炎患者终点事件的 Logistic 回归分析

因素	赋值说明	β 值	标准误	Wald χ^2 值	P	OR (95%CI)
暴露强度	3=高,2=中,1=低,0=非	1.053	0.433	10.413	0.000	1.349(3.122~21.186)
茯苓	1=使用,0=未使用	0.091	0.538	0.057	0.028	1.095(0.307~2.524)
川芎	1=使用,0=未使用	0.737	0.285	6.686	0.009	2.109(0.274~0.837)
新风胶囊	1=使用,0=未使用	0.561	0.488	5.324	0.039	1.571(0.886~3.522)

三、中医药治疗类风湿关节炎患者随访期间终点事件发生情况的队列研究

董文哲等(2018b)采用队列研究设计,电话随访安徽中医药大学第一附属医院 2012 年 1 月至 2015 年 6 月首次诊断为类风湿关节炎的患者,记录出院后口服中成药及中药汤剂的种类和服用时间,以及有无再发加重入院、关节外病变、手术治疗和全因死亡等终点事件的出现,采用 Logistic 回归等统计学方法分析出院后患者的中医药干预与终点事件发生之间的相关性。

共纳入 1 812 例类风湿关节炎患者,完成随访 1 468 例,失访 344 例,失访率 18.98%;随访成功者男 216 例,女 1 252 例;平均随访年龄 53.09±13.11 岁;随访成功者服用中医药时

间最短 4 日，最长 52 个月，平均 14.28±13.81 个月。各组在年龄上比较，差异无统计学意义（P>0.05）；非暴露组与各暴露组的病程比较，差异无统计学意义（P>0.05）。

1 468 例患者出院后所服用中成药的种类共计 12 种，总频次为 3 475 次，服用时间 0.1~52 个月，平均 14.28±13.81 个月。服用的中药汤剂共计 12 种，总频次为 3 952 次，服用时间为 0.1~53 个月，平均 9.20±10.75 个月。根据使用频率，我们发现四妙散、知柏地黄汤使用较为频繁，以上 2 副方剂主要用于治疗湿热痹阻型类风湿关节炎（表 4-42）。

表 4-42　中成药及中药汤剂服用情况

中成药			中药汤剂		
药物名称	频次	频率(%)	方剂名称	频次	频率(%)
新风胶囊	494	14.22	四妙散	1 023	25.89
黄芩清热除痹胶囊	383	11.02	知柏地黄汤	861	21.79
新癀片	346	9.96	身痛逐瘀汤	518	13.11
雷公藤多苷片	289	8.32	宣痹汤	355	8.98
五味温通除痹胶囊	150	4.32	独活寄生汤	334	8.45
杜仲壮骨丸	98	2.82	桃红四物汤	277	7.01
颈椎活血胶囊	96	2.76	二陈汤	174	4.4
六味养血合剂	58	1.67	丹参饮	105	2.66
风湿骨痛胶囊	45	1.29	防风汤	101	2.56
芙蓉膏	190	5.47	十全大补汤	95	2.4
消瘀接骨散	21	0.60	防己黄芪汤	92	2.33
其他	1 115	32.09	其他	17	0.43

根据患者中药使用情况，经统计，使用频次最多的 12 味中药依次为茯苓、丹参、陈皮、薏苡仁、红花、威灵仙、蒲公英、桃仁、白花蛇舌草、川芎、紫花地丁、桑寄生，按功效将这 12 味中药分为 4 类，分别为健脾药（茯苓、薏苡仁、陈皮）、活血药（丹参、桃仁、红花）、清热药（白花蛇舌草、蒲公英、紫花地丁）、祛风湿药（威灵仙、川芎、桑寄生），见表 4-43。

表 4-43　各暴露组及非暴露组中药服用频次情况

组别	健脾药			活血药			清热药			祛风湿药		
	茯苓	薏苡仁	陈皮	丹参	桃仁	红花	白花蛇舌草	蒲公英	紫花地丁	威灵仙	川芎	桑寄生
非暴露组	151	142	146	148	127	135	105	128	16	127	48	5
低暴露组	133	119	131	132	111	117	88	113	21	117	32	6
中暴露组	158	142	150	149	131	142	93	121	22	132	54	7
高暴露组	799	709	748	748	652	697	501	661	88	672	174	36

随访患者中终点事件共发生 80 例,其中再发入院 43 例,关节外病变 18 例,手术治疗 10 例,全因死亡 9 例。

采用单因素 χ^2 检验,分析性别、年龄、暴露强度等因素与终点事件的相关性。性别、年龄与终点事件比较,差异无统计学意义($P>0.05$);暴露强度与终点事件比较,差异有统计学意义($P<0.01$)。

第四节 类风湿关节炎从脾论治数据挖掘研究

数据挖掘是近年来随着数据库和人工智能技术的发展而出现的一种全新信息技术,是指从大量的、不完全的、有噪声的、模糊的数据中提取隐含在其中的人们事先不知道的但又是潜在有用的信息的过程。数据挖掘又是一种决策支持过程,它能高度自动化地分析数据仓库中原有的数据,做出归纳性推理,从中挖掘出潜在的模式,帮助决策者做出正确决策。医学领域同样存在大量的数据,包括完整的人类遗传密码信息,大量关于患者的病史、诊断、检验和治疗的临床信息、药品管理信息、医院管理信息等。数据挖掘理论应用于医学,通过对医学数据进行分析,提取隐含在其中的有价值、有意义的信息,对于医生明确诊断、治疗患者及促进疾病和康复的研究都具有极其重要的意义。

因此,本节总结了类风湿关节炎从脾论治改善免疫炎症、高凝状态、贫血、氧化应激和患者感受数据挖掘。

一、类风湿关节炎从脾论治改善免疫炎症数据挖掘

(一) 新风胶囊改善类风湿关节炎患者免疫炎症指标的数据挖掘分析

董文哲等(2018c)利用医院信息系统(hospital information system, HIS)收集安徽中医药大学第一附属医院风湿病科 2012 年 6 月至 2017 年 12 月年活动期类风湿关节炎住院患者的病历资料,共计 2 221 例。设置口服雷公藤多苷片(每日 3 次,每次 10 mg)为单味雷公藤组,口服新风胶囊(每日 3 次,每次 3 粒)为复方雷公藤组(新风胶囊组)。

1. 单味雷公藤制剂和复方雷公藤制剂患者免疫炎症指标差值情况

与同组治疗前相比,两组类风湿关节炎患者 IgA、IgG、RF、anti-CCP、hs-CRP、ESR 治疗后均降低;两组治疗差值相比较,单味雷公藤组在降低 IgA、IgG、RF、anti-CCP、hs-CRP、ESR 方面优于新风胶囊组,新风胶囊组在降低 IgM 方面优于单味雷公藤组,差异有统计学意义($P<0.01$ 或 $P<0.05$),见表 4-44。

2. 单味雷公藤制剂和复方雷公藤制剂患者治疗前后肝肾功能情况

与治疗前相比,两组类风湿关节炎患者治疗后 ALP、CREA、BUN、UA 均下降,ALT、AST 表达升高,差异有统计学意义($P<0.01$)。新风胶囊组在升高 ALT,降低 BUN、β-MG、MA 方面优于雷公藤多苷组,雷公藤多苷组在降低 ALP、CREA、UA 方面优于新风胶囊组,差异具有统计学意义($P<0.05$ 或 $P<0.01$),见表 4-45。

表 4-44 两组类风湿关节炎患者免疫炎症指标治疗前后差值情况

指标	单味雷公藤组			新风胶囊组		
	治疗前	治疗后	差值	治疗前	治疗后	差值
IgA(g/L)	2.82±1.35	2.68±1.22**	-0.21±0.47	2.82±1.33	2.72±1.21**	-0.10±0.38#
IgG(g/L)	13.55±4.55	13.38±4.18*	-0.22±1.72	14.18±4.60	13.70±4.19**	-0.15±1.62#
IgM(g/L)	1.35±0.81	1.33±0.69*	-0.02±0.36	1.27±0.63	1.24±0.23*	-0.03±0.37##
RF(U/mL)	171.63±206.76	157.06±195.43**	-13.58±172.62	164.87±202.21	154.24±196.50**	-9.72±142.93#
anti-CCP(U/mL)	322.87±272.43	287.74±245.75**	-37.63±373.62	295.05±270.70	259.09±240.30**	-35.94±327.35#
hs-CRP(mg/L)	30.73±37.91	10.45±18.67**	-21.42±27.75	32.22±37.32	11.23±18.48**	-21.25±31.85#
ESR(mm/h)	51.26±32.09	37.79±24.97**	-14.40±23.63	52.55±32.10	39.14±26.11**	-13.93±25.96##

注: * 与治疗前比较,P<0.05; ** 与治疗前比较,P<0.01。
与治疗前差值比较,P<0.05, ## 与治疗前差值比较,P<0.01。

表 4-45 两组类风湿关节炎患者治疗前后肝肾功能情况

指标	雷公藤多苷组			新风胶囊组		
	治疗前	治疗后	差值	治疗前	治疗后	差值
ALT(U/L)	16.07±8.38	18.27±6.83**	2.74±12.43	14.64±11.35	17.31±13.34	2.28±15.35#
AST(U/L)	19.35±7.43	19.53±5.73**	0.18±7.74	20.13±19.53	21.97±17.39**	-0.18±14.53
ALP(U/L)	104.27±33.09	100.80±30.87**	-3.99±31.64	101.56±48.25	98.50±34.50**	-2.99±38.54##
GGT(U/L)	37.77±43.79	34.86±46.87	3.12±44.43	23.94±24.09	24.70±24.26	0.89±24.16
CREA(μmol/L)	55.32±17.36	53.74±14.63**	-1.63±11.35	50.92±21.53	51.16±20.34**	0.38±4.12#
BUN(mmol/L)	5.27±1.43	5.18±1.26**	-0.12±1.15	5.21±1.57	5.01±1.64**	-0.21±1.32##
UA(μmol/L)	263.83±90.88	230.99±78.21**	-32.98±82.54	258.60±80.88	230.15±73.48**	-28.35±74.64##
β-MG(mg/L)	1.88±5.25	2.30±8.44	0.42±6.75	2.68±8.10	2.66±8.10	-0.02±8.10#
MA(mg/L)	33.13±73.85	43.70±68.22	10.35±72.64	24.56±35.62	23.42±33.54	-1.17±34.15#
TRU(mg/L)	3.55±5.74	3.34±4.95	-0.21±4.97	2.78±2.05	2.81±2.20	0.03±2.18
IgU(mg/L)	8.50±9.23	8.14±8.80	-0.36±8.98	8.32±9.09	8.20±8.73	0.12±8.87

注: ** 与治疗前比较,P<0.01。
两组治疗差值比较,P<0.05; ## 两组治疗差值比较,P<0.01。

3. 单味雷公藤制剂和复方雷公藤制剂与免疫炎症指标的关联分析

单味雷公藤制剂和复方雷公藤制剂与免疫炎症、肝肾功能指标的改善均有明显关联关系，且复方雷公藤制剂与 IgA、IgG、IgM、anti-CCP、hs-CRP、ESR 等指标改善的关联置信度明显高于单味雷公藤制剂，置信度均在 40% 以上（表 4-46）。

表 4-46 单味雷公藤制剂和复方雷公藤制剂与免疫炎症指标的关联分析

前项	后项	支持度	置信度
IgA ↓	新风胶囊	80.24	50.33
IgG ↓	新风胶囊	80.10	54.31
IgM ↓	新风胶囊	70.65	54.75
anti-CCP ↓	新风胶囊	76.72	54.94
hs-CRP ↓	新风胶囊	79.15	52.16
ESR ↓	新风胶囊	78.53	54.76
IgA ↓	单味雷公藤	80.24	42.13
IgG ↓	单味雷公藤	80.13	41.24
IgM ↓	单味雷公藤	71.65	42.64
anti-CCP ↓	单味雷公藤	76.73	39.24
hs-CRP ↓	单味雷公藤	79.04	42.21
ESR ↓	单味雷公藤	78.52	39.46

4. 随机行走模型评价

基线资料分析显示，两组患者的一般情况、内服药物情况等方面，差异无统计学意义（$P>0.05$），具有可比性。新风胶囊组患者 IgM 共有 598 次综合评价记录，临床意义在于患者综合指标每改善一分，需要行走 3.27 步，或者每正向行走一步，综合改善率为 4.23%，或在评价临床疗效时，以评价指标实测值乘以 0.172 6 为期望改善值。单味雷公藤组患者 IgM 共有 571 次综合评价记录，临床意义在于患者综合指标每改善一分，需要行走 7.86 步，或者每正向行走一步，综合改善率为 6.31%，或在评价临床疗效时，以评价指标实测值乘以 0.138 7 为期望改善值。新风胶囊组患者 hs-CRP 共有 1 175 次综合评价记录，临床意义在于患者综合指标每改善一分，需要行走 3.83 步，或者每正向行走一步，综合改善率为 32.42%，或在评价临床疗效时，以评价指标实测值乘以 0.528 9 为期望改善值。单味雷公藤组患者 hs-CRP 共有 998 次综合评价记录，临床意义在于患者综合指标每改善一分，需要行走 3.55 步，或者每正向行走一步，综合改善率为 31.33%，或在评价临床疗效时，以评价指标实测值乘以 0.573 6 为期望改善值。新风胶囊组患者 anti-CCP 共有 703 次综合评价记录，临床意义在于患者综合指标每改善一分，需要行走 5.34 步，或者每正向行走一步，综合改善率为 19.35%，或在评价临床疗效时，以评价指标实测值乘以 0.440 1 为期望改善值。单味雷公藤组患者 anti-CCP 共有 658 次综合评价记录，临床意义在于患者综合指标每改善一分，需要行走 4.20 步，或者每正向行走一步，综合改善率为 21.64%，或在评价临床疗效时，以评价指标实测值乘以 0.505 3 为期望改善值（表 4-47）。

表 4-47 两组类风湿关节炎患者 IgM、hs-CRP、anti-CCP 随机行走模型评价指标

	组别	随机波动最大值	行走步数	行走正向增长率	随机波动幂率值	好转或改善系数	比值
IgM	新风胶囊组	90	1 517	0.042	0.363 5±0.117 2	0.172 6	3.27
	单味雷公藤组	44	1 474	0.063	0.399 3±0.086 2	0.138 7	7.86
hs-CRP	新风胶囊组	787	2 334	0.324	0.341 6±0.071 4	0.528 9	3.83
	单味雷公藤组	680	1 979	0.313	0.392 8±0.081 4	0.573 6	3.55
anti-CCP	新风胶囊组	373	1 935	0.183	0.556 4±0.121 3	0.440 1	5.34
	单味雷公藤组	327	1 637	0.216	0.504 3±0.117 5	0.505 3	4.20

（二）健脾化湿中药治疗类风湿关节炎免疫炎症用药规律数据挖掘研究

端淑杰等（2017）应用安徽中医药大学第一附属医院电子病历软件统计 2012 年 10 月至 2015 年 10 月安徽中医药大学第一附属医院风湿科诊断为类风湿关节炎的住院患者,共 2 374 例病例资料。其中女性占 85.3%,男性占 14.7%,平均年龄 53.1±13.1 岁;平均住院时间 18.9±9.7 日。

1. 健脾药使用情况

2 374 例患者使用中药共 380 味,健脾药茯苓、薏苡仁、山药使用频率分别为 94.3%、84.8%、79.2%,为临床最常用中药,其味甘,多归脾、肾经（表 4-48）。

表 4-48 健脾药使用频次、频率及性味归经

中药	频次	频率（%）	性味	归经
茯苓	9 631	94.3	甘、淡、平	心、脾、肾
薏苡仁	8 333	84.8	甘、淡、凉	脾、胃、肺
山药	7 451	79.2	甘、平	脾、肺、肾

2. 单个健脾药与免疫炎症指标关联分析

采用关联规则分析茯苓、薏苡仁、山药与免疫炎症指标的支持度和置信度见表 4-49。茯苓与 ESR、hs-CRP 下降支持度均约为 95%,置信度均高于 60%,表明茯苓与炎症指标 ESR、hs-CRP 下降有关联;薏苡仁与 α1-AGP、RF、anti-CCP、C3、IgG 下降的支持度均高于 75%,薏苡仁与 α1-AGP 下降置信度为 92.70%,与 RF 下降置信度为 66.27%,与 anti-CCP、C3、IgG 下降置信度为 50%~60%,表明薏苡仁既与炎症指标下降有关联,也与免疫指标下降有关联;山药与免疫指标 C4、IgA、血小板下降支持度均约为 78%,置信度均高于 50%,表明山药与免疫指标下降有关联。

表 4-49 健脾药与免疫炎症指标关联分析

前项	后项	支持度（%）	置信度（%）
茯苓	ESR↓	95.56	68.31
茯苓	hs-CRP↓	95.50	79.11
薏苡仁	RF↓	85.13	66.27

（续表）

前项	后项	支持度（%）	置信度（%）
薏苡仁	antI-CCP ↓	84.96	50.44
薏苡仁	α1-AGP ↓	86.96	92.70
山药	血小板 ↓	79.23	55.63
薏苡仁	补体 C3 ↓	85.28	57.12
山药	补体 C4 ↓	78.67	54.09
山药	IgA ↓	78.95	50.42
薏苡仁	IgG ↓	86.66	50.08

3. 健脾药联合祛风除湿药与实验室指标的关联分析

祛风湿药为临床治疗痹证常用中药,有独活、威灵仙、车前草、豨莶草;采用关联规则分析上述 3 味健脾药联合祛风湿药与实验室指标下降的关系,前项药物数设为 4,最小支持度为 20%,最小置信度为 50%。健脾药联合祛风湿药与 ESR、hs-CRP、RF、anti-CCP、α1-AGP、补体 C3、补体 C4、血小板、IgA、IgG 下降有关联;其中薏苡仁联合车前草、豨莶草、威灵仙关联 α1-AGP 下降的支持为 27.40%,置信度为 93.75%;薏苡仁、山药、独活、豨莶草组合关联 hs-CRP 下降支持度为 20.30%,置信度为 87.09%;茯苓、山药联合祛风湿药关联 ESR、RF 下降支持度均高于 20%,置信度均高于 70%;薏苡仁、山药联合祛风湿药关联补体 C3、补体 C4 下降支持度高于 20%,置信度高于 60%;健脾药联合祛风湿药与免疫炎症指标下降有关联(表 4-50)。

表 4-50 健脾药联合祛风湿药与实验室指标关联分析

前项	后项	支持度（%）	置信度（%）
茯苓+山药+车前草+豨莶草	ESR ↓	25.42	73.86
薏苡仁+山药+独活+豨莶草	hs-CRP ↓	20.30	87.09
茯苓+山药+独活+威灵仙	RF ↓	23.34	70.13
茯苓+薏苡仁+车前草+威灵仙	anti-CCP ↓	32.14	51.63
薏苡仁+车前草+豨莶草+威灵仙	α1-AGP ↓	27.40	93.75
山药+薏苡仁+车前草+豨莶草	血小板 ↓	25.18	58.57
薏苡仁+山药+独活+豨莶草	补体 C3 ↓	20.51	66.06
薏苡仁+山药+威灵仙+独活	补体 C4 ↓	21.57	63.59
茯苓+薏苡仁+山药+独活	IgA ↓	24.17	50.22
茯苓+山药+薏苡仁+车前草	IgG ↓	34.66	50.46

4. 健脾药联合清热利湿药与实验室指标的关联分析

常用清热利湿药有蒲公英、白花蛇舌草、黄芩、泽泻,采用关联规则分析上述 3 味健脾药联合清热利湿药与实验室指标下降的关系,前项药物数设为 4,最小支持度为 20%,最小置信度为 50%。健脾药与清热利湿药组合与 ESR、hs-CRP、RF、anti-CCP、α1-AGP、补体 C3、补体 C4 下降有关联;其中药物关联 ESR、hs-CRP、α1-AGP、RF 下降支持度均高于 20%,置信度均高于 80%;茯苓、薏苡仁、蒲公英、白花蛇舌草组合关联 anti-CCP 下降支持度为

32.14%,置信度为74.02%;健脾药联合清热利湿药与免疫炎症指标下降有关联(表4-51)。

表4-51　健脾药联合清热利湿药与实验室指标关联分析

前项	后项	支持度(%)	置信度(%)
茯苓+薏苡仁+蒲公英+白花蛇舌草	ESR↓	28.10	87.10
薏苡仁+茯苓+蒲公英+黄芩	hs-CRP↓	22.10	90.09
薏苡仁+山药+蒲公英+白花蛇舌草	RF↓	28.10	82.01
茯苓+薏苡仁+蒲公英+白花蛇舌草	anti-CCP↓	32.14	74.02
薏苡仁+山药+蒲公英+黄芩	α1-AGP↓	27.40	93.75
薏苡仁+山药+蒲公英+白花蛇舌草	补体C4↓	22.57	60.59
茯苓+山药+蒲公英+泽泻	补体C3↓	20.10	61.01

5. 健脾药联合活血通络药与实验室指标关联分析

临床常用活血通络药有丹参、桃仁、红花、鸡血藤,采用关联规则分析健脾药联合活血通络药与实验室指标的关联关系见表4-52:健脾药联合活血通络药关联ESR、hs-CRP、RF、anti-CCP、α1-AGP、血小板、IgA、IgG下降支持度均高于20%,置信度均高于50%;其中置信度高于70%的有hs-CRP、α1-AGP、血小板。这表明健脾药联合活血通络药与炎症、凝血、免疫有关。

表4-52　健脾药联合活血通络药与实验室指标关联分析

前项	后项	支持度(%)	置信度(%)
茯苓+薏苡仁+桃仁+红花	ESR↓	29.10	55.10
薏苡仁+山药+丹参+桃仁	hs-CRP↓	27.30	70.09
茯苓+薏苡仁+丹参+鸡血藤	RF↓	32.10	65.09
薏苡仁+山药+桃仁+红花	anti-CCP↓	32.14	65.63
薏苡仁+茯苓+丹参+红花	α1-AGP↓	34.40	90.75
山药+薏苡仁+丹参+红花	血小板↓	28.18	76.57
茯苓+山药+丹参+红花	IgA↓	46.17	52.22
茯苓+薏苡仁+丹参+鸡血藤	IgG↓	50.66	56.46

(三)基于关联规则研究五味温通除痹胶囊对类风湿关节炎寒湿证患者免疫炎症指标的影响

张颖等(2020)选取2018年12月至2019年6月在安徽中医药大学第一附属医院就诊的390例住院类风湿关节炎寒湿证患者,根据是否使用五味温通除痹胶囊将患者分为治疗组(五味温通除痹胶囊+中药,73例),对照组(单纯中药,317例)。

1. 两组患者一般情况比较

该研究共纳入390例类风湿关节炎寒湿证患者,其中治疗组73例,对照组317例。治疗前,两组患者在性别、年龄方面比较,差异无统计学意义($P>0.05$),见表4-53。

表 4-53　两组患者一般情况比较

组别	例数	性别		年龄(岁)
		男[占比(%)]	女[占比(%)]	
观察组	73	11(15.07)	62(84.93)	47.23±12.27
对照组	317	51(16.09)	266(83.91)	50.40±12.63
统计量		$\chi^2=0.046$		$t=0.635$
P		0.830		0.426

2. 两组患者治疗后临床指标的改善情况

治疗后对照组 hs-CRP、RF、补体 C3、补体 C4、IgA、IgG、IgM 明显降低,且差异有统计学意义($P<0.05$),而 anti-CCP 改善差异无统计学意义($P>0.05$),见表 4-54。

表 4-54　对照组患者治疗前后各项指标的改善情况($n=317$)

指标	治疗前	治疗后	Z	P
hs-CRP	17.61(4.55, 46.59)	1.87(0.44, 8.34)	-12.512	<0.05
RF	89.50(24.25, 210.85)	72.30(22.35, 188.35)	-6.832	<0.05
anti-CCP	212.82(38.06, 545.26)	226.62(34.09, 544.14)	-1.552	0.121
补体 C3	115.10(98.15, 128.85)	106.90(91.35, 118.45)	-8.371	<0.05
补体 C4	25.40(20.35, 31.25)	22.30(17.85, 28.30)	-10.025	<0.05
IgA	2.50(1.94, 3.31)	2.37(1.82, 3.17)	-5.239	<0.05
IgG	12.37(10.09, 15.33)	11.78(9.51, 14.27)	-7.015	<0.05
IgM	1.21(0.91, 1.60)	1.27(0.95, 1.66)	-3.014	<0.05

治疗后治疗组 hs-CRP、RF、anti-CCP、补体 C3、补体 C4、IgG 明显降低,且差异有统计学意义($P<0.05$),而 IgA、IgM 改善差异无统计学意义($P>0.05$),见表 4-55。

表 4-55　治疗组患者治疗前后各项指标的改善情况($n=73$)

指标	治疗前	治疗后	Z	P
hs-CRP	15.65(2.31, 34.72)	1.64(0.32, 8.39)	-5.800	<0.05
RF	60.30(16.15, 181.85)	41.50(13.15, 140.85)	-2.968	<0.05
anti-CCP	140.68(27.95, 347.76)	139.23(29.23, 385.43)	-0.431	<0.05
补体 C3	111.80(92.00, 131.55)	104.60(91.55, 115.30)	-2.994	<0.05
补体 C4	24.40(18.75, 31.50)	21.80(15.25, 26.45)	-4.359	<0.05
IgA	2.53(1.89, 3.46)	2.34(1.84, 3.22)	-1.371	0.170
IgG	14.43(11.95, 18.29)	13.90(11.60, 16.25)	-3.511	<0.05
IgM	1.28(0.97, 1.94)	1.28(0.93, 1.86)	-0.885	0.376

3. 两组患者治疗前后临床指标差值比较

治疗后,两组 hs-CRP、anti-CCP、IgM 差值比较,差异有统计学意义($P<0.05$);而 RF、补体 C3、补体 C4、IgA、IgG 差值比较,差异无统计学意义($P>0.05$),见表 4-56。

表 4-56　两组患者治疗前后各项指标差值的改善情况($n=390$)

指标	治疗组	对照组	Z	P
hs-CRP	4.80(0.00, 25.84)	9.74(0.01, 36.56)	5.257	<0.05
RF	0.30(0.00, 18.50)	3.20(0.00, 23.60)	-0.788	0.430
anti-CCP	0.00(-26.43, 7.72)	0.00(-7.85, 47.81)	-2.802	<0.05
补体 C3	0.00(0.00, 14.75)	3.30(0.00, 17.15)	1.464	0.143
补体 C4	1.00(0.00, 6.750)	2.30(0.00, 6.30)	0.440	0.660
IgA	0.00(-26.43, 7.72)	0.00(-0.04, 0.26)	1.037	0.300
IgG	0.00(0.00, 1.65)	0.10(-0.01, 1.63)	0.522	0.602
IgM	0.00(-0.12, 0.04)	0.00(-0.015, 0.70)	-2.398	<0.05

4. 五味温通除痹胶囊与各项指标的关联规则分析

设定前项为五味温通除痹胶囊,即为 T;后项为实验室指标,改善或不变为 T,反之则为 F。最小支持度为 10%,最小置信度为 80%。经过 Apriori 模块分析,得出五味温通除痹胶囊与免疫炎症指标的改善有明显关联,且以五味温通除痹胶囊与 hs-CRP、RF、补体 C3、补体 C4、IgA、IgM 指标改善的关联为主,支持度>10%,置信度>80%,提升度>1;余下指标不满足设定的规则(表 4-57)。

表 4-57　五味温通除痹胶囊与实验室指标的关联规则分析

前项	后项	支持度(%)	置信度(%)	提升度
五味温通除痹胶囊	hs-CRP↓	19.623	80.303	1.063
五味温通除痹胶囊	RF↓	19.623	84.737	1.011
五味温通除痹胶囊	anti-CCP↓	19.623	91.304	0.999
五味温通除痹胶囊	补体 C3↓	19.623	89.041	1.086
五味温通除痹胶囊	补体 C4↓	19.623	90.740	1.005
五味温通除痹胶囊	IgA↓	19.623	80.655	1.008
五味温通除痹胶囊	IgG↓	19.623	89.393	0.983
五味温通除痹胶囊	IgM↓	19.623	87.272	1.006

5. 五味温通除痹胶囊联合中药与实验室指标的关联规则分析

设定前项数为 2,即五味温通除痹胶囊联合某味中药,后项为实验室指标,最小置信度为 90%,最小支持度为 10%。分析得出,五味温通除痹胶囊联合中药与实验室指标的改善均有明显关联,且五味温通除痹胶囊联合丹参、鸡血藤、威灵仙、桂枝与 RF、补体 C3、IgM、

IgA 指标改善的关联较高,支持度均大于 10%,置信度均大于 90%,提升度>1(表 4-58)。而且联合中药后,改善指标的置信度明显高于单纯运用中成药组。

表 4-58   五味温通除痹胶囊联合中药与实验室指标的关联规则分析

前项	后项	支持度(%)	置信度(%)	提升度
五味温通除痹胶囊+丹参	RF↓	13.172	91.633	1.069
五味温通除痹胶囊+鸡血藤	补体 C3↓	10.215	94.737	1.155
五味温通除痹胶囊+威灵仙	IgM↓	17.742	92.303	1.370
五味温通除痹胶囊+桂枝	IgA↓	16.398	93.328	1.099

(四)黄芩清热除痹胶囊联合新风胶囊改善类风湿关节炎湿热证患者免疫炎症指标的数据挖掘研究

孙艳秋等(2020b)利用医院 HIS 收集安徽中医药大学第一附属医院风湿病科 2012 年 6 月至 2019 年 6 月年类风湿关节炎住院患者的病历资料,有 1 029 例患者符合该研究要求。同时使用黄芩清热除痹胶囊、新风胶囊(黄芩清热除痹胶囊:每日 3 次,每次 3 粒;新风胶囊:每日 3 次,每次 3 粒)为实验组,单纯使用新风胶囊口服(每日 3 次,每次 3 粒)为对照组。

1. 两组患者一般情况比较

依据纳入及排除标准,共计 1 029 例类风湿关节炎患者符合该研究要求,其中对照组 679 例,实验组 350 例。两组患者在性别、年龄及住院治疗天数等方面,差异无统计学意义($P>0.05$),见表 4-59。

表 4-59   两组患者一般情况比较

组别	例数[占比(%)]	男/女	平均年龄(岁)	住院治疗天数(日)
实验组	350(34.01)	84/266(1:3.17)	54.51±9.11	18.41±6.30
对照组	679(65.99)	161/518(1:3.22)	55.23±12.27	17.93±8.35

2. 两组类风湿关节炎患者西药使用情况

两组患者住院期间,常规口服改善病情抗风湿药、非甾体抗炎药等,调取使用频次较高的 5 种药物;经统计两组患者的合并用药情况,两组患者在甲氨蝶呤、来氟米特、羟氯喹、甲泼尼龙、美洛昔康的合并用药方面,差异均无统计学意义($P>0.05$)。

3. 两组患者免疫指标治疗前后及差值比较情况

两组治疗前实验室指标相比,差异无统计学意义($P>0.05$),两组治疗后可进行比较。与同组治疗前相比,两组类风湿关节炎患者治疗后 ESR、hs-CRP、RF、IgA、IgG、IgM、补体 C3、补体 C4、anti-CCP 均降低,差异具有统计学意义($P<0.05$ 或 $P<0.01$)。

两组治疗前后差值(治疗前-治疗后)相比较,实验组在降低 ESR、hs-CRP、RF、IgG、补体 C3、anti-CCP 方面均优于对照组,差异具有统计学意义($P<0.05$ 或 $P<0.01$)。两组治疗差值在 IgA、IgM、补体 C4 方面比较,差异无统计学意义($P>0.05$),见表 4-60。

表 4-60　两组类风湿关节炎患者炎症、免疫指标治疗前后及差值比较情况

指标	对照组($n=679$)			实验组($n=350$)		
	治疗前	治疗后	差值	治疗前	治疗后	差值
ESR(mm/h)	50.64±22.45	41.42±20.18**	9.22±2.27	52.78±24.67	41.45±22.33**	11.33±2.34#
hs-CRP(mg/L)	31.03±11.47	16.55±8.52**	14.48±2.95	33.99±20.36	16.23±17.19**	17.76±3.17##
RF(U/mL)	165.24±54.87	153.49±43.34**	11.75±11.53	172.06±100.15	156.33±88.75**	15.73±11.40##
IgA(g/L)	2.81±1.36	2.70±1.32*	0.11±0.04	2.83±1.59	2.69±1.56*	0.14±0.03
IgG(g/L)	13.44±4.36	12.91±4.26**	0.53±0.10	13.60±4.48	12.87±4.36**	0.73±0.12#
IgM(g/L)	1.46±0.71	1.23±0.65*	0.23±0.07	1.47±0.83	1.25±0.81*	0.22±0.02
C3(mg/dL)	114.96±25.07	109.78±22.47*	5.18±2.60	116.77±25.68	110.21±21.44**	6.56±4.24#
C4(mg/dL)	25.34±10.78	23.15±9.63**	2.19±1.15	25.46±10.45	23.30±9.15**	2.16±1.30
anti-CCP(U/mL)	280.68±116.95	240.60±104.32**	40.08±12.63	278.99±109.44	234.71±107.12**	44.28±2.32#

注：* 与同组治疗前比较，$P<0.05$；** 与同组治疗前比较，$P<0.01$。

\# 与对照组治疗前后差值比较，$P<0.05$；## 与对照组治疗前后差值比较，$P<0.01$。

4. 两组类风湿关节炎患者 ESR、IgG 的随机行走模型评价

患者的一般情况、合并用药等基线方面，差异无统计学意义（$P>0.05$）。以具有统计学意义的实验室指标（ESR、hs-CRP、RF、IgG、补体 C3、anti-CCP）为基础，构建随机行走模型。

随机行走模型显示，实验组在 ESR、IgG 行走正向增长率、随机波动幂率值、改善系数、期望改善值等方面均优于对照组，两组患者的 ESR、IgG 的综合评价指标和接受的干预措施存在长程关联。hs-CRP、RF、补体 C3、anti-CCP 未出现长程关联。

（五）基于关联规则挖掘健脾中药对湿热痹阻型类风湿关节炎患者免疫炎症的影响

郭锦晨等（2017a）收集安徽中医药大学第一附属医院风湿病科 2012～2015 年湿热痹阻型类风湿关节炎住院患者的病历资料，确诊的湿热痹阻型类风湿关节炎患者 1204 例，涉及处方 1124 张。

1. 健脾中药前 10 位频次、频率、性味归经

健脾中药频率较高的前 10 位见表 4-61，频率大于 80% 药物为茯苓、薏苡仁、陈皮，药味以甘为主，药性以温、平为主，归经以脾经为主。

表 4-61　前 10 位健脾中药频次、频率、性味、归经

药物	频次	频率	性味	归经
茯苓	1016	90.4	甘、淡、平	心、脾、肾经
薏苡仁	966	85.9	甘、淡、凉	脾、胃、肺经
陈皮	933	83.0	辛、苦、温	脾、肺经
山药	854	75.9	甘、平	脾、肺、肾经
泽泻	780	69.4	甘、寒	肾、膀胱经
猪苓	391	34.8	甘、淡、平	肾、膀胱经
麦芽	388	34.5	甘、平	脾、胃、肝经
厚朴	268	23.8	辛、苦、温	脾、胃、肺、大肠经
黄芪	242	21.5	甘、微温	脾、肺经
谷芽	277	24.6	甘、温	脾、胃经

2. 健脾中药与免疫炎症指标的关联规则分析

设定前项为健脾中药(茯苓、薏苡仁、陈皮),且为 1 位,后项为实验室指标,最小置信度为70%,最小支持度为 20%。经 Aprior 模块分析,前项与后项支持度、置信度结果见表 4-62。

表 4-62 前三位健脾中药与免疫炎症指标的关联规则分析

前项	后项	RF	ESR	SOD	anti-CCP
茯苓	支持度	97.36	97.54	97.04	98.02
	置信度	78.51	85.01	89.32	82.24
薏苡仁	支持度	92.66	92.63	89.64	92.85
	置信度	78.79	85.16	90.42	82.24
陈皮	支持度	89.34	89.49	87.27	89.67
	置信度	78.77	84.86	89.83	81.49

3. 薏苡仁和其他类中药联用与免疫炎症指标的关联规则分析

设定前项为中药(其中必须包括薏苡仁),且为 2 位,后项为实验室指标,最小置信度为70%,最小支持度为 20%。经 Aprior 模块分析,前项与后项支持度、置信度结果见表 4-63。

表 4-63 薏苡仁和其他类中药联用与免疫炎症指标的关联规则分析

前项(中药)	后项(指标)	支持度(%)	置信度(%)
薏苡仁+威灵仙	RF	82.01	79.14
薏苡仁+车前草	hs-CRP	24.49	72.84
薏苡仁+蒲公英	ESR	89.79	85.46
薏苡仁+车前草	SOD	22.48	93.42
薏苡仁+车前草	anti-CCP	29.45	83.20

4. 对照组和治疗组治疗前后免疫炎症指标变化比较

对照组治疗后 RF 较治疗前降低,差异具有统计学意义($P<0.05$)。治疗组治疗后 RF、hs-CRP、ESR、anti-CCP、血小板较治疗前有明显降低,SOD 明显升高,差异有统计学意义($P<0.01$)。治疗组治疗后 RF、hs-CRP、ESR 较对照组治疗后降低明显,差异有统计学意义($P<0.05$ 或 $P<0.01$),见表 4-64。

表 4-64 对照组和治疗组治疗前后免疫炎症指标变化比较

组别	对照组		治疗组	
	治疗前	治疗后	治疗前	治疗后
RF(U/mL)	285.14±273.05	260.17±259.74*	177.65±207.59	162.28±192.83**#
hs-CRP(mg/L)	43.22±47.46	22.25±23.60	30.26±35.61	11.56±18.70**#
ESR(mm/h)	62.76±33.05	58.23±32.87	52.47±32.42	37.87±25.02**##
血小板(L)	286.84±88.91	292.38±82.34	257.86±92.68	248.07±78.94**
SOD(U/mL)	135.63±21.22	133.50±18.93	126.14±25.13	127.42±25.08**
anti-CCP(RU/mL)	245.76±258.64	229.65±259.23	288.90±288.04	253.55±247.37**

注:* 与同组治疗前比较,$P<0.05$;** 与同组治疗前比较,$P<0.01$。
与对照组治疗后比较,$P<0.05$;## 与对照组治疗后比较,$P<0.01$。

（六）湿热痹阻型类风湿关节炎中医内外合治对免疫炎症指标改善的临床数据挖掘研究

郭锦晨等（2017b）运用安徽中医药大学第一附属医院电子病例软件系统收集 1 124 例 2012 年 10 月至 2015 年 10 月在安徽中医药大学第一附属医院住院的风湿病科湿热痹阻型类风湿关节炎患者,分为单纯内治组（共 216 例,男 43 例、女 173 例）与内外合治组（共 908 例,男 137 例、女 771 例）。

1. 中医辨证用药规律

1 124 例患者共涉及 300 余味中药,共 10 万多频次。基于复杂网络图分析方法,根据处方中药物的使用频次及该药与其他药物配伍的频度,结合网络图及节点大小能直观看出常用药物和使用较多药物,以及与周围药物关联强度最高药物,可以分析出安徽中医药大学第一附属医院风湿病科湿热痹阻型类风湿关节炎的常用药物即核心处方:茯苓、陈皮、山药、薏苡仁、丹参、桃仁、红花、蒲公英、白花蛇舌草、豨莶草、威灵仙等。通过数据分析可知安徽中医药大学第一附属医院风湿病科辨治湿热痹阻型类风湿关节炎常用药物一般分为四类:清热药、健脾化湿药、活血化瘀药、祛风湿药。单纯内治组和内外合治组患者用药总频次以健脾化湿药最高,用药情况所占百分比也以健脾化湿药为主,内外合治组尤为明显。

2. 内外合治组患者外治法使用情况

安徽中医药大学第一附属医院风湿病科外治法主要包括中药熏蒸、院内制剂外敷（芙蓉膏、消瘀接骨散、五味骨疽拔毒散）、足浴、神灯照射、膏药贴敷（麝香镇痛膏、活血止痛膏）等,外敷药物如芙蓉膏、消瘀接骨散、五味骨疽拔毒散,组方精简,配伍合理。通过临床数据挖掘系统和电子病历资料统计分析,芙蓉膏、消瘀接骨散使用病例数分别占 87.5%、82.7%,同时有 72.0% 的患者同时使用芙蓉膏、消瘀接骨散,33.9% 患者在外敷药的同时联合物理疗法神灯照射,12.3% 的患者使用五味骨疽拔毒散,表明院内制剂在临床上使用广泛（表 4-65）。

表 4-65　湿热痹阻型类风湿关节炎内外合治组患者外治法使用情况

外治法	病例数	百分比
芙蓉膏外敷	795	87.5%
消瘀接骨散外敷	751	82.7%
芙蓉膏+消瘀接骨散外敷	654	72.0%
五味骨疽拔毒散外敷	112	12.3%
外敷药+神灯照射	308	33.9%

3. 两组治疗前后炎症反应、氧化应激、免疫学、肝肾功能等指标变化

（1）单纯内治组治疗后 RF、hs-CRP、ESR、α1-AGP、anti-CCP、IgG、IgA、补体 C3、补体 C4、AST 较治疗前明显降低,差异有统计学意义（$P<0.05$ 或 $P<0.01$）;治疗后 WBC 较治疗前明显升高,差异有统计学意义（$P<0.01$）。

（2）内外合治组治疗后 RF、hs-CRP、ESR、α1-AGP、ASO、血小板、anti-CCP、IgG、IgA、IgM、补体 C3、补体 C4 较治疗前明显降低,差异有统计学意义（$P<0.05$ 或 $P<0.01$）;治疗后 WBC、SOD 较治疗前明显升高,差异有统计学意义（$P<0.05$ 或 $P<0.01$）。

（3）内外合治组治疗后 α1-AGP、anti-CCP、IgG、IgA、ALT、AST 较单纯内治组治疗后降

低明显,差异有统计学意义($P<0.05$ 或 $P<0.01$)。单纯内治组和内外合治组患者炎症指标、免疫学指标均有降低,但内外合治组患者氧化应激指标调节相对明显,同时肝肾功能损害相对较小(表4-66)。

表4-66 两组治疗前后炎症反应、氧化应激、免疫学、肝肾功能等指标变化

指标	单纯内治组(216 例)		内外合治组(908 例)	
	治疗前	治疗后	治疗前	治疗后
RF(U/mL)	184.58±216.82	170.75±204.88*	177.68±207.00	161.11±191.76**
hs-CRP(mg/L)	30.40±43.88	11.39±19.39**	30.63±34.32	11.81±18.72**
ESR(mm/h)	46.61±31.56	36.51±26.49**	53.52±32.42	38.46±25.01**
α1-AGP(mg/dL)	121.76±52.48	107.43±45.06**	130.82±49.05	112.26±40.39**#
ASO(IU/mL)	65.01±72.64	63.89±74.10	75.28±95.32	70.79±82.69**
WBC(×10⁹/L)	6.29±2.66	6.74±2.45**	6.52±2.16	7.08±2.42**
血小板(×10⁹/L)	235.68±86.46	236.43±77.50	261.48±93.16	250.48±79.05**
SOD(U/mL)	132.40±30.64	133±29.99	124.73±23.63	126.06±23.57*
anti-CCP(U/mL)	255.66±250.90	218.32±223.99**	276.95±255.14	247.73±227.58**#
IgG(g/L)	13.64±4.07	13.31±3.61**	14.45±4.37	14.03±3.96**#
IgA(g/L)	2.59±1.27	2.51±1.13**	2.84±1.31	2.75±1.24*#
IgM(g/L)	1.28±0.67	1.29±0.64	1.38±0.59	1.36±0.57*
补体 C3(g/L)	116.23±24.47	112.34±20.72**	117.61±22.59	114.00±21.43**
补体 C4(g/L)	25.38±9.34	24.43±9.25**	25.66±9.42	24.31±8.58**
ALT(U/L)	26.04±37.19	22.25±18.74	16.42±17.99	17.65±12.29##
AST(g/L)	24.96±24.17	20.82±12.67*	18.27±11.69	17.65±7.83##
BUN(mmol/L)	4.96±1.97	4.89±1.69	5.09±1.70	5.14±1.91
CREA(μmol/L)	50.38±15.74	49.48±13.47	48.39±14.19	48.35±13.43

注:* 与同组治疗前比较,$P<0.05$;** 与同组治疗前比较,$P<0.01$。
　　# 与单纯内治组治疗后比较,$P<0.05$;## 与单纯内治组治疗后比较,$P<0.01$。

二、类风湿关节炎从脾论治改善高凝状态数据挖掘

(一)刘健教授中医药治疗类风湿关节炎血瘀证用药规律数据挖掘研究

该课题组选取 2012 年 6 月至 2019 年 6 月就诊于安徽中医药大学第一附属医院刘健教授诊治的血小板、FBG 或 D-二聚体升高的类风湿关节炎住院患者。共收集类风湿关节炎患者 1 059 例,处方 3 372 张,其中男 269 例、女 790 例,平均年龄(36.72±11.68)岁。运用数据挖掘的方法挖掘刘健教授使用中医药治疗类风湿关节炎血瘀证用药规律。

1. 药性、药味及归经频数分析

基于中药性味归经理论进行统计,寒性(使用频率 31.37%)、温性(使用频率 31.09%)、平性(使用频率 29.84%)使用频率排名前三;甘味(使用频率 33.18%)、辛味(使用频率 29.16%)、苦味(使用频率 28.13%)使用频率排名前三(表4-67)。对于药物归经,以归属于脾、肺、肝、胃经药物为主,其次是心、肾、大肠经(表4-68)。

表 4-67　药物性味频数分析统计表

性	频数	频率(%)	味	频数	频率(%)
寒	9 289	31.37	甘	11 305	33.18
温	9 195	31.09	辛	9 957	29.16
平	8 981	29.84	苦	8 939	28.13
凉	981	3.95	咸	1 319	5.23
热	872	3.75	酸	1 107	4.3

表 4-68　药物归经频数分析统计表

归经	频数	频率(%)	归经	频数	频率(%)
脾	4 076	55.77	胃	3 834	51.59
肺	2 110	24.36	大肠	1 787	19.23
肝	1 996	21.15	胆	1 053	11.54
肾	1 470	15.38	膀胱	526	5.77
心	1 158	12.82	小肠	526	5.77
心包	1 052	11.54	三焦	387	3.85

2. 复杂网络分析

根据复杂网络图分析,刘健教授治疗类风湿关节炎血瘀状态的核心药物主要是薏苡仁、茯苓、陈皮、丹参、白花蛇舌草、蒲公英、泽泻、威灵仙、杜仲、狗脊、桃仁、红花等 20 味中药。

3. 药物频数分析

出现频率最高的 16 味中药可归纳为健脾化湿药:薏苡仁、陈皮、白术、茯苓、车前草;活血化瘀药:桃仁、红花、丹参;祛风除湿药:鸡血藤;补益肝肾药:杜仲、女贞子、狗脊(表 4-69)。

表 4-69　用药频次前 16 味中药性味归经

序号	药物	频次	频率(%)	性味	归经
1	薏苡仁	1 410	82.1	甘、淡,平	脾、胃、肺
2	茯苓	1 248	73.2	甘,平	心、脾、、肾
3	白术	1 089	64.7	甘,平	脾、肾
4	车前草	1 010	60.6	甘,微温	肝、肾、肺、小肠
5	丹参	953	59.2	苦,微寒	心、心包、肝
6	威灵仙	950	56.2	甘、淡,凉	膀胱
7	陈皮	891	54.4	辛、苦,温	脾、肺
8	鸡血藤	842	53.4	苦、甘,寒	肺、胃、肾
9	地骨皮	797	51.4	甘,寒	肺、肝、肾
10	红花	794	50.1	辛,温	心、肝

（续表）

序号	药物	频次	频率(%)	性味	归经
11	桃仁	712	47.9	辛,温	心、肝
12	杜仲	639	39.9	辛、甘,平	肝、肾、脾
13	白芍	434	29.8	苦、酸,微寒	肝、脾
14	女贞子	265	23.70	甘、苦,凉	肝、肾
15	狗脊	252	22.54	甘,温	肝、肾
16	牡丹皮	246	19.00	苦、辛,微寒	心、肝、肾

4. 关联规则分析

在关联规则置信度设为70%支持度设为20%条件下提取值与其他中药指标关联较高的前10味中药,包括威灵仙、丹参、菟丝子、茯苓、熟地黄、丹参、红花、女贞子、蒲公英、陈皮、地骨皮、知母、甘草12味中药(表4-70、表4-71)。

表4-70　药物与药物间的关联规则分析

前项	后项	支持度(%)	置信度(%)	提升度
威灵仙	知母	40.13	95.69	1.904
丹参	地骨皮	38.53	85.12	1.743
菟丝子	茯苓	37.77	90.48	1.413
茯苓	黄芪	41.37	80.87	1.361
熟地黄	丹参	35.25	90.82	1.254
丹参	山药	37.77	89.52	1.211
红花	桃仁	29.14	87.65	1.206
女贞子	山药	34.53	86.46	1.193
女贞子	茯苓	34.53	92.71	1.176
丹参	甘草	53.60	82.55	1.169

表4-71　药物与免疫炎症凝血指标间的关联规则分析

前项(中药)	后项(指标)	支持度(%)	置信度(%)	提升度
蒲公英	hs-CRP↓	73.63	83.08	1.057
陈皮	hs-CRP↓	48.72	81.20	1.040
地骨皮	ESR↓	45.05	91.06	1.031
陈皮	ESR↓	48.72	90.23	1.023
知母	ESR↓	49.82	90.44	1.018
丹参	RF↓	53.85	89.80	1.013
甘草	IgG↓	48.72	81.95	1.003

三、类风湿关节炎从脾论治改善贫血数据挖掘

（一）刘健教授中医药治疗类风湿关节炎贫血用药规律数据挖掘研究

该课题组调取 2012 年 6 月至 2019 年 1 月在安徽中医药大学第一附属医院风湿科刘健教授门诊就诊的类风湿关节炎贫血病历资料及口服中药资料，共纳入类风湿关节炎合并贫血患者 1 558 例，其中男性 257 例、女性 1 301 例，比例为 1∶5.06，平均年龄（55.35±12.92）岁。

1. 治疗前后实验室指标变化情况

统计 1 558 例类风湿关节炎合并贫血患者的 RBC 参数、炎症、免疫指标治疗前后变化，治疗后患者的 RBC 参数 RBC、Hb 均升高（$P<0.05$）；炎症指标 ESR、CRP 及免疫指标 IgA、IgG、RF、anti-CCP 均所降低（$P<0.05$）；IgM 前后治疗差值虽下降，但差异无统计学意义（$P>0.05$），见表 4-72。

表 4-72　治疗前后实验室指标变化情况

指标	治疗前	治疗后
RBC（10^{12}/L）	3.73±0.44	3.88±0.46*
Hb（g/L）	102.21±12.94	107.26±12.87*
CRP（mg/L）	38.40±39.88	12.88±20.45*
ESR（mm/h）	62.01±32.66	43.59±25.26*
anti-CCP（mg/dL）	268.54±253.93	236.13±230.75*
IgA（g/L）	2.94±1.45	2.84±1.34*
IgG（g/L）	14.63±4.63	14.15±4.24*
IgM（g/L）	1.37±0.67	1.36±0.66
RF（U/mL）	188.39±42.08	170.31±41.57*

注：* 与治疗前比较，$P<0.05$。

2. 中药药性、药味、归经统计

该研究共涉及 6 592 张处方 304 味中药，统计按照中药使用数目由高到低排序，基于中医药味理论，根据中药药性出现频率和使用频率两个方面，所用中药涉及寒、热、温、凉、平共 5 性，其中，寒性、温性、平性药运用最为频繁，出现率均在 20% 以上，使用频率均在 98% 以上（表 4-73）。

表 4-73　中药药性统计情况表

药性	出现中药数	出现频率（%）[a]	使用处方数	使用频率（%）[b]
寒	113	37.17	6 531	99.07
温	107	35.20	6 482	98.33
平	62	20.39	6 477	98.26
凉	13	4.28	5 837	88.55
热	9	2.96	263	3.99

注：a 出现频率=某一类药物出现的数量（如 113）/出现的所有中药数量（304）。
　　b 使用频率=出现某类药物的处方数（如 6 531）/出现的所有处方数量（6 592）。

基于中医药味理论,根据出现频率、使用频率两个方面,所用中药涉及酸、苦、甘、辛、咸、涩、淡共7味,其中苦味、甘味、辛味药运用最为频繁,出现频率均在30%以上,使用频率均在95%以上(表4-74)。

表4-74　中药药味统计情况表

药味	出现中药数	出现频率(%)[a]	使用处方数	使用频率(%)[b]
苦	125	41.11	6 539	99.16
甘	107	35.20	6 377	96.74
辛	96	31.58	6 281	95.28
咸	30	9.87	4 307	65.34
酸	24	7.89	2 149	32.60
涩	20	6.58	490	7.43
淡	10	3.29	6 426	97.48

注:a 出现频率=某一类药物出现的数量(如113)/出现的所有中药数量(304)。
　　b 使用频率=出现某类药物的处方数(如6 531)/出现的所有处方数量(6 592)。

统计基于中医药物归经理论,根据归经出现频率及使用频率方面,按照出现频率由高到低排序如下,可知肝、肺、胃、脾、肾、心出现最为频繁,出现频率均在21%以上,使用频率均在89%以上(表4-75)。

表4-75　中药归经统计情况表

归经	出现中药数	出现频率(%)[a]	使用处方数	使用频率(%)[b]
肝	154	50.66	6 529	99.04
肺	119	39.14	6 342	96.21
胃	98	32.24	5 987	90.82
脾	97	31.97	6 274	95.18
肾	86	28.29	5 903	89.55
心	64	21.05	5 894	89.41
大肠	37	12.17	5 219	79.17
膀胱	30	9.87	4 258	64.59
胆	18	5.92	4 011	60.85
小肠	19	6.25	3 591	54.48
心包	8	2.63	2 653	40.25
三焦	5	1.64	359	5.45

注:a 出现频率=某一类药物出现的数量(如113)/出现的所有中药数量(304)。
　　b 使用频率=出现某类药物的处方数(如6 531)/出现的所有处方数量(6 592)。

3. 中药使用情况

1 558例患者处方中中药使用以下5类为主:茯苓、陈皮、薏苡仁、山药等健脾化湿药;丹参、红花、桃仁、川牛膝等活血化瘀药;威灵仙、豨莶草、忍冬藤、杜仲等祛风湿通络药;蒲公英、白花蛇舌草、黄芩、紫花地丁等清热解毒药;鸡血藤、白术、黄芪、当归等益气养血药。对每类药物排序,取频次前4位药物,并列出其使用频次、频率、性味、归经(表4-76)。

表 4-76　中药使用频次及其性味归经情况

	中药名称	频次	频率(%)	性味	归经
健脾化湿类	茯苓	1 472	94.48	甘、淡、平	心、脾、肾
	陈皮	1 397	89.67	苦、辛、温	脾、肺
	薏苡仁	1 318	84.60	甘、淡、凉	脾、胃、肺
	山药	1 251	80.30	甘、平	肺、脾、肾
祛风湿通络类	威灵仙	1 257	80.68	辛、咸、温	膀胱
	豨莶草	1 068	68.55	辛、苦、寒	肝、肾
	忍冬藤	472	30.30	甘、寒	肺、胃
	杜仲	458	29.40	甘、温	肝、肾
活血化瘀类	丹参	1 365	87.61	苦、微寒	心、心包、肝
	红花	1 288	82.67	辛、温	心、肝
	桃仁	1 232	79.08	苦、甘、平	心、肝、大肠
	川牛膝	376	24.13	苦、甘、酸、平	肝、肾
清热解毒类	蒲公英	1 264	81.13	苦、甘、寒	肝、胃
	白花蛇舌草	985	63.22	苦、甘、寒	胃、大肠、小肠
	黄芩	483	31.00	苦、寒	肺、胆、脾、大肠、小肠
	紫花地丁	462	29.65	苦、辛、寒	心、肝
益气养血类	鸡血藤	786	50.45	苦、微甘、温	肝、心、肾
	白术	408	26.19	苦、甘、温	脾、胃
	黄芪	464	29.78	甘、微温	肺、脾、肝、肾
	当归	370	23.75	甘、辛、温	肝、心、脾

4. 中药与实验室指标的关联分析

设定最小支持度为35%,最小置信度为60%。经 Clementie 11.1 中的 Aprior 模块分析,列出与指标置信度、支持度、提升度均较高的中药进行分析,并根据前项频繁项集数目分类,以健脾化湿类中药与免疫、炎症指标关联为主,现分为前项为1及前项为2的关联(表4-77、表4-78)。

表 4-77　前项为1的关联规则分析

前项	后项	支持度(%)	置信度(%)	提升度
茯苓	ESR↓	60.33	76.92	1.02
蒲公英	ESR↓	72.28	93.19	1.02
丹参	RF↓	82.73	96.61	1.04
桃仁	RF↓	43.90	75.27	1.01
薏苡仁	CRP↓	81.95	93.13	1.04

（续表）

前项	后项	支持度(%)	置信度(%)	提升度
忍冬藤	CRP↓	30.51	89.31	1.01
黄芪	anti-CCP↓	67.59	90.2	1.04
鸡血藤	anti-CCP↓	46.42	94.98	1.01
白术	RBC↑	60.10	75.96	1.02
黄芪	RBC↑	58.86	94.51	1.02

表 4-78　前项为 2 的关联规则分析

前项	后项	支持度(%)	置信度(%)	提升度
桃仁+茯苓	RF↓	78.92	90.44	1.02
薏苡仁+蒲公英	RF↓	74.04	86.09	1.04
丹参+薏苡仁	ESR↓	81.63	92.95	1.04
紫花地丁+蒲公英	ESR↓	65.21	89.57	1.03
桃仁+薏苡仁	CRP↓	74.69	81.98	1.03
白花蛇舌草+豨莶草	CRP↓	63.38	82.41	1.03
豨莶草+威灵仙	anti-CCP↓	35.68	79.54	1.02
蒲公英+陈皮	anti-CCP↓	70.25	88.09	1.03
当归+黄芪	RBC↑	53.29	74.47	1.02
山药+鸡血藤	RBC↑	42.78	75.78	1.02

5. 中药聚类分析

类风湿关节炎患者使用上述 5 类药物共 20 味,均为临床治疗类风湿关节炎常见药物,现使用聚类分析方法,以能够发现药物之间的常见配伍组合关系,从而更好地为临床应用提供依据(表 4-79)。

表 4-79　聚类分析结果

聚类	成员数	药物	主要功效
C1	9	蒲公英、威灵仙、山药、桃仁、薏苡仁、红花、陈皮、丹参、茯苓	健脾化湿、清热解毒、活血通络
C2	3	鸡血藤、豨莶草、白花蛇舌草	活血补血通络
C3	8	杜仲、黄芪、紫花地丁、忍冬藤、黄芩、川牛膝、当归、白术	益气养血、补肝肾

四、类风湿关节炎从脾论治改善氧化应激数据挖掘

(一) 基于 HIS 数据挖掘 4 238 份病历探讨中医药治疗活动性类风湿关节炎的规律及对氧化应激的影响

侯阿美等(2019a)收集 2012 年 5 月至 2017 年 12 月于安徽中医药大学第一附属医院

风湿病科住院类风湿关节炎患者,符合诊断及纳入标准,收集 HIS 系统病历资料,导入风湿病科数据库研究系统,共 2 351 例。将未使用中药内服的患者设为对照组,共 357 例;将使用中药内服的患者设为实验组,实验组共 3 881 例。其中,实验组男性 456 例,女性 3 425 例,比例为 1∶7.51;对照组男性 45 例,女性 312 例,比例为 1∶6.93。病程在 3 周至 50 年内,住院疗程均在 3~4 周内,两组的性别、年龄、住院疗程等差异无统计学意义。

1. 药性、药味及归经频数分析

该研究共涉及 3 881 张处方 355 味中药,基于中医性味归经理论进行统计。在四气、五味、归经方面(表 4-80~表 4-82),根据出现频率,寒性药(133 味,37.46%)和温性药(119 味,33.52%)出现较为频繁,根据使用频率,平性药(3 876 次,99.87%)、温性药(3 868 次,99.67%)和寒性药(3 702 次,95.39%)使用较为频繁。

表 4-80 基于类风湿关节炎患者 3 881 张处方药性的分布

药性	中药数	出现频次(%)	使用频数	使用频次(%)
寒	133	37.46	3 702	95.39
温	119	33.52	3 868	99.67
平	79	22.25	3 876	99.87
凉	18	5.07	3 275	84.39
热	8	2.25	162	4.17

表 4-81 基于类风湿关节炎患者 3 881 张处方五味的分布

药味	中药数	出现频次(%)	使用频数	使用频次(%)
苦	179	50.42	3 879	99.95
甘	162	45.63	3 878	99.92
辛	136	38.31	3 874	99.82
咸	32	9.01	3 173	81.76
酸	27	7.61	1 889	48.67

表 4-82 基于类风湿关节炎患者 3 881 张处方归经的分布

药味	中药数	出现频次(%)	使用频数	使用频次(%)
脾(胃)	115(118)	65.63	3 876(3 868)	99.87
肝(胆)	198(21)	61.69	3 880(2 725)	99.97
肺(大肠)	130(51)	50.98	3 877(3 630)	99.89
肾(膀胱)	101(36)	38.59	3 868(3 641)	99.66
心(小肠)	88(14)	28.73	3 871(2 216)	99.74
三焦(心包)	3(8)	3.09	235(1 289)	6.05

2. 药物频数分析

将共计 355 味药物、3 881 张处方纳入研究,使用频数最高的前 20 味药物中排名前三位的依次是茯苓、甘草、陈皮,频次在 60% 以上的有茯苓、甘草、陈皮、丹参、薏苡仁、红花等(表 4-83)。

表 4-83　基于类风湿关节炎患者 3 881 张处方前 20 味药物频数的分布

编码	中药	使用频数	使用频次(%)
1	茯苓[a]	2 870	73.95
2	甘草[b]	2 779	71.61
3	陈皮[c]	2 743	70.68
4	丹参[d]	2 699	69.54
5	薏苡仁[a]	2 561	65.99
6	红花[d]	2 577	66.40
7	山药[b]	2 489	64.13
8	威灵仙[f]	2 447	63.05
9	桃仁[d]	2 442	62.92
10	蒲公英[e]	2 320	59.78
11	豨莶草[f]	2 018	52.00
12	泽泻[a]	1 872	48.23
13	白花蛇舌草[e]	1 832	47.20
14	鸡血藤[d]	1 676	43.18
15	麦芽[g]	1 338	34.48
16	半夏[h]	1 307	33.68
17	黄芪[b]	987	25.43
18	杜仲[b]	964	24.84
19	黄芩[e]	923	23.78
20	白术[b]	935	24.09

注:使用频率=出现某药物的处方数(如 2 870)/出现的所有处方数量(3 881)。
a 利水渗湿药;b 补虚药;c 理气药;d 活血化瘀药;e 清热药;f 祛风湿药;g 消食药;h 化痰药。

3. 药物与药物之间的关联分析

为进一步研究中药处方药对的配伍使用,使用关联规则分析处方中药物的搭配关系(表 4-84)。将关联规则置信度设为 80%,支持度设为 20%。置信度最高的三组药对分别为活血化瘀的桃仁与红花(99.18%)、清热解毒的白花蛇舌草与蒲公英(98.88%)、健脾化湿的泽泻与茯苓(97.01%)。

表 4-84 基于类风湿关节炎患者 3 881 张处方中药物的关联

前项	后项	支持度(%)	置信度(%)
桃仁	红花	75.74	99.18
白花蛇舌草	蒲公英	55.43	98.88
泽泻	茯苓	57.01	97.01
半夏	茯苓	38.99	96.36
白花蛇舌草	茯苓	55.43	95.62
半夏	陈皮	38.99	95.30
蒲公英	茯苓	73.57	95.26
豨莶草	茯苓	62.11	94.93
薏苡仁	茯苓	80.82	94.92
山药	茯苓	77.85	94.72
桃仁	茯苓	75.74	94.68

4. 药物聚类分析

使用系统聚类方法,针对使用频次前 20 位的中药(出现频次>935 次)进行聚类分析。结果显示,桃仁、红花,茯苓、陈皮,蒲公英、白花蛇舌草,白术、黄芪等 9 组药物组合体(表 4-85)。

表 4-85 前 20 位中药聚类分析组合体及功效

代码	组合数	药物	主要功效
C1	2	红花、桃仁	活血化瘀
C2	2	茯苓、陈皮	理气健脾化痰
C3	2	蒲公英、白花蛇舌草	清热解毒
C4	2	白术、黄芪	补气健脾
C5	2	威灵仙、山药	祛风湿、健脾气
C6	3	茯苓、陈皮、甘草	益气健脾、理气化痰
C7	3	蒲公英、白花蛇舌草、泽泻	清热、健脾
C8	4	茯苓、陈皮、甘草、丹参	健脾、活血
C9	4	蒲公英、白花蛇舌草、泽泻、鸡血藤	清热、健脾、活血

5. 免疫炎症、氧化等实验室指标变化

(1) 两组治疗后 RF、hs-CRP、ESR、补体 C3 和补体 C4 均显著低于治疗前,差异有统计学意义($P<0.01$)。

(2) 对照组治疗后 IgA、IgG 均低于治疗前,差异有统计学意义($P<0.05$);实验组治疗后 anti-CCP、IgG、IgA 比治疗前明显降低,差异有统计学意义($P<0.01$),SOD 比治疗前升高,差异有统计学意义($P<0.05$)。

(3) 治疗后,实验组差值与对照组相比,ESR、补体 C3、IgG、IgA 明显降低,差异有统计学意义($P<0.01$),见表 4-86。

表 4-86　两组免疫炎症、氧化等实验室指标变化

指标	对照组			实验组		
	治疗前	治疗后	差值	治疗前	治疗后	差值
RF	157.28±224.51	148.10±214.52**	−9.23±37.21	138.82±194.37	127.65±183.68**	−11.16±69.87
hs-CRP	32.46±42.45	16.00±26.96**	−16.57±32.72	26.33±35.09	9.64±17.51**	−16.68±31.96
ESR	46.45±35.40	39.61±31.06**	−6.92±15.69	46.29±32.80	34.18±24.61**	−12.10±22.77#
SOD	135.57±36.84	137.43±39.70	1.88±27.46	134.14±31.56	134.95±30.83*	0.81±11.89
anti-CCP	292.71±338.46	229.37±263.14	−70.51±348.02	246.13±257.64	220.74±232.99**	−25.61±303.23
IgG	13.70±4.28	13.56±4.27*	−0.15±0.86	14.01±4.38	13.61±4.11**	−0.39±1.96#
IgA	2.85±1.37	2.81±1.36*	−0.04±0.20	2.66±1.30	2.58±1.21**	−0.08±0.38#
IgM	1.35±0.98	1.36±0.99	−0.01±0.11	1.30±0.67	1.30±0.67	−0.01±0.25
补体 C3	112.17±27.04	109.68±24.50**	−2.50±9.58	114.93±24.65	111.21±22.80**	−3.72±12.69#
补体 C4	25.56±9.39	24.41±8.15**	−1.15±4.06	25.61±9.51	24.26±8.72**	−1.36±4.38

注：* 两组分别各自治疗前后比较，$P<0.05$；** 两组分别各自治疗前后比较，$P<0.01$。
　　# 与对照组治疗后比较，$P<0.05$。

（二）基于关联随机模型研究新风胶囊对类风湿关节炎患者抗氧化免疫炎症指标的影响

郭锦晨等（2019b）收集安徽中医药大学第一附属医院风湿病科 2012 年 5 月~2018 年 12 月年活动期类风湿关节炎住院患者的病历资料，口服雷公藤多苷片为单味雷公藤组，口服新风胶囊为复方雷公藤组，共计 2 063 例类风湿关节炎患者符合该研究要求。其中单味雷公藤组男性 199 人、女性 690 人，共 889 人；复方雷公藤组男性 250 人、女性 924 人，共 1 174 人。平均年龄：单味雷公藤组 58.25±10.68 岁，复方雷公藤组 57.12±11.64 岁。平均住院时间：单味雷公藤组 19.88±9.33 d，复方雷公藤组 18.71±9.15 d。治疗前基线资料分析显示，两组患者在性别、平均年龄及平均住院时间等方面，差异无统计学意义（$P<0.05$）。

1. 两组类风湿关节炎患者抗氧化、免疫炎症指标比较

两组类风湿关节炎患者治疗前后差值 SOD 均升高，IgG、RF 均下降，但差异无统计学意义（$P>0.05$）。两组类风湿关节炎患者 IgA、IgM、anti-CCP、hs-CRP、ESR 治疗前后差值均降低，且单味雷公藤组在降低 IgA、anti-CCP、hs-CRP、ESR 方面优于复方雷公藤组，复方雷公藤组在降低 IgM 方面优于单味雷公藤组，差异有统计学意义（$P<0.05$），见表 4-87。

表 4-87　两组类风湿关节炎患者抗氧化、免疫炎症指标治疗前后差值情况

项目	单味雷公藤组	复方雷公藤组	t	P
SOD(U/mL)	1.74±16.11	1.76±10.71	0.683	0.335
IgA(g/L)	−0.15±0.50	−0.09±0.45	1.248	0.003
IgG(g/L)	−0.63±1.93	−0.49±1.81	0.258	0.063
IgM(g/L)	−0.01±0.33	0.01±0.36	1.502	0.000
RF(U/mL)	−12.14±159.76	−9.79±144.57	0.336	0.093
anti-CCP(RU/mL)	−35.49±388.20	−20.93±329.76	4.260	0.000
hs-CRP(mg/L)	−26.60±40.49	−20.58±34.99	2.465	0.000
ESR(mm/h)	−19.20±26.07	−12.67±22.91	1.139	0.013

2. 两组类风湿关节炎患者治疗前后肝肾功能情况

与治疗前相比,两组类风湿关节炎患者治疗后 AST、CREA 均下降,ALT、BUN 表达升高,差异有统计学意义($P<0.01$);与单味雷公藤组治疗前后差值相比,复方雷公藤组 AST、CREA、BUN 差值降低($P<0.05$ 或 $P<0.01$),见表 4-88。

表 4-88 两组类风湿关节炎患者治疗前后肝肾功能情况

项目	单味雷公藤组			复方雷公藤组		
	治疗前	治疗后	差值	治疗前	治疗后	差值
ALT(U/L)	16.77±20.81	19.04±18.41[**]	2.85±13.21	15.73±12.01	18.58±11.40[**]	2.27±16.38
AST(U/L)	18.09±8.41	17.28±6.84[**]	0.18±8.71	19.12±19.59	18.94±17.46[**]	−0.17±12.12[#]
CREA(μmol/L)	53.68±18.58	51.95±15.31[**]	−1.73±10.85	51.82±22.27	51.27±21.35[**]	−0.55±7.83[##]
BUN(mmol/L)	5.39±1.93	5.53±1.77[**]	0.13±1.77	5.18±1.75	5.69±1.68[**]	0.01±1.52[##]

注:** 与同组治疗前相比,$P<0.01$。
与单味雷公藤组差值相比,$P<0.05$;## 与单味雷公藤组差值相比,$P<0.01$。

3. 新风胶囊与抗氧化免疫炎症

设定前项为实验室指标(SOD、IgA、IgM、IgG、anti-CCP、RF、hs-CRP、ESR、ALT、AST、CREA、BUN),后项为复方雷公藤(新风胶囊)或单味雷公藤(雷公藤多苷片),最小置信度为 40%,最小支持度为 40%。经 Apriori 模块分析,每项以置信度最高排名取值,前项与后项支持度、置信度结果见表 4-89。新风胶囊、雷公藤多苷片与抗氧化、免疫、炎症、肝肾功能指标的改善均有明显关联关系,且新风胶囊与 SOD、IgA、IgG、IgM、RF、anti-CCP、hs-CRP、ESR、ALT、AST、CREA、BUN 等指标改善的关联置信度明显高于雷公藤多苷片,置信度均在 50% 以上。

表 4-89 新风胶囊与抗氧化、免疫、炎症、肝肾功能指标的关联规则分析

前项	后项	支持度(%)	置信度(%)	提升度
SOD ↑	新风胶囊	76.64	51.04	1.799
IgA ↓	新风胶囊	82.48	55.98	1.539
IgG ↓	新风胶囊	82.32	56.53	1.670
IgM ↓	新风胶囊	71.87	56.97	2.679
RF ↓	新风胶囊	69.12	54.81	1.786
anti-CCP ↓	新风胶囊	78.94	57.01	1.829
hs-CRP ↓	新风胶囊	81.31	55.28	1.825
ESR ↓	新风胶囊	80.75	58.98	1.701
ALT ↓	新风胶囊	46.96	58.53	1.663
AST ↓	新风胶囊	58.25	57.79	2.575
CREA ↓	新风胶囊	61.68	56.97	2.575
BUN ↓	新风胶囊	56.72	58.97	1.659

4. 新风胶囊联合中药与抗氧化

设定前项为实验室指标(SOD、IgA、IgM、IgG、anti-CCP、RF、hs-CRP、ESR、ALT、AST、CREA、BUN),后项为复方雷公藤(新风胶囊)或单味雷公藤+中药(单味),最小置信度为20%,最小支持度为45%。经 Apriori 模块分析,每项以置信度最高排名取值,前项与后项支持度、置信度结果见表4-90。新风胶囊、雷公藤多苷片联合中药与抗氧化、免疫、炎症、肝肾功能指标的改善均有明显关联关系,且新风胶囊联合黄芪、猪苓、泽泻、忍冬藤、炒谷芽等中药与 SOD、IgM、anti-CCP、hs-CRP、ALT、AST、CREA、BUN 等指标改善的关联置信度明显高于雷公藤多苷片联合中药,置信度均在 60% 以上,但雷公藤多苷片联合车前草、黄芩、黄芪、蒲公英与 IgA、IgG、RF、ESR 改善的关联置信度明显高于新风胶囊联合中药,置信度均在 70% 以上。

表4-90 新风胶囊联合中药与抗氧化、免疫、炎症、肝肾功能指标的关联规则分析

前项	后项	支持度(%)	置信度(%)	提升度
SOD↑	新风胶囊+忍冬藤	31.31	88.67	1.812
IgA↓	新风胶囊+炒谷芽	23.53	85.71	1.688
IgG↓	新风胶囊+厚朴	24.21	84.52	1.688
IgM↓	新风胶囊+杜仲	34.19	76.68	1.769
RF↓	新风胶囊+猪苓	29.11	71.28	2.653
anti-CCP↓	新风胶囊+黄芪	26.61	85.19	1.651
hs-CRP↓	新风胶囊+车前草	29.58	96.36	1.769
ESR↓	新风胶囊+透骨草	24.93	83.42	1.685
ALT↓	新风胶囊+独活	24.49	51.37	1.648
AST↓	新风胶囊+猪苓	29.11	61.71	1.758
CREA↓	新风胶囊+黄芪	26.61	68.23	2.546
BUN↓	新风胶囊+泽泻	58.31	60.95	2.546

5. 随机行走模型评价

基线资料分析显示,患者的一般情况、内服中药频次及核心处方情况等方面,差异无统计学意义($P<0.05$),具有可比性。复方雷公藤组患者 SOD 共有 150 次综合评价记录,临床意义在于患者综合指标每改善一分,需要行走 6.63 步,或者每正向行走一步,行走正向增长率为 35.10%。单味雷公藤组患者 SOD 共有 161 次综合评价记录,临床意义在于患者综合指标每改善一分,需要行走 8.45 步,或者每正向行走一步,行走正向增长率为 15.10%。复方雷公藤组患者 IgM 共有 595 次综合评价记录,临床意义在于患者综合指标每改善一分,需要行走 4.77 步,或者每正向行走一步,行走正向增长率为 5.37%。单味雷公藤组患者 IgM 共有 574 次综合评价记录,临床意义在于患者综合指标每改善一分,需要行走 8.63 步,或者每正向行走一步,行走正向增长率为 2.10%。复方雷公藤组患者 hs-CRP 共有 1 287 次综合评价记录,临床意义在于患者综合指标每改善一分,需要行走 3.61 步,或者每正向行走一步,行走正向增长率为 27.72%。单味雷公藤组患者 hs-CRP 共有 1 087 次综合评价记录,临床意义在于患者综合指标每改善一分,需要行走 3.13 步,或者每正向行走一步,行走正向增长率为 31.90%。复方雷公藤组患者 anti-CCP 共有 710 次综合评价记录,

临床意义在于患者综合指标每改善一分,需要行走 5.56 步,或者每正向行走一步,行走正向增长率为 17.97%。单味雷公藤组患者 anti-CCP 共有 667 次综合评价记录,临床意义在于患者综合指标每改善一分,需要行走 4.42 步,或者每正向行走一步,行走正向增长率为 22.61%(表 4-91)。

表 4-91 两组类风湿关节炎患者 SOD、IgM、hs-CRP、anti-CCP 随机行走模型评价

组别	项目	行走步数	行走正向增长率	随机波动幂律值	综合正向递增率	比值
复方雷公藤组	SOD	1 453	0.351 0	0.345 5±0.115 4	0.246 7	6.63
	IgM	1 714	0.021 0	0.362 2±0.107 0	0.154 6	4.77
	hs-CRP	2 453	0.277 2	0.299 3±0.090 2	0.528 4	3.61
	anti-CCP	1 825	0.179 7	0.578 6±0.142 5	0.462 0	5.56
单味雷公藤组	SOD	626	0.151 0	0.307 9±0.119 2	0.136 6	8.45
	IgM	1 431	0.053 7	0.464 2±0.128 9	0.052 3	8.63
	hs-CRP	1 981	0.319 0	0.320 1±0.097 4	0.581 4	3.13
	anti-CCP	1 539	0.226 1	0.526 5±0.119 7	0.521 7	4.42

(三)湿热痹阻型类风湿关节炎患者 SOD 的变化及关联规则挖掘研究

郭锦晨等(2017c)收集安徽中医药大学第一附属医院风湿病科 2012~2015 年湿热痹阻型类风湿关节炎住院患者的病历资料,确诊湿热痹阻型类风湿关节炎患者 1 204 例,生化检验 SOD 患者 355 例。

1. 湿热痹阻型类风湿关节炎患者 SOD 值

355 例湿热痹阻型类风湿关节炎患者血清 SOD 值与正常参考值(129~216 U/mL)相比较,下降的有 182 例(占 51.27%),正常的有 172 例(占 48.45%),上升的有 1 例(占 0.28%)。相关性分析结果表明,SOD 与 IgM、补体 C4 呈正相关,与 anti-CCP、LDL-C 呈负相关(表 4-92)。

表 4-92 湿热痹阻型类风湿关节炎患者血清 SOD 与实验室指标相关性分析

指标	r	P
IgA	−0.035	0.511
IgM	0.129	0.015
IgG	0.069	0.195
补体 C3	−0.044	0.410
补体 C4	0.105	0.047
ESR	−0.051	0.155
anti-CCP	−0.142	0.008
RF	0.006	0.865
hs-CRP	−0.068	0.060
LDL-C	−0.109	0.039

（续表）

指标	r	P
HDL-C	−0.071	0.190
TG	−0.029	0.586
TC	−0.046	0.385
血小板	−0.005	0.923
ApoA1	−0.073	0.178
ApoB	−0.018	0.747

2. 中药与湿热痹阻型类风湿关节炎患者 SOD 的关联规则分析

设定前项为中药,且为 2 位,后项为 SOD,最小置信度为 70%,最小支持度为 20%。经 Aprior 模块分析,前项与后项置信度结果排前 5 位的见表 4-93。

表 4-93　中药与湿热痹阻型类风湿关节炎患者 SOD 的关联规则分析

前项	后项	支持度(%)	置信度(%)
车前草+红花	SOD↑	20.01	94.36
车前草+桃仁	SOD↑	20.71	94.28
车前草+薏苡仁	SOD↑	22.48	93.42
车前草+陈皮	SOD↑	20.71	92.85
车前草+茯苓	SOD↑	23.37	92.40

3. 外用药与湿热痹阻型类风湿关节炎患者 SOD 的关联规则分析

设定前项为外用药(芙蓉膏、消瘀接骨散),后项为 SOD,最小置信度为 70%,最小支持度为 20%。经 Aprior 模块分析,前项与后项支持度、置信度结果见表 4-94。

表 4-94　外用药与湿热痹阻型类风湿关节炎患者 SOD 的关联规则分析

前项	后项	支持度(%)	置信度(%)
芙蓉膏	SOD↑	68.63	89.65
消瘀接骨散	SOD↑	68.04	90.43

（四）黄芩清热除痹胶囊改善类风湿关节炎患者 SOD 及免疫炎症血液指标的临床数据挖掘研究

侯阿美等(2019b)利用 HIS 收集安徽中医药大学第一附属医院风湿病科 2012 年 5 月至 2017 年 12 月年活动期类风湿关节炎住院患者的病历资料,共计 3 964 例类风湿关节炎患者。

1. 两组类风湿关节炎患者的一般情况

共计 3 964 例类风湿关节炎患者符合该研究要求,其中实验组患者 786 例,男女比例为 1∶3.91,对照组患者 3 178 例,男女比例为 1∶5.83。治疗前,基线资料分析显示,两组患者在性别、平均年龄及平均病程等方面,差异无统计学意义($P>0.05$)。

2. 两组类风湿关节炎患者 SOD 及免疫炎症血液指标治疗前后差值情况

两组患者实验室指标治疗前后差值比较,两组患者 RF、anti-CCP、hs-CRP、ESR 治疗后均降低,RBC、Hb 治疗后均升高,且实验组在降低 RF、anti-CCP、hs-CRP、ESR 方面优于对照组,在升高 RBC、Hb 方面优于对照组,差异具有统计学意义($P<0.05$ 或 $P<0.01$),见表 4-95。

表 4-95　两组类风湿关节炎患者实验室指标治疗前后差值情况(治疗后-治疗前)

指标	实验组	对照组
SOD(U/mL)	1.25 ± 13.18	1.31 ± 12.89
RF(U/mL)	-13.42 ± 112.61**	-14.10 ± 157.17
anti-CCP(RU/mL)	-38.64 ± 299.38**	-36.79 ± 333.38
补体 C3(mg/dL)	-4.94 ± 16.99	-4.70 ± 14.96
补体 C4(mg/dL)	-1.71 ± 4.62	-1.76 ± 4.79
IgA(g/L)	-0.10 ± 0.41	-0.09 ± 0.43
IgG(g/L)	-0.45 ± 1.91	-0.45 ± 1.95
IgM(g/L)	0.02 ± 0.30	0.00 ± 0.29
hs-CRP(mg/L)	-22.47 ± 35.10**	-19.15 ± 34.46
ESR(mm/h)	-16.10 ± 25.13**	-12.85 ± 23.30
RBC(10^{12}/L)	0.11 ± 0.32*	0.08 ± 0.32
Hb(g/L)	3.25 ± 9.50*	2.70 ± 9.93
血小板($\times10^9$/L)	-9.72 ± 63.64	-8.83 ± 62.66

注:* 两组治疗前后差值比较,$P<0.05$;** 两组治疗前后差值比较,$P<0.01$。

3. 黄芩清热除痹胶囊改善 SOD 及免疫炎症血液指标的关联规则分析

设定前项为实验室指标(SOD、anti-CCP、RF、补体 C3、补体 C4、IgA、IgM、IgG、hs-CRP、ESR、RBC、Hb、血小板),后项为黄芩清热除痹胶囊,最小置信度为 50%,最小支持度为 20%。经 Apriori 模块分析,以置信度最高排名取值,前项与后项支持度、置信度结果见表 4-96。SOD、hs-CRP、ESR 等指标改善均与黄芩清热除痹胶囊有较强关联关系。

表 4-96　黄芩清热除痹胶囊与实验室指标的关联规则分析

前项	后项	支持度(%)	置信度(%)
SOD↑	黄芩清热除痹胶囊	25.76	90.00
anti-CCP↓	黄芩清热除痹胶囊	55.53	50.73
RF↓	黄芩清热除痹胶囊	45.61	73.20
补体 C3↓	黄芩清热除痹胶囊	45.76	80.05
补体 C4↓	黄芩清热除痹胶囊	60.91	83.99
IgA↓	黄芩清热除痹胶囊	70.29	83.20
IgG↓	黄芩清热除痹胶囊	66.31	84.25

（续表）

前项	后项	支持度(%)	置信度(%)
IgM ↓	黄芩清热除痹胶囊	66.31	73.88
hs-CRP ↓	黄芩清热除痹胶囊	75.11	87.72
ESR ↓	黄芩清热除痹胶囊	78.69	85.25
RBC ↑	黄芩清热除痹胶囊	70.89	73.17
Hb ↑	黄芩清热除痹胶囊	73.21	75.22
血小板 ↓	黄芩清热除痹胶囊	76.44	64.05

设定前项为黄芩清热除痹胶囊+中药（单味或者药对），后项为实验室指标（SOD、anti-CCP、RF、补体 C3、补体 C4、IgA、IgM、IgG、hs-CRP、ESR、RBC、Hb、血小板），最小置信度为55%，最小支持度为15%。经 Apriori 模块分析，以置信度最高排名取值，前项与后项支持度、置信度结果见表4-97、表4-98，黄芩清热除痹胶囊联合中药与实验室指标改善有较强关联关系。

表4-97 黄芩清热除痹胶囊联合单味中药与实验室指标的关联规则分析

前项	后项	支持度(%)	置信度(%)
黄芩清热除痹胶囊+陈皮	SOD ↑	22.87	90.63
黄芩清热除痹胶囊+杜仲	anti-CCP ↓	15.01	57.92
黄芩清热除痹胶囊+山药	RF ↓	35.67	74.91
黄芩清热除痹胶囊+泽泻	补体 C3 ↓	32.07	83.33
黄芩清热除痹胶囊+泽泻	补体 C4 ↓	42.68	87.82
黄芩清热除痹胶囊+麦芽	IgA ↓	28.28	84.61
黄芩清热除痹胶囊+豨莶草	IgG ↓	52.56	84.43
黄芩清热除痹胶囊+紫花地丁	IgM ↓	21.23	77.45
黄芩清热除痹胶囊+姜半夏	hs-CRP ↓	32.01	79.93
黄芩清热除痹胶囊+白术	ESR ↓	15.31	87.50
黄芩清热除痹胶囊+姜半夏	RBC ↑	27.87	75.70
黄芩清热除痹胶囊+姜半夏	Hb ↑	27..87	78.52
黄芩清热除痹胶囊+姜半夏	血小板 ↓	27.87	69.36

表4-98 黄芩清热除痹胶囊联合药对与实验室指标的关联规则分析

前项	后项	支持度(%)	置信度(%)
黄芩清热除痹胶囊+蒲公英、陈皮	SOD ↑	21.08	91.05
黄芩清热除痹胶囊+猪苓、薏苡仁	anti-CCP ↓	15.98	57.67
黄芩清热除痹胶囊+山药、陈皮	RF ↓	32.28	75.91
黄芩清热除痹胶囊+泽泻、山药	补体 C3 ↓	25.58	84.03
黄芩清热除痹胶囊+泽泻、鸡血藤	补体 C4 ↓	24.30	89.80
黄芩清热除痹胶囊+麦芽、蒲公英	IgA ↓	25.06	85.41

（续表）

前项	后项	支持度(%)	置信度(%)
黄芩清热除痹胶囊+泽泻、甘草	IgG↓	42.99	84.81
黄芩清热除痹胶囊+紫花地丁、蒲公英	IgM↓	21.06	77.68
黄芩清热除痹胶囊+姜半夏、豨莶草	hs-CRP↓	24.23	82.32
黄芩清热除痹胶囊+姜半夏、白花蛇舌草	ESR↓	16.83	89.39
黄芩清热除痹胶囊+麦芽、白花蛇舌草	RBC↑	20.90	77.46
黄芩清热除痹胶囊+姜半夏、山药	Hb↑	21.29	81.56
黄芩清热除痹胶囊+姜半夏、豨莶草	血小板↓	21.09	71.16

4. 随机行走模型分析

基线资料分析显示,患者的一般情况、内服中药频次及核心处方情况等方面,差异无统计学意义($P>0.05$),具有可比性。

实验组患者 SOD 共有 1 032 次综合评价记录,患者好转或改善系数为 0.475 0。临床意义在于患者综合指标每改善一分,需要行走 4.16 步,或者每正向行走一步,综合改善率为 26.32%。对照组患者 SOD 共有 1 189 次综合评价记录,患者综合评价指标的正向递增率为 0.423 0。临床意义在于患者综合指标每改善一分,需要行走 5.06 步,或者每正向行走一步,综合改善率为 24.58%。

实验组患者 RF 共有 1 678 次综合评价记录,患者好转或改善系数为 0.376 8。临床意义在于患者综合指标每改善一分,需要行走 5.04 步,或者每正向行走一步,综合改善率为 21.87%。对照组患者 RF 共有 1 985 次综合评价记录,患者好转或改善系数为 0.412 4。临床意义在于患者综合指标每改善一分,需要行走 4.97 步,或者每正向行走一步,综合改善率为 22.56%。

实验组患者 hs-CRP 共有 1 764 次综合评价记录,患者好转或改善系数为 0.505 6。临床意义在于患者综合指标每改善一分,需要行走 3.87 步,或者每正向行走一步,综合改善率为 27.65%。对照组患者 hs-CRP 共有 1 908 次综合评价记录,患者好转或改善系数为 0.476 4。临床意义在于患者综合指标每改善一分,需要行走 4.35 步,或者每正向行走一步,综合改善率为 24.32%(表 4-99)。

表 4-99　两组类风湿关节炎患者 SOD、RF、hs-CRP 随机行走模型评价指标

指标	组别	随机波动最大值	行走步数	行走正向增长率	随机波动幂律值	综合评价指标的正向递增率	比值
SOD	实验组	756	1 269	0.263 2	0.346 1±0.161 5	0.475 0	4.16
	对照组	425	1 932	0.245 8	0.198 7±0.145 8	0.423 0	5.06
RF	实验组	713	2 567	0.218 7	0.326 5±0.174 1	0.376 8	5.04
	对照组	779	3 109	0.225 6	0.357 5±0.164 9	0.412 4	4.97
hs-CRP	实验组	1 209	2 108	0.276 5	0.365 7±0.134 9	0.505 6	3.87
	对照组	987	3 123	0.243 2	0.343 1±0.104 7	0.476 4	4.35

五、类风湿关节炎从脾论治改善患者感受数据挖掘

（一）新风胶囊联合黄芩清热除痹胶囊改善类风湿关节炎湿热痹阻证患者感受的数据挖掘研究

该课题组运用关联规则分析,观察新风胶囊联合黄芩清热除痹胶囊改善类风湿关节炎湿热痹阻证患者感受的作用。

1. 一般临床资料结果

共纳入风湿科类风湿关节炎湿热痹阻证住院患者 208 例。其中男性 40 例、女性 168 例,平均年龄56.45±12.92 岁,平均病程 15.32±9.05 年。正常对照组 30 例,其中男性 4 例、女性 26 例,平均年龄 53.78±16.72 岁,两组基线比较一致,差异无统计学意义($P>0.05$)。

2. 类风湿关节炎湿热痹阻证患者感受及临床指标变化

在纳入的对照组和治疗组中,两组在年龄、性别上无显著差异($P>0.05$),具有可比性;类风湿关节炎湿热痹阻证患者感受(湿热痹阻证候积分、脾虚湿盛证候积分、DAS28、VAS 评分、SAS 评分、SDS 评分)显著高于正常人($P<0.01$),免疫炎症指标(ESR、CRP、RF、IgA、IgG、补体 C4)的表达显著高于正常人($P<0.05$ 或 $P<0.01$),IgM、补体 C3 变化无统计学意义($P>0.05$)。

与治疗前相比,类风湿关节炎湿热痹阻证患者感受(湿热痹阻证候积分、脾虚湿盛证候积分、DAS28 评分、VAS 评分、SAS 评分、SDS 评分)均显著下降($P<0.05$ 或 $P<0.01$),免疫炎症指标(ESR、CRP、anti-CCP、RF、IgG)均显著下降($P<0.05$ 或 $P<0.01$),IgA、IgM、补体 C3、补体 C4 变化无统计学意义($P>0.05$)(表 4-100)。

表 4-100　正常人与类风湿关节炎湿热痹阻证患者治疗前后患者感受及临床指标的变化

指标	正常人($n=30$)	类风湿关节炎治疗前($n=208$)	类风湿关节炎治疗后($n=208$)
湿热痹阻证候积分	/	22.95±8.04 **	12.56±5.35##
脾虚湿盛证候积分	/	16.22±6.81 **	7.03±5.56##
DAS28	/	4.15±1.78 **	2.05±2.26#
VAS 评分	0.86±0.12	5.98(3.87,7.30) **	3.88(1.45,5.37)#
SAS 评分	31.06(28.69,33.66)	65.90±10.73 **	38.55(30.69,47.66)##
SDS 评分	32.59±3.34	52.36±17.00 **	37.08±10.00#
ESR(mm/h)	2.56±0.20	42.00(23.00,65.00) **	23.00(14.00,40.00)##
CRP(mg/L)	1.55±0.95	12.62(4.14,32.16) **	3.22(1.00,11.79)##
RF(U/mL)	4.55(4.49,4.63)	105.40(40.98,288.45) **	87.70(36.73,222.13)##
CCP(U/mL)	1.66(0.74,2.60)	78.85(17.20,199.50) **	65.55(12.33,180.25)##
IgA(g/L)	2.03(1.22,2.91)	2.87(2.14,3.85) *	2.69(2.11,3.64)
IgG(g/L)	1.25(1.07,1.47)	10.80(8.75,13.34) **	10.01(8.49,12.55)#
IgM(g/L)	0.15±0.01	1.25(0.93,1.71)	1.20(0.89,1.58)
补体 C3(g/L)	0.19±0.11	1.20(1.04,1.33)	1.12±1.79
补体 C4(g/L)	0.20±0.95	0.29(0.23,0.36) *	0.27±0.10

注:"/"表示正常人无此评分。

* 与正常人比较,$P<0.05$;** 与正常人比较,$P<0.01$。

\# 与类风湿关节炎治疗前比较,$P<0.05$;## 与类风湿关节炎治疗前比较,$P<0.01$。

3. 类风湿关节炎湿热痹阻证患者感受与临床指标相关性分析

Spearman 相关性分析结果显示,类风湿关节炎湿热痹阻证患者 DAS28 评分与 RF 呈正相关($P<0.05$),湿热痹阻证候积分与 IgA、IgG、anti-CCP、脾虚湿盛证候积分呈正相关($P<0.05$);SAS 评分与 ESR、RF、补体 C3 呈正相关($P<0.05$)。

4. 新风胶囊联合黄芩清热除痹胶囊与患者感受、实验室指标改善的关联规则分析

关联规则结果显示,新风胶囊+黄芩清热除痹胶囊对患者感受、实验室指标改善的支持度均大于 70%、置信度均大于 80%、提升度均大于 1;置信度最高的前三位分别是新风胶囊+黄芩清热除痹胶囊与 CRP(92.37%)、新风胶囊+黄芩清热除痹胶囊与 ESR(85.47%)、新风胶囊+黄芩清热除痹胶囊与湿热痹阻证证候积分(83.06%),见表 4-101。

表 4-101 新风胶囊联合中药与患者感受、实验室指标改善的关联规则分析

后项(指标)	前项(药物)	支持度(%)	置信度(%)	提升度
CRP↓	新风胶囊+黄芩清热除痹胶囊	74.84	92.37	1.04
ESR↓	新风胶囊+黄芩清热除痹胶囊	74.84	85.47	1.01
湿热痹阻证候积分↓	新风胶囊+黄芩清热除痹胶囊	74.84	83.06	1.06
DAS28↓	新风胶囊+黄芩清热除痹胶囊	74.84	82.76	1.05
IgG↓	新风胶囊+黄芩清热除痹胶囊	74.84	82.05	1.04
SAS↓	新风胶囊+黄芩清热除痹胶囊	74.84	80.65	1.08

(二)新风胶囊联合五味温通除痹胶囊改善类风湿关节炎寒湿痹阻证患者感受的关联规则分析及实验研究

该课题组运用关联规则分析,明确新风胶囊联合五味温通除痹胶囊对类风湿关节炎寒湿证患者感受(包括 SAS、SDS 等)、免疫炎症指标(包括 ESR、hs-CRP 等)和凝血纤溶指标(包括 FGB、TT 等)的影响,共纳入类风湿关节炎患者 120 例。

1. 类风湿关节炎寒湿证患者感受的变化及与实验室指标的相关性分析

与常模组相比,类风湿关节炎组患者寒湿证积分、脾虚湿盛证积分、SAS 评分、SDS 评分、VAS 评分和 DAS28 明显升高,GH、RP、PF、SF、RE、MH、VT 降低(表 4-102)。

相关性分析显示,寒湿证积分与血小板、D-二聚体呈正相关,脾虚湿盛证积分与 ESR 呈正相关,类风湿关节炎症状积分与 RF 呈负相关,SAS 与补体 C4 呈正相关、与 anti-CCP 呈负相关,SDS 评分与 ESR 呈正相关,VAS 评分与补体 C4 呈负相关,RP 评分与 D-二聚体呈正相关,GH 评分与 RF 呈负相关,PF 评分与 anti-CCP 呈正相关,躯体疼痛(BP)评分与补体 C3 呈负相关,MH 评分与 IgG 呈负相关,SF 评分与 PT 呈正相关,PF 评分与血小板呈正相关($P<0.05$)。

表 4-102 类风湿关节炎寒湿证患者感受的变化

指标	常模组	类风湿关节炎组($n=120$)	异常例数	异常百分比(%)
SAS	37.23±12.59	42.5(37.5,52.19)	37	30.83
SDS	41.88±10.57	56.25(47.5,62.5)	80	66.67

（续表）

指标	常模组	类风湿关节炎组（$n=120$）	异常例数	异常百分比（%）
VAS	–	5.6（3.25，7）	119	99.17
DAS28	–	7.405（4.32，10.14）	111	92.50
脾虚湿盛证积分	–	13.5（6，18）	24	20.00
寒湿证积分	–	19（14，30）	51	42.50
GH	69.55±21.32	37.59±21.27	92	76.67
RP	79.51±34.70	34.38±34.46	68	56.67
PF	90.62±15.40	43.83±21.18	72	60.00
SF	86.85±17.28	50.73±19.53	41	34.17
BP	85.61±18.37	44.55±18.28	68	56.67
RE	76.45±38.48	31.67±38.37	84	70.00
MH	72.56±16.81	49.07±12.91	57	47.50
VT	70.29±17.07	47.67±16.33	56	46.67

2. 新风胶囊+五味温通除痹胶囊治疗前后类风湿关节炎寒湿痹阻证患者感受、实验室指标的变化

与治疗前相比，类风湿关节炎寒湿痹阻证患者治疗后寒湿证积分、脾虚湿盛证积分、VAS 评分、ESR、CRP、补体 C3、补体 C4、血小板、FBG、D-二聚体和 TT 显著降低，RP、PF、SF、BP、RE 和 MH 显著升高，差异有统计学意义（$P<0.05$ 或 $P<0.01$），见表 4-103。

表 4-103 类风湿关节炎寒湿证治疗前后患者感受、实验室指标的变化（$n=120$）

指标	治疗前	治疗后	P
寒湿证积分	19（14，30）	12（5，18）	0.000
脾虚湿盛证积分	13（6，18）	7（5，13）	0.007
类风湿关节炎症状积分	12（8.18）	12（8，18）	0.921
SAS	42.5（37.5，52.19）	40（36.25，47.5）	0.841
SDS	56.25（47.5，62.5）	49.62±9.37	0.888
VAS	5.6（3.25，7）	3（2，5）	0.000
DAS28	7.405（4.32，10.14）	5.22（3.25，8.16）	0.133
GH	37.59±21.27	42.75±17.66	0.232
RP	34.38±34.46	49.17±39.29	0.006
PH	43.83±21.18	51.37±24.16	0.005
SF	50.73±19.53	57.81±21.13	0.006
BP	44.55±18.28	52.36±14.94	0.001
RE	31.67±38.37	44.72±41.34	0.015

（续表）

指标	治疗前	治疗后	P
MH	49.07±12.91	54.70±14.07	0.013
VT	47.67±16.33	56.50±14.804	0.144
ESR	44.19±25.84	24(14, 38)	0.000
CRP	10.4(3.31, 26.06)	3.76(1.07, 15.09)	0.000
RF	108.7(34.48, 205.4)	90(29.3, 177.1)	0.341
anti-CCP	75.7(19.5, 204)	63.7(17.7, 187)	0.591
IgA	2.805(2.21, 3.96)	2.65(2.09, 3.52)	0.289
IgG	10.71(8.3, 13.14)	9.71(8.02, 12.15)	0.100
IgM	1.22(0.87, 1.70)	1.16(0.87, 1.64)	0.782
补体 C3	1.19±0.19	1.11±0.18	0.001
补体 C4	0.29(0.24, 0.37)	0.25±0.09	0.000
血小板	280.5(232.25, 357)	222(194, 281)	0.000
FBG	4.17±1.04	3.44±1.06	0.000
D-二聚体	2.24(1.22, 3.41)	0.72(0.43, 1.26)	0.000
PT	11.05(10.4, 11.98)	11.1(10.4, 12)	0.107
APTT	28.86±2.45	29(27.5, 31.1)	0.327
TT	16.34±0.83	12(8, 18)	0.000

注：表中数据满足正态分布时，采用 $\bar{x}±s$；不满足时，采用 $P_{50}(P_{25}, P_{75})$。

3. 新风胶囊联合五味温通除痹胶囊与患者感受、临床指标改善的关联规则分析

设定前项为新风胶囊+五味温通除痹胶囊；后项为实验室指标，最小支持度为 20%，最小置信度为 60%。经 Aprior 模块分析，新风胶囊+五味温通除痹胶囊对患者感受、临床指标改善的支持度均大于 45%、置信度均大于 60%、提升度均大于 1，提示具有强关联性（表 4-104）。

表 4-104　新风胶囊+五味温通除痹胶囊与患者感受、临床指标改善的关联规则分析

前项	后项	支持度（%）	置信度（%）	提升度
新风胶囊+五味温通除痹胶囊	SDS 评分↓	47.5	84.211	1.218
新风胶囊+五味温通除痹胶囊	VT 评分↑	47.5	80.702	1.226
新风胶囊+五味温通除痹胶囊	VAS 评分↓	47.5	77.193	1.144
新风胶囊+五味温通除痹胶囊	脾虚湿盛证积分↓	47.5	77.193	1.130
新风胶囊+五味温通除痹胶囊	寒湿证积分↓	47.5	75.439	1.078
新风胶囊+五味温通除痹胶囊	MH 评分↑	47.5	71.93	1.151
新风胶囊+五味温通除痹胶囊	GH 评分↑	47.5	64.912	1.146
新风胶囊+五味温通除痹胶囊	PF 评分↑	47.5	61.404	1.103

（续表）

前项	后项	支持度（%）	置信度（%）	提升度
新风胶囊＋五味温通除痹胶囊	RP 评分↑	47.5	61.404	1.084
新风胶囊＋五味温通除痹胶囊	ESR↓	47.5	77.193	1.103
新风胶囊＋五味温通除痹胶囊	CRP↓	47.5	68.421	1.190
新风胶囊＋五味温通除痹胶囊	D-二聚体↓	47.5	85.965	1.021
新风胶囊＋五味温通除痹胶囊	TT↑	47.5	82.456	1.222
新风胶囊＋五味温通除痹胶囊	PT↑	47.5	64.912	1.277
新风胶囊＋五味温通除痹胶囊	APTT↑	47.5	61.404	1.504

参考文献

蔡强,金书欣,陈广洁,等,2019.青藤碱联合甲氨蝶呤治疗早期类风湿关节炎的疗效及对患者 MMP-3、类风湿关节炎 NKL/OPG 表达的影响[J].上海中医药大学学报,33(1):36-41.

曹永贺,刘健,2014.清热利湿法联合西药治疗湿热型类风湿关节炎临床观察[J].安徽中医药大学学报,33(6):19-22.

曹云祥,刘健,黄传兵,等,2015.新风胶囊可以调节类风湿性关节炎患者的免疫功能和改善心功能[J].细胞与分子免疫学杂志,31(3):394-396,401.

陈平,2016.补益肝肾法对类风湿关节炎患者骨密度及骨代谢指标的影响[J].中国中医药现代远程教育,14(9):61-63.

谌曦,刘健,2006.新风胶囊治疗类风湿性关节炎贫血的临床观察[J].中国临床保健杂志,9(4):321-323.

邓寿华,钟克宣,何伟平,等,2017.阳和汤治疗类风湿性关节炎伴骨关节损伤[J].长春中医药大学学报,33(4):593-596.

董文哲,刘健,端淑杰,2018a.新风胶囊通过调节 SOCS1/STAT3/miR326 改善类风湿关节炎患者 Th17/Treg 失衡状态[J].免疫学杂志,34(6):499-506.

董文哲,刘健,万磊,等,2018b.中医药治疗类风湿关节炎患者随访期间终点事件发生情况的队列研究[J].风湿病与关节炎,7(3):18-22.

董文哲,刘健,忻凌,等,2018c.雷公藤不同剂型改善类风湿关节炎患者免疫炎症指标的数据挖掘分析[J].免疫学杂志,34(10):894-899,905.

端淑杰,刘健,张帆,等,2017.基于关联规则挖掘中医内外合治类风湿关节炎对免疫炎症的影响[J].风湿病与关节炎,6(2):10-14,21.

方妍妍,刘健,万磊,等,2018.类风湿关节炎患者健脾化湿通络方药应用的队列研究[J].中国临床保健杂志,21(4):505-509.

傅艳芬,罗仕,陈锦荣,等,2019.尪痹胶囊联合甲氨蝶呤治疗类风湿关节炎临床研究[J].中国药业,28(5):55-57.

谷慧敏,孟庆良,左瑞庭,等,2017.萆薢汤加减治疗类风湿关节炎寒湿痹阻证临床观察[J].中国实验方剂学杂志,23(23):176-181.

郭锦晨,刘健,王键,等,2019a.基于 AMPK-FoxO3a-MnSOD 信号通路探讨类风湿关节炎患者氧化应激的机制及黄芩清热除痹胶囊对其影响[J].免疫学杂志,35(8):681-690.

郭锦晨,刘健,王键,等,2019b.基于关联随机模型研究雷公藤不同制剂对类风湿关节炎患者抗氧化免疫炎症指标的影响[J].北京中医药大学学报,42(9):778-786.

郭锦晨,刘健,忻凌,等,2017a.基于关联规则挖掘健脾中药对湿热痹阻型类风湿关节炎患者免疫炎症的影响[J].时珍国医国药,28(4):1002-1004.

郭锦晨,刘健,忻凌,等,2017b.湿热痹阻型类风湿关节炎中医内外合治的临床数据挖掘研究[J].新中医,49(4):198-203.

郭锦晨,刘健,忻凌,等,2017c.基于关联规则挖掘分析中医内外合治对湿热痹阻型类风湿性关节炎患者免疫炎症氧化应激的影响[J].辽宁中医杂志,44(7):1364-1367.

侯阿美,刘健,郭锦晨,等,2019a.基于 HIS 数据挖掘 4238 份病历探讨中医药治疗活动期类风湿关节炎的处方模式[J].风湿病与关节炎,8(4):5-10,19.

侯阿美,刘健,郭锦晨,等,2019b.黄芩清热除痹胶囊改善类风湿关节炎患者 SOD 及免疫炎症血液指标的临床研究[J].锦州医科大学学报,40(1):12-16,117.

黄传兵,刘健,谌曦,等,2013.新风胶囊治疗类风湿性关节炎疗效观察[J].中国中西医结合杂志,33(12):1599-1602.

黄颖,倪洪刚,曹跃朋,等,2018.苗药金乌健骨汤对类风湿关节炎患者骨代谢影响的研究[J].贵阳中医学院学报,40(2):67-70.

姜玉宝,林昌松,曹正同,等,2017.断藤益母汤对类风湿关节炎贫血患者的疗效观察[J].辽宁中医杂志,44(11):2334-2337.

姜玉宝,林昌松,李楠,等,2018.断藤益母汤对类风湿关节炎患者血清骨代谢指标的影响[J].中华中医药学刊,36(1):114-117.

林静,于慧敏,王涛,2019.姜黄素联合甲氨蝶呤治疗类风湿关节炎骨破坏的疗效观察[J].天津中医药,36(3):238-241.

刘健,万磊,刘磊,等,2011a.健脾通络法对类风湿关节炎调节性 T 细胞及肺功能的影响[J].中国临床保健杂志,14(2):113-116.

刘健,曹云祥,朱艳,2011b.老年类风湿关节炎患者心功能变化及其相关性研究[J].中华中医药杂志,26(4):777-780.

刘健,陈瑞莲,2009b.新风胶囊对类风湿关节炎患者 $CD_4^+CD_{25}^+CD_{127}^{lo}$ 调节性 T 细胞变化的影响[J].山西中医学院学报,10(3):35-38.

刘健,陈瑞莲,潘喻珍,等,2009a.新风胶囊对类风湿关节炎活动期伴贫血患者外周血 $CD4^+CD25^+CD127^{lo}$ 调节性 T 细胞的影响[J].山东中医药大学学报,33(6):480-483.

刘健,陈瑞莲,朱怀敏,等,2010.新风胶囊对类风湿关节炎贫血的疗效及机制研究[J].中国临床保健杂志,13(3):225-229.

刘健,范海霞,杨梅云,2007a.新风胶囊对类风湿关节炎的疗效及对其肺功能、红细胞 CRI、CD59 的影响[J].湖北中医杂志,29(6):9-11.

刘健,范海霞,杨梅云,2007c.新风胶囊对类风湿关节炎患者的疗效及肺功能、生活质量的影响[J].山东中医药大学学报,31(3):198-203.

刘健,范海霞,杨梅云,2007d.新风胶囊对类风湿性关节炎患者的疗效及肺功能生活质量的影响[J].中华中医药学刊,25(10):2060-2064.

刘健,郭雯,翟志敏,2006b.新风胶囊对类风湿性关节炎补体调节蛋白红细胞 CR1 及 CD59 的影响[J].中国中西医结合急救杂志,(4):240-243.

刘健,韩明向,刘晓晖,等,2004.新风胶囊对活动期类风湿性关节炎患者细胞因子的影响[J].中国临床保健杂志,7(1):11-14.

刘健,李华,谌曦,2006a.健脾化湿通络法治疗类风湿关节炎贫血的临床研究[J].中西医结合学报(4):348-354.

刘健,江锋,谌曦,等,2005.类风湿关节炎患者红细胞 CD_{35} 的表达及其意义[J].中国临床保健杂志,8

(1):9-11.

刘健,刘晓晖,韩明向,2003.新风胶囊治疗活动期类风湿性关节炎20例[J].安徽中医学院学报,22(3):
　　12-16.

刘健,万磊,黄传兵,等,2014.类风湿关节炎患者肺功能变化及中药新风胶囊干预研究[J].中国临床保健
　　杂志,17(1):102-106.

刘健,万磊,黄传兵,等,2015.新风胶囊对类风湿关节炎患者脂蛋白代谢的影响[J].中国中西医结合杂
　　志,35(9):1060-1064.

刘健,杨梅云,范海霞,2007b.新风胶囊对类风湿关节炎的疗效及抑郁情绪、血清皮质醇的影响[J].长春
　　中医药大学学报,23(3):29-31.

刘健,杨梅云,范海霞,2007e.新风胶囊对类风湿关节炎患者抑郁情绪及血清皮质醇的影响[J].中国中医
　　药信息杂志,14(9):7-9.

刘健,余学芳,纵瑞凯,2009c.活动期类风湿关节炎载脂蛋白的变化及相关性分析[J].中国康复,24(2):
　　95-97.

刘健,余学芳,纵瑞凯,等,2008a.新风胶囊对活动期类风湿关节炎抑郁患者的影响[J].天津中医药,
　　25(4):274-276.

刘健,章平衡,曹永贺,2019.新风胶囊通过调控凋亡相关蛋白促进类风湿关节炎患者外周血 CD4$^+$T 细胞
　　凋亡[J].风湿病与关节炎,8(1):15-20,27.

刘健,纵瑞凯,余学芳,等,2008b.类风湿关节炎活动期患者血小板参数、P-选择素和血小板超微结构的变
　　化及新风胶囊对其的影响[J].中华中医药杂志,23(12):1090-1094.

刘健,纵瑞凯,余学芳,等,2008c.新风胶囊对活动期类风湿关节炎患者的疗效及对血小板参数血小板
　　CD59 的影响[J].中华中医药学刊(7):1368-1371.

马秀琴,任静静,刘加昌,2019.蠲痹汤联合甲氨蝶呤对类风湿关节炎患者血清相关因子及骨代谢的影响
　　[J].世界中西医结合杂志,14(1):122-125.

梅莎莎,宋恩峰,项琼,2020.健脾生血颗粒治疗类风湿关节炎并发缺铁性贫血的临床观察[J].世界中医
　　药,15(15):2271-2274,2279.

苗喜云,孟庆良,展俊平,等,2019.补肾活血汤合肾痹汤治疗肾虚血瘀型类风湿关节炎的临床疗效[J].世
　　界最新医学信息文摘,19(A0):97-98,100.

庞爱梅,姜萍,李金星,等,2017.和痹方对肝脾失调型早期类风湿关节炎患者骨质侵蚀的干预作用[J].中
　　华中医药杂志,32(12):5682-5685.

朴雪梅,王亚乐,马金妹,等,2019.益气清络方对类风湿关节炎患者血管内皮生长因子和氧化应激的影响
　　[J].上海中医药大学学报,33(6):12-16.

朴雪梅,薛鸾,2017.益气清络方对类风湿关节炎患者炎症状态及代谢指标的影响[J].上海中医药大学学
　　报,31(1):30-33.

沈玉杰,瞿群威,王大军,2002.风湿仙丹治疗类风湿性关节炎53例临床观察[J].中医杂志(1):33-35,4.

沈玉杰,瞿群威,谢来芬,等,2001.风湿仙丹治疗类风湿性关节炎贫血38例临床研究[J].中医研究(2):
　　44-46.

孙艳秋,刘健,黄旦,等,2020a.不同雷公藤制剂对类风湿关节炎贫血患者的疗效及其机制[J].中国免疫
　　学杂志,36(3):360-364.

孙艳秋,刘健,忻凌,等,2020b.黄芩清热除痹胶囊联合新风胶囊改善类风湿关节炎湿热证患者免疫炎症指
　　标的数据挖掘研究[J].风湿病与关节炎,9(1):5-9.

孙玥,刘健,万磊,2016.新风胶囊对类风湿关节炎患者肺功能的影响[J].中国中西医结合杂志,36(7):
　　814-820.

孙玥,刘健,万磊,等,2015.新风胶囊改善类风湿性关节炎患者心功能的机制[J].细胞与分子免疫学杂

志,31(1):93-96,99.

唐宇,吴金玉,2015.独活寄生汤与归脾汤治疗活动期类风湿关节炎贫血的临床疗效观察[J].中药药理与临床,31(4):224-226.

万磊,刘健,盛长健,等,2010.类风湿关节炎患者肺功能变化及新风胶囊对其的影响[J].中医药临床杂志,22(9):798-803.

汪元,黄传兵,谌曦,等,2018.新风胶囊对类风湿关节炎患者调节性 B 细胞功能的影响[J].辽宁中医杂志,45(7):1411-1413.

汪元,刘健,余学芳,等,2008b.血小板参数与类风湿关节炎病情活动指标及临床症状相关性分析[J].辽宁中医药大学学报,10(6):5-7.

汪元,刘健,张皖东,等,2013.新风胶囊对活动期类风湿关节炎患者凝血功能相关指标的影响[J].安徽中医学院学报,32(3):39-42.

汪元,刘健,纵瑞凯,等,2008a.新风胶囊对活动期类风湿关节炎患者血小板参数的影响[J].中医正骨,20(9):1-3,85.

王庆保,刘健,万磊,2010.类风湿关节炎患者外周血 CD4$^+$CD25$^+$CD127$^-$ 调节 T 细胞的检测及临床意义[J].安徽医学,31(2):131-134.

王智华,刘健,郭雯,等,2007.健脾化湿通络法对类风湿关节炎患者生活质量的影响[J].中国临床保健杂志,10(6):586-588.

温伟强,黄胜光,谭宁,等,2012a.独活寄生汤和归脾汤分别联合西药治疗类风湿关节炎贫血的对照研究[J].中医杂志,53(14):1219-1222.

温伟强,黄胜光,谭宁,等,2012b.益气养血通络法对类风湿关节炎血红蛋白、血小板的影响[J].中华中医药学刊,30(7):1682-1685.

徐慧敏,2018.基于 OPG/类风湿关节炎 NKL/类风湿关节炎 NK 系统探讨新风胶囊对类风湿关节炎患者骨代谢影响及其作用机制[D].合肥:安徽中医药大学.

燕妮,2018.自拟中药方联合西药对类风湿关节炎患者相关细胞因子及骨代谢的影响[J].现代中西医结合杂志,27(31):3465-3467.

杨庆万,安阳,项飞燕,等,2020.引火汤对类风湿关节炎患者骨代谢的影响[J].陕西中医,41(1):73-75.

游碧蓉,田新玮,刘春景,2016.六味地黄合四物汤联合甲氨蝶呤治疗类风湿性关节炎的临床观察[J].中医药导报,22(6):95-97.

余学芳,陆学丹,汪海静,2013.益气养血口服液对老年类风湿关节炎患者贫血的影响[J].中国临床保健杂志,16(1):65-67.

余跃,2020.自拟补肝益肾活血汤联合甲氨蝶呤治疗老年类风湿关节炎的效果观察[J].当代医学,26(32):80-82.

张皖东,曹云祥,盛长健,等,2011.类风湿关节炎辨证分型与外周血 T 细胞亚群的关系[J].中医药临床杂志,23(6):514-516.

张颖,刘健,姜辉,等,2020.基于关联规则研究五味温通除痹胶囊对类风湿关节炎寒湿证患者的影响[J].风湿病与关节炎,9(2):7-11.

章平衡,刘健,谈冰,等,2016a.新风胶囊通过降低 NF-κB 通路活性改善类风湿关节炎患者血瘀状态[J].中华中医药杂志,31(11):4684-4689.

章平衡,刘健,谈冰,等,2016b.新风胶囊通过调节 NF-κB 通路改善类风湿关节炎患者高凝状态[J].免疫学杂志,32(1):49-55.

章平衡,刘健,万磊,等,2018.304 例类风湿关节炎患者免疫球蛋白的变化及新风胶囊对其影响[J].风湿病与关节炎,7(7):10-16.

郑蕾,温伟强,王莘智,2018.中西药合用治疗类风湿关节炎贫血临床研究[J].实用中医药杂志,34(4):

435-436.

朱俊,2018. 护骨胶囊对类风湿关节炎患者骨破坏的影响[J]. 河南医学高等专科学校学报, 30(3):276-278.

Liu J, Cao Y X, Huang C B, et al., 2014. Use of Xinfeng capsule to treat abarticular pathologic changes in patients with rheumatoid arthritis[J]. J Tradit Chin Med, 34(5): 532-538.

Liu J, Wang Y, Huang C B, et al., 2015. Efficacy and safety of Xinfeng capsule in patients with rheumatoid arthritis:a multi-center parallel-group double-blind randomized controlled trial [J]. J Tradit Chin Med, 35(5): 487-498.

Sun Y, Liu J, Cao Y H, 2018. Effects of Xinfeng capsule on the Fas/FasL-mediated apoptotic pathway in patients with rheumatoid arthritis[J]. J Tradit Chin Med, 38(4): 601-609.

Wan L, Liu J, Huang C B, et al., 2016. Xinfeng capsule(新风胶囊) for the treatment of rheumatoid arthritis patients with decreased pulmonary function — A randomized controlled clinical trial [J]. Chin J Integr Med, 22(3): 168-176.

Wang Y L, Liu J, Wang Y, et al., 2015. Effect of Xinfeng capsule in the treatment of active rheumatoid arthritis: a randomized controlled trial[J]. J Tradit Chin Med, 35(6): 626-631.

第五章

类风湿关节炎从脾论治的分子机制探讨

新安医学固本培元从脾治疗历史悠久,经验丰富,既能减轻关节症状,也能改善患者系统病变,提高生活质量。刘健教授以新安医学理论为指导,结合多年临床经验,提出类风湿关节炎从脾治疗的重要学术观点创制新安健脾通痹方,应用于临床,疗效显著。中药复方通过多途径、多靶点、多维度发挥治疗作用。该团队前期开展了理论研究、药学研究、临床研究和实验研究,不仅丰富了新安医学固本培元学说治疗类风湿关节炎的理论基础,而且为中医药治疗类风湿关节炎研究提供范式。本章聚焦前沿、另辟蹊径,关注热点、深入探究新安健脾通痹方治疗类风湿关节炎的分子机制,包括调节自身免疫失衡、改善炎症因子失衡、抑制细胞凋亡逃逸、改善凝血因子失衡等,为促进新安健脾通痹方实验研究和临床应用的推广奠定基础。

第一节 类风湿关节炎从脾论治调节自身免疫失衡

lncRNA 是一种长度>200 nt 的调节性非编码 RNA,由 5′帽子结构和 3′多聚腺苷酸(polyA)尾组成,可以通过 ceRNA 途径,发挥"海绵"样吸附作用,靶向调控 miRNA。目前已发现大量的 lncRNA 在类风湿关节炎中表达异常,并与类风湿关节炎的疾病活动性相关。新安健脾通痹方可以调控相关基因和蛋白的表达改善自身免疫反应从而控制病情。

一、新风胶囊干预 lncRNA ENST00000619282/miR-148b-5p/NF-κB 在类风湿关节炎滑膜成纤维细胞中的表达

该课题组通过对 RA-PBMC[*] 进行高通量测序,发现 ENST00000619282 在类风湿关节炎发病中起重要作用,通过 targetscan 数据库,预测出 miR-148b-5p 及 NF-κB 通路上的 *IKBKG* 为 ENST00000619282 下游靶基因。分别对 30 例正常人和新风胶囊治疗前后 30 例 RA-PBMC 进行 RT-qPCR 检测,与正常组相比,RA-PBMC 中 ENST00000619282 的表达显著升高($P < 0.05$);ROC 曲线结果表明,ENST00000619282 的 AUC 为 0.716 6,说明 ENST00000619282 具有诊断价值;Spearman 相关性分析结果表明,ENST00000619282 与病程、IgA 呈负相关,与 DAS28、VAS、ESR、CRP 呈正相关($P < 0.05$);经新风胶囊治疗后,ENST00000619282 的表达显著下降($P<0.05$)。

建立类风湿关节炎成纤维样滑膜细胞(rheumatoid arthritis fibroblast-like synoviocytes,RA-FLS)细胞系,观察新风胶囊含药血清对 ENST00000619282 表达的影响。RT-qPCR 结

---

[*] 即外周单个核细胞(peripheral blood mononuchear cells, PBMC)。

果显示,与 RA-FLS 相比,TNF-α+RA-FLS 组 ENST00000619282、B 细胞 K 多肽基因增强子抑制剂(the inhibitor of the K polypeptide gene enhancer in B cells, IKBKG)、IKKα、IKKβ、IKBα、p65 mRNA 的表达显著升高,miR-148b-5p mRNA 的表达显著降低($P<0.05$);经新风胶囊干预后,ENST00000619282、IKBKG、IKKα、IKKβ、IKBα、p65 mRNA 的表达显著降低,miR-148b-5p mRNA 的表达显著升高($P<0.05$)。免疫荧光结果显示,4,6-二氨基-2-苯基吲哚(4,6-diamino-2-phenyl indole, DAPI)染色为蓝色,IKBKG 抗体显示为绿色,镜下观察,与类风湿关节炎-FLS 相比,TNF-α+RA-FLS 组的细胞核中可见大片绿色荧光,说明 IKBKG 蛋白的表达显著升高($P<0.05$);经新风胶囊含药血清干预后,类风湿关节炎-FLS 细胞核中绿色逐渐减少,向细胞质转移,说明 IKBKG 蛋白的表达显著降低($P<0.05$)。

综上所述,ENST00000619282 是参与类风湿关节炎发病的重要 lncRNA,可作为类风湿关节炎潜在诊断标志物,新风胶囊可通过下调 ENST00000619282 和 NF-κB 的表达、上调 miR-148b-5p 的表达,抑制类风湿关节炎炎症免疫反应和细胞凋亡逃逸。

二、新风胶囊通过调控 lncRNA MAPKAPK5-AS1 对类风湿关节炎滑膜成纤维细胞凋亡和炎症的影响

该课题组探究新风胶囊通过调控 lncRNA MAPKAPK5-AS1(简称 MK5-AS1)对类风湿关节炎-FLS 凋亡和炎症的影响(文建庭等,2021)。

收集安徽中医药大学第一附属医院住院患者 30 例,同时期健康体检中心收集对照组 30 例。在纳入的两组病例中,类风湿关节炎患者平均年龄(49.90±12.14)岁,男性 3 例(10%),女性 27 例(90%),正常人平均年龄(50.45±11.49)岁,男性 3 例(10%),女性 27 例(90%),两组在年龄、性别上无显著差异($P>0.05$),具有可比性;类风湿关节炎患者 ESR、CRP、RF、anti-CCP、IgA、IgG、补体 C3、补体 C4、SAS 评分和 SDS 评分的表达显著高于正常人($P<0.05$),两组 IgM 和 C4 比较无显著差异($P>0.05$),见表 5-1。

表 5-1　一般临床资料比较

指标	类风湿关节炎患者 ($n=30$)	正常人 ($n=30$)	$t/F/\chi^2$	P
年龄	49.90±12.14	50.45±11.49	0.274	0.837
性别　男[占比(%)]	3(10%)	3(10%)	14.850	1.000
女[占比(%)]	27(90%)	27(90%)		
病程	(3.00,17.25)	/	/	/
ESR(mm/h)	(29.15,75.75)	(2.37,2.60)	6.653	0.000
CRP(mg/L)	22.90±21.68	(4.48,4.63)	4.938	0.000
RF(U/mL)	137.93±155.22	(0.96,2.30)	6.653	0.000
anti-CCP(U/mL)	147.70±130.37	(1.73,3.16)	6.653	0.000
IgA(g/L)	(1.94,3.26)	(1.38,2.82)	2.336	0.019
IgG(g/L)	11.15±3.31	(5.69,11.13)	4.317	0.000
IgM(g/L)	1.39±0.85	(0.10,0.18)	0.237	0.813

（续表）

指标	类风湿关节炎患者 （$n=30$）	正常人 （$n=30$）	$t/F/\chi^2$	P
补体 C3（g/L）	1.19±0.19	(0.77, 1.00)	6.654	0.000
补体 C4（g/L）	(0.19, 0.35)	0.19±0.12	1.079	0.280
DAS28	6.98±1.01	/	/	/
VAS	7.19±1.04	/	/	/
SAS	58.63±5.17	(28.77, 32.49)	6.660	0.000
SDS	59.05±6.14	(29.42, 34.46)	6.659	0.000
脾虚湿盛证证候积分	(24.75, 33.00)	/	/	/

注："/"表示不适用。

ROC 曲线结果显示，MK5-AS1 的 AUC 为 83%。相关性分析结果显示，MK5-AS1 与 ESR、CRP、RF、anti-CCP 和脾虚湿盛证证候积分具有显著相关性（$P<0.05$）；与正常组相比，MK5-AS1 mRNA 在患者 PBMC 中表达显著升高（$P<0.05$），经新风胶囊治疗后，MK5-AS1 mRNA 表达显著降低（$P<0.05$）。关联规则结果显示，新风胶囊治疗与 MK5-AS1、ESR、CRP、RF、脾虚湿盛证证候积分下降支持度均为 83.50%，置信度分别为 92.31%、90.54%、88.46%、84.81%、82.50%，提升度分别为 1.01、1.02、1.10、1.02、1.01（表 5-2）。

表 5-2　新风胶囊治疗与 MK5-AS1、临床指标的关联规则分析

前项	后项	支持度	置信度	提升度
新风胶囊	MK5-AS1 ↓	83.50%	92.31%	1.01
新风胶囊	ESR ↓	83.50%	90.54%	1.02
新风胶囊	CRP ↓	83.50%	88.46%	1.10
新风胶囊	RF ↓	83.50%	84.81%	1.02
新风胶囊	脾虚湿盛证证候积分 ↓	83.50%	82.50%	1.01

建立类风湿关节炎-FLS 细胞系，观察新风胶囊含药血清通过 MK5-AS1 对类风湿关节炎炎症和凋亡的影响。RT-qPCR 结果显示，与类风湿关节炎-FLS 组相比，经 TNF-α 刺激后，MK5-AS1 mRNA 的表达显著升高（$P<0.05$）；新风胶囊含药血清干预后，MK5-AS1 mRNA 的表达显著降低（$P<0.05$）；经转染 pcDNA3.1-MK5-AS1 后，MK5-AS1 mRNA 的表达升高（$P<0.05$）。与类风湿关节炎-FLS 组相比，经 TNF-α 刺激后，抑炎因子 IL-4 表达显著降低、促炎因子 IL-17 表达升高（$P<0.05$）；新风胶囊含药血清干预后，IL-4 表达显著升高、IL-17 表达显著降低（$P<0.05$）；经转染 pcDNA3.1-MK5-AS1 后，IL-4 表达显著降低、IL-17 表达升高（$P<0.05$）。与类风湿关节炎-FLS 组相比，经 TNF-α 刺激后，抑凋亡蛋白 Bax 表达显著降低、促凋亡蛋白 Bcl-2 表达升高（$P<0.05$）；新风胶囊含药血清干预后，Bax 表达显著升高、Bcl-2 表达显著降低（$P<0.05$）；经转染 pcDNA3.1-MK5-AS1 后，Bax 表达显著降低、Bcl-2 表达升高（$P<0.05$）。

上述研究表明,MK5-AS1 在类风湿关节炎-PBMC 和类风湿关节炎-FLS 中表达均显著升高,新风胶囊可通过调控 MK5-AS1,抑制类风湿关节炎炎症反应和促进细胞凋亡,治疗类风湿关节炎。

三、类风湿关节炎患者炎症免疫相关蛋白表达谱和患者感受的变化及新风胶囊的干预研究

该课题组(张颖等,2022)利用蛋白微阵列技术检测 20 例临床标本:正常组 10 例,男性 2 例、女性 8 例,平均年龄 53.50±5.60 岁;类风湿关节炎患者 10 例,男性 2 例、女 8 例,平均年龄 50.50±9.91 岁。ELISA 验证 60 例临床标本,30 例正常人血清(男性 7 人、女性 23 人),平均年龄 54.64±8.65 岁,30 例新风胶囊治疗前后类风湿关节炎患者血清(男性 8 人、女性 22 人),平均年龄 56.50±6.61 岁。两组基线一致,具有可比性。

对类风湿关节炎患者血清进行蛋白微阵列检测后,初步筛选出 33 个有意义的蛋白(9 个下调、24 个上调),构建了一个热图,根据它们在样本中的表达水平对与炎症免疫相关蛋白进行分组。GO 分析结果显示,炎症免疫相关差异蛋白的生物功能主要涉及细胞增殖、细胞迁移及 T 细胞分化等方面;KEGG 共富集到 20 条重要的通路,包括 NF-κB 信号通路、JAK/STAT 信号通路和 IL-17 通路等。

根据差异倍数和 P 值,筛选 3 个炎症免疫相关差异蛋白进行 ELISA 验证,包括 2 个上调、1 个下调(表 5-3)。ELISA 验证结果显示,与正常组相比,类风湿关节炎患者 IL-11、IL-17 表达显著升高,PD-L2 表达显著降低($P<0.05$)。ROC 曲线结果显示,IL-11 的 AUC=0.996($P<0.001$)、IL-17 的 AUC=0.954($P<0.001$)、PD-L2 的 AUC=1.000($P<1.000$),说明 IL-11、IL-17、PD-L2 均可作为类风湿关节炎诊断标志物。Spearman 相关分析结果表明,IL-11 与 ESR、RF 呈正相关、与 MH 呈负相关,IL-17 与 anti-CCP 呈正相关、与 PF、GH 呈负相关,PD-L2 与 ESR 呈负相关、与 SF、SAS 呈正相关($P<0.05$)。

表 5-3 炎症免疫相关差异蛋白的一般情况

蛋白质	ID 号	P	差异倍数	趋势
IL-11	3 589	0.034	86.73	上调
PD-L2	80 380	0.028	0.015	下调
IL-17	3 605	0.028	6.08	上调

与类风湿关节炎组相比,新风胶囊治疗后 IL-11、IL-17 的表达显著降低,PD-L2 的表达显著升高($P<0.05$);与正常组相比,类风湿关节炎患者 DAS28、VAS、SAS、SDS、BP 均显著升高,PF、RP、GH、MH 显著降低。新风胶囊干预后,DAS28、VAS、SAS、SDS、BP 评分均显著降低,PF、RP、GH、MH 显著升高,差异具有统计学意义($P<0.05$);与正常组相比,类风湿关节炎患者 ESR、hs-CRP、RF、anti-CCP 显著升高,新风胶囊干预后,ESR、hs-CRP、RF、anti-CCP 显著降低(表 5-4)。

表 5-4　新风胶囊对患者感受及免疫炎症指标的影响

指标	正常组($n=30$)	类风湿关节炎组($n=30$)	新风胶囊组($n=30$)	F	P
DAS28	1.47(1.21, 1.66)	6.54(6.07, 7.73)	2.90(2.42, 4.05)	404.79	0.000
VAS	0.90(0.78, 1.00)	7.00(6.00, 8.00)	3.96±1.47	230.59	0.000
SAS	29.80(28.35, 31.10)	55.25(54.36, 62.50)	46.99±16.49	32.21	0.000
SDS	32.60(30.39, 34.39)	55.00(51.25, 65.00)	40.54±10.76	74.15	0.000
PF	62.82(59.75, 66.68)	50.00(33.75, 55.00)	67.95±19.58	15.40	0.000
RP	30.19(25.33, 33.48)	0.00(0.00, 25.00)	10.33±12.77	34.76	0.000
BP	74.98(71.47, 79.48)	50.00(50.00, 62.00)	87.34±20.65	24.04	0.000
GH	58.73(54.68, 62.03)	44.97±11.82	58.04(47.33, 70.12)	14.32	0.000
VT	42.50(39.52, 45.24)	40.00(31.50, 44.25)	66.25±19.52	31.89	0.000
SF	59.87(57.58, 62.49)	55.00(37.50, 62.50)	87.39±12.56	64.00	0.000
RE	66.67(33.33, 66.67)	33.33(0.00, 66.66)	33.33(0.00, 66.67)	7.42	0.001
MH	66.38(63.98, 69.06)	45.00(42.00, 61.00)	83.95±17.39	44.45	0.000
ESR(mm/h)	2.63(2.49, 2.71)	41.5(27.75, 77.00)	23.5(27.75, 77.00)	44.41	0.000
hs-CRP(mg/L)	1.85±0.99	28.43(8.10, 60.77)	3.53(1.07, 19.65)	6.16	0.003
RF(U/mL)	4.56(4.45, 4.64)	91.85(23.45, 255.15)	62.5(19.05, 166.23)	6.37	0.003
anti-CCP(U/mL)	2.50±0.62	55(15.45, 200.00)	42.30(10.23, 110.00)	6.81	0.002

关联规则分析结果表明,新风胶囊治疗与 IL-11、IL-17、PD-L2、DAS28、SF、GH、PF、ESR、RF、anti-CCP 的改善支持度均>30%,置信度均>90%,提升度均>1。

利用蛋白微阵列技术分析类风湿关节炎炎症免疫相关差异蛋白为 IL-11、IL-17、PD-L2,与患者感受、免疫炎症指标具有显著相关性,中药新风胶囊可显著改善类风湿关节炎炎症免疫相关蛋白、患者感受、免疫炎症指标,说明新风胶囊可能通过调控类风湿关节炎炎症免疫相关蛋白,从而改善患者感受及免疫炎症指标,但其机制有待进一步探究。

四、类风湿关节患者凋亡关键蛋白表达谱和患者感受的变化及新风胶囊的干预研究

该课题组应用蛋白微阵列技术分析 11 例临床标本:正常人 7 例(男性 2 例、女性 5 例),平均年龄 51.50±9.91 岁;类风湿关节炎患者 4 例(男性 1 例、女性 3 例),平均年龄 52.45±8.94 岁。ELISA 验证 60 例临床标本:30 例正常人血清(男性 7 人、女性 23 人),平均年龄 54.64±8.65 岁;30 例新风胶囊治疗前后类风湿关节炎患者血清(男性 8 人、女性 22 人),平均年龄 56.50±6.61 岁。两组基线一致,具有可比性。

对类风湿关节炎患者 PBMC 进行蛋白微阵列检测后,初步筛选出 30 个有意义的蛋白(13 个下调、17 个上调);进一步筛选出 10 个凋亡相关差异蛋白(Caspase-3、CD40、SMAC、HSP27、HTRA、IGFBP-1、IGFBP-6、sTNF-R1、sTNF-R2、TRAILR-3);构建了一个热图,根据

它们在样本中的表达水平对凋亡相关蛋白进行分组;同时对两组凋亡相关蛋白的主要成分进行了分析。

GO 分析结果显示,凋亡相关差异蛋白的生物功能主要涉及细胞外基质成分分泌凋亡过程、参与形态发生凋亡过程、凋亡通路等方面;凋亡相关差异蛋白所处的细胞组分涉及胰岛素样生长因子、结合蛋白复合体生长因子等方面;凋亡相关差异蛋白分子功能涉及泛素结合泛素样、蛋白结合肿瘤或坏死因子依赖性受体活性等方面。KEGG 共富集到 20 条重要的通路,包括 TNF 信号通路、MAPK 信号通路和细胞因子通路等。

根据差异倍数和 P 值,筛选 10 个凋亡相关差异蛋白进行 ELISA 验证,包括 7 个上调、3 个下调(表 5-5)。Spearman 相关分析结果表明,Caspase-3 与年龄、ESR、RF、Caspase-8 呈正相关,HSP27 与 Caspase-8 呈正相关、与 anti-CCP 呈负相关,HTRA 与 VT 呈正相关,IGFBP-1 与 SAS 呈正相关,IGFBP-6 与 VAS、Bcl-x1 呈负相关,SMAC 与 CRP 呈正相关、与 RF 呈负相关,sTNF-R2 与 ESR 呈正相关、与 MH 呈负相关($P<0.05$)。

表 5-5　凋亡相关差异蛋白的一般情况

蛋白质	ID 号	差异倍数	P	趋势
HSP27	3 315	4.656	0.000	上调
IGFBP-1	3 484	3.693	0.000	上调
TRAILR-3	8 794	0.326	0.000	下调
sTNF-R1	7 132	0.390	0.000	下调
CD40	958	1.664	0.003	上调
sTNF-R2	7 133	0.531	0.003	下调
HTRA	27 429	5.089	0.009	上调
SMAC	56 616	3.033	0.011	上调
IGFBP-6	3 489	2.065	0.013	上调
Caspase-3	836	2.667	0.017	上调

ELISA 验证结果显示,与正常组相比,类风湿关节炎患者 Caspase-3、CD40、SMAC 的表达显著降低,HSP27、HTRA、IGFBP-1、IGFBP-6、sTNF-R1、sTNF-R2、TRAILR-3 的表达显著升高,新风胶囊治疗后,类风湿关节炎患者 Caspase-3、CD40、SMAC 的表达显著升高,HTRA、IGFBP-1、IGFBP-6、sTNF-R1、sTNF-R2、TRAILR-3 的表达显著降低,差异具有统计学意义($P<0.05$);与正常组相比,类风湿关节炎患者 DAS28、VAS、SAS、SDS、BP 评分均显著升高,PF、RP、GH、MH 显著降低,新风胶囊干预后,DAS28、VAS、SAS、SDS、BP 评分均显著降低,PF、RP、GH、MH 显著升高,差异具有统计学意义($P<0.05$);与正常组相比,类风湿关节炎患者 ESR、hs-CRP、RF、anti-CCP 显著升高,新风胶囊干预后,ESR、hs-CRP、RF、anti-CCP 显著降低;与正常组相比,类风湿关节炎患者 Bax、Bcl-x1、Caspase-8、Fas、FasL 的表达降低,Bcl-2 的表达升高,新风胶囊治疗后,Bax、Bcl-x1、Caspase-8、Fas、FasL 的表达显著升高,Bcl-2 的表达显著降低,差异具有统计学意义($P<0.05$)(表 5-6)。

表 5-6　类风湿关节炎患者感受、免疫炎症指标及凋亡蛋白的变化及新风胶囊对其影响

分类	指标	正常组 ($n=30$)	类风湿关节炎组 ($n=30$)	新风胶囊组 ($n=30$)	F	P
患者感受指标	DAS28	1.47(1.21,1.66)	6.54(6.07,7.73)	2.90(2.42,4.05)	404.79	0.000
	VAS	0.90(0.78,1.00)	7.00(6.00,8.00)	3.96±1.47	230.59	0.000
	SAS	29.80(28.35,31.10)	55.25(54.36,62.50)	46.99±16.49	32.21	0.000
	SDS	32.60(30.39,34.39)	55.00(51.25,65.00)	40.54±10.76	74.15	0.000
	PF	62.82(59.75,66.68)	50.00(33.75,55.00)	67.95±19.58	15.40	0.000
	RP	30.19(25.33,33.48)	0.00(0.00,25.00)	10.33±12.77	34.76	0.000
	BP	74.98(71.47,79.48)	50.00(50.00,62.00)	87.34±20.65	24.04	0.000
	GH	58.73(54.68,62.03)	44.97±11.82	58.04(47.33,70.12)	14.32	0.000
	VT	42.50(39.52,45.24)	40.00(31.50,44.25)	66.25±19.52	31.89	0.000
	SF	59.87(57.58,62.49)	55.00(37.50,62.50)	87.39±12.56	64.00	0.000
	RE	66.67(33.33,66.67)	33.33(0.00,66.66)	33.33(0.00,66.67)	7.42	0.001
	MH	66.38(63.98,69.06)	45.00(42.00,61.00)	83.95±17.39	44.45	0.000
免疫炎症指标	ESR(mm/h)	2.63(2.49,2.71)	41.5(27.75,77.00)	23.5(27.75,77.00)	44.41	0.000
	hs-CRP(mg/L)	1.85±0.99	28.43(8.10,60.77)	3.53(1.07,19.65)	6.16	0.003
	RF(U/mL)	4.56(4.45,4.64)	91.85(23.45,255.15)	62.5(19.05,166.23)	6.37	0.003
	anti-CCP(U/mL)	2.50±0.62	55(15.45,200.00)	42.30(10.23,110.00)	6.81	0.002
凋亡指标	Bax(ng/mL)	10.26±3.58	3.40±1.29	5.49±1.49	67.14	0.000
	Bcl-2(ng/mL)	7.93(5.92,9.15)	16.57(13.11,20.68)	11.63(10.52,13.19)	4.575	0.013
	Bcl-x1(ng/mL)	2.25(2.14,2.40)	0.98±0.25	1.41±0.32	202.74	0.000
	Caspase-8(pg/mL)	4 876.19 (3 985.58,6 415.95)	2 433.52±605.00	3 321.11±883.17	35.52	0.000
	Fas(pg/mL)	3 008.67 (2 516.83,3 475.53)	1 134.97±275.81	1 775.23 (1 629.21,2 076.85)	92.73	0.000
	FasL(pg/mL)	160.40(146.36,194.39)	69.73(58.60,84.49)	108.29±21.71	74.57	0.000

　　关联规则分析结果表明,新风胶囊治疗与 Caspase-3、HTRA、IGFBP-1、IGFBP-6 的改善支持度均>30%,置信度均>90%,提升度均>1;新风胶囊治疗与 DAS28、VAS、MH、SF 的改善支持度均>40%,置信度均>90%,提升度均>1;新风胶囊治疗与 ESR、RF、anti-CCP、CRP 的改善支持度均>40%,置信度均>90%,提升度均>1;新风胶囊治疗与 Bax、Bcl-2 的改善支持度均>30%,置信度均>90%,提升度均>1(表 5-7)。

表 5-7　新风胶囊治疗与类风湿关节炎凋亡相关蛋白、患者感受及
免疫炎症指标改善之间的关联规则分析

前项	后项	支持度(%)	置信度(%)	提升度
新风胶囊	Caspase-3↑	39.02	100.00	1.28
新风胶囊	HTRA↓	41.46	100.00	1.28
新风胶囊	IGFBP-1↓	41.46	100.00	1.28

（续表）

前项	后项	支持度(%)	置信度(%)	提升度
新风胶囊	IGFBP-6↓	43.90	94.45	1.21
新风胶囊	DAS28↓	39.02	94.12	1.09
新风胶囊	VAS↓	41.46	93.83	1.10
新风胶囊	MH↑	41.46	92.64	1.17
新风胶囊	SF↓	40.73	90.73	1.09
新风胶囊	ESR↓	42.34	100.00	1.01
新风胶囊	RF↓	42.34	98.33	1.21
新风胶囊	anti-CCP↓	40.23	96.64	1.19
新风胶囊	CRP↓	40.23	92.73	1.10
新风胶囊	Bax↑	39.82	98.09	1.02
新风胶囊	Bcl-2↓	37.22	98.09	1.21

五、类风湿关节炎患者心功能变化与 circ0003972/miR-23a-5p/PI3K/AKT/mTOR 的相关性及新风胶囊干预研究

该课题组（张颖，2021）收集 30 例类风湿关节炎患者，均来源于 2019 年 12 月至 2020 年 7 月安徽中医药大学第一附属医院风湿病科诊治患者，女性 26 例，男性 4 例，平均年龄 58.17±7.82 岁，平均病程 11.52±8.57 年；30 例健康对照者为体检中心认定为健康者，男性 7 例，女性 23 例，平均年龄 57.00±6.15 岁。两组比较年龄及性别无差异。对比两组的心功能参数，结果发现，EF、SV、FS 有明显差异，且正常人指标明显较高（$P<0.05$）。统计及分析两组的差异例数发现，类风湿关节炎患者的心功能参数下降的例数更多。

观察两组的 circ-0003972/miR-23a-5p/PI3K/AKT/mTOR 通路相关指标的变化，结果发现，circ-0003972 明显降低，miR-23a-5p 表达上调，蛋白络氨酸磷酸酶（protein tyrosine phosphatase，PTEN）表达下调，PI3K、AKT、mTOR 表达明显上调。观察两组下游的细胞因子发现，IL-1β、IL-6、TNF-α 表达明显上调，而 IL-10 表达明显下调（$P<0.05$）。

Spearman 分析发现，右室流出道内径（right ventricular outflow tract diameter，RVOTD）与 miR-23a-5p（$r=0.458$，$P<0.05$）呈正相关，与 PTEN mRNA（$r=-0.464$，$P<0.05$）呈负相关；主动脉内径（aortic diameter，AOD）与 AKT mRNA（$r=0.497$，$P<0.05$）呈正相关；左心房内径（left atrial diameter，LAD）与 miR-23a-5p（$r=0.392$，$P<0.05$）呈正相关、与 PTEN mRNA（$r=-0.408$，$P<0.05$）呈负相关；右心室舒张末期内径（right ventricular end diastolic diameter，RVD）与 PTEN mRNA（$r=-0.412$，$P<0.05$）呈负相关；RVOTD（$r=0.425$，$P<0.05$）、AODD（$r=0.708$，$P<0.05$）、LADS（$r=0.443$，$P<0.05$）、RVDD（$r=0.554$，$P<0.05$）、左心室舒张末期内径（left ventricular end diastolic diameter，LVD）（$r=0.431$，$P<0.05$）与 IL-1β 呈正相关。此外，RVOTD（$r=0.415$，$P<0.05$）、LADS（$r=0.366$，$P<0.05$）、RVD（$r=0.532$，$P<0.05$）与 IL-10 呈正相关。SV 与 IL-6（$r=0.437$，$P<0.05$）呈正相关（表 5-8）。

表 5-8　两组患者心功能比较

指标	正常对照组	类风湿关节炎组	t/χ^2	P
RVOTD	20.67±1.52	21.17±2.07	-1.068	0.290
AOD	26.30±2.69	27.10±4.05	-0.900	0.372
LADS	29.00±3.86	29.53±4.61	-0.486	0.629
RVD	20.97±1.87	20.37±1.85	1.252	0.216
IVSTD	8.63±1.07	8.67±1.12	-0.118	0.907
LVDD	42.77±4.89	43.40±5.36	-0.478	0.634
LVPWTD	8.03±0.81	8.03±0.41	0.000	1.000
MPAD	19.57±0.68	19.63±0.81	-0.346	0.731
EF	72.80±3.47	68.97±5.68	3.153	0.003
SV	73.87±7.74	60.9±13.45	4.576	0.000
FS	42.10±1.950	38.57±4.42	4.008	0.000
Pmax	21.57±4.65	20.50±9.00	0.576	0.567
肺动脉	24.77±2.70	25.30±9.71	-0.290	0.773
异常例数[占比(%)]	5(16.67)	25(83.33)	26.67	0.000

注:IVSTD,后室间隔舒张末期厚度;LVPWTD,左室收缩末期内径;MPAD,主动脉内径;EF,射血分数;SV,每搏输出量;FS,缩短分数;Pmax,肺动脉高压。

与类风湿关节炎组相比,新风胶囊治疗后患者心功能参数均有一定的改善,其中,AODD、LADS 显著降低,而 SV 明显上升($P<0.05$)。临床指标 ESR、hs-CRP、RF、anti-CCP、同型半胱氨酸均有一定的改善,而 ESR、hs-CRP 改善有差异($P<0.05$),余无任何意义。经治疗后发现,circ-0003972、PTEN mRNA 表达显著上升,且显著接近正常人的表达水平($P<0.05$);而 miR-23a-5p、PI3K、AKT、mTOR 表达下降,表达水平显著结果正常人($P<0.05$)。治疗后发现,IL-1β、IL-6、TNF-α 表达显著下降,且显著接近正常人的表达水平;而 IL-10 表达下降,表达水平显著结果正常人($P<0.05$)。

关联规则分析结果表明,新风胶囊联合薏苡仁、茯苓、蒲公英、丹参对改善 AODD、LADS、SV,新风胶囊联合薏苡仁、茯苓、蒲公英及谷芽对改善 miR-23a-5p、PI3K、IL-1β、IL-6 有参数关联性,新风胶囊联合薏苡仁、茯苓、鸡血藤、陈皮对改善 IL-1β、hs-CRP、ESR 有明显的关联性。以上关联规则支持度均>30%,置信度均>70%,提升度均>1(表 5-9)。

表 5-9　类风湿关节炎患者指标改善与新风胶囊联合中药的关联规则分析

前项	后项	支持度(%)	置信度(%)	提升度
新风胶囊+薏苡仁	AODD	38.024	88.47	1.181
新风胶囊+茯苓	AODD	43.463	83.24	1.181
新风胶囊+蒲公英	LADS	42.346	94.44	1.081
新风胶囊+丹参	SV	43.902	69.45	1.210
新风胶囊+薏苡仁	miR-23a-5p	39.024	93.75	1.098

前项	后项	支持度(%)	置信度(%)	提升度
新风胶囊+茯苓	PI3K	45.063	94.18	1.103
新风胶囊+蒲公英	IL-1β	43.363	90.15	1.171
新风胶囊+谷芽	IL-6	31.707	77.78	1.071
新风胶囊+薏苡仁	IL-1β	39.024	83.25	1.108
新风胶囊+茯苓	hs-CRP	41.463	76.41	1.161
新风胶囊+鸡血藤	hs-CRP	39.024	74.30	1.139
新风胶囊+陈皮	ESR	46.341	76.64	1.119

第二节　类风湿关节炎从脾论治调节免疫功能失衡

类风湿关节炎的发病机制与 $CD4^+Tr$ 细胞亚群、先天性免疫细胞及 B 细胞有一定关系。因此,探究类风湿关节炎免疫功能机制具有重要意义,且类风湿关节炎的发病过程与 $CD4^+Th$ 细胞、NK 细胞,以及巨噬细胞和 miRNA 细胞均存在很大关系,免疫细胞和免疫分子之间相互影响,共同对机体产生作用。新安健脾通痹方可通过调控类风湿关节炎免疫功能失衡,从而发挥治疗类风湿关节炎的作用。

一、新风胶囊对类风湿关节炎患者机体细胞免疫状态的影响

刘健等(2011)观察新风胶囊对类风湿关节炎患者 Tr 细胞的影响,将 66 例类风湿关节炎患者随机分为两组:新风胶囊组(研究组)、风湿骨痛组(对照组)。治疗前,两组类风湿关节炎患者 Tr 细胞无明显差异($P>0.05$)。治疗后,研究组、对照组 $CD4^+CD25^+Tr$ 细胞、$CD4^+CD25^+CD127^-Tr$ 细胞均明显升高($P<0.05$);与对照组比较,研究组 $CD4^+CD25^+CD127^-Tr$ 细胞升高明显($P<0.05$),见表 5-10。

表 5-10　两组类风湿关节炎病例治疗前后实验室指标变化情况(%)

组别	例数	$CD4^+CD25^+Tr$ 细胞		$CD4^+CD25^+CD127^-Tr$ 细胞	
		治疗前	治疗后	治疗前	治疗后
对照组	30	4.69±0.61	4.91±0.66*	3.16±0.24	3.28±0.55*
研究组	36	4.72±0.54	5.02±0.54*	3.27±0.21	4.17±0.50*#

注:* 与同组治疗前比较,$P<0.05$。
　　# 与对照组治疗后比较,$P<0.05$。

万磊等(2021)观察新风胶囊对类风湿关节炎患者 B 细胞、炎性介质、FAK/CAPN/PI3K 通路的影响。ELISA 检测血清 IL-1β、IL-10、IL-33、趋化因子配体 5(CCL5)、VEGF。

流式细胞术测定外周血 CD3⁻CD19⁺B 细胞。免疫印迹法检测 FAK、p-FAK、CAPN、PI3K 蛋白。将 60 例类风湿关节炎患者分为对照组、实验组，对照组采用常规治疗（包括免疫抑制剂、糖皮质激素或非甾体抗炎药等）；实验组在常规治疗基础上加用新风胶囊。治疗前，两组细胞因子、趋化因子指标无明显差异。治疗后，两组 IL-10 表达升高，IL-1β、IL33、CCL5、VEGF 明显降低（$P<0.05$）。与对照组治疗后比较，实验组 IL-10 升高，IL-1β 降低（$P<0.05$），见表 5-11。

表 5-11　两组类风湿关节炎患者治疗前后细胞因子、趋化因子变化（$n=30$）

组别	时间	IL-1β	IL-10	IL-33	CCL5	VEGF
对照组	治疗前	14.88±7.45	89.26±23.01	243.32±21.55	28.31±9.60	153.67±46.87
	治疗后	10.32±3.27*	96.12±19.07*	217.72±14.32*	18.65±8.37*	123.65±37.71*
实验组	治疗前	14.32±4.16	88.61±17.34	243.06±18.61	29.09±9.13	154.95±47.53
	治疗后	8.17±3.40*#	106.92±19.88*#	213.13±19.97*	18.83±7.18*	105.3±36.12*

注：* 与同组治疗前比较，$P<0.05$。

　　# 与对照组治疗后比较，$P<0.05$。

免疫印迹结果显示，治疗前两组 FAK、p-FAK、CAPN1、PI3K 表达无明显差异。治疗后，实验组 FAK、p-FAK、CAPN1、PI3K 表达明显降低（$P<0.05$），对照组 p-FAK、CAPN1 表达明显降低（$P<0.01$）。与对照组治疗后比较，实验组 p-FAK、PI3K 降低（$P<0.05$），见表 5-12。

表 5-12　两组类风湿关节炎患者治疗前后 FAK/CAPN/PI3K 通路相关指标的变化

组别	例数	时间	FAK	p-FAK	CAPN1	PI3K
对照组	6	治疗前	0.88±0.37	0.48±0.06	0.92±0.14	0.94±0.14
		治疗后	0.62±0.15	0.27±0.04*	0.48±0.04*	0.88±0.07
实验组	6	治疗前	1.19±0.36	0.48±0.04	1.05±0.16	0.91±0.09
		治疗后	0.55±0.16*	0.34±0.04*#	0.48±0.11*	0.32±0.02*#

注：* 与同组治疗前比较，$P<0.05$。

　　# 与对照组治疗后比较，$P<0.05$。

刘健等（2019）探讨新风胶囊对类风湿关节炎患者外周血 CD4⁺T 细胞凋亡的影响。采用随机、双盲法将 28 例活动期类风湿关节炎患者分为新风胶囊组（15 例）、来氟米特组（13 例），采用流式细胞术分析 CD4⁺T 细胞凋亡水平，Western blot 法和 RT-qPCR 检测凋亡相关蛋白及 mRNA 相对表达水平。治疗后，新风胶囊组、来氟米特组 CD4⁺T 细胞凋亡率较治疗前明显升高（$P<0.05$）；与来氟米特组比较，新风胶囊组 CD4⁺T 细胞凋亡率差异无统计学意义（$P>0.05$），见表 5-13。治疗后，新风胶囊组和来氟米特组类风湿关节炎患者外周血中 CD4⁺T 细胞凋亡蛋白 Fas、FasL、Caspase-8、Caspase-3 表达水平较治疗前明显升高（$P<0.05$ 或 $P<0.01$）；与来氟米特组比较，新风胶囊组凋亡蛋白 Fas、FasL、Caspase-8、Caspase-3 表达水平差异无统计学意义（$P>0.05$），见表 5-14。

表 5-13　两组类风湿关节炎患者治疗前后外周血 CD4$^+$T 细胞凋亡率比较

组别	例数	时间	CD4$^+$T 细胞凋亡率(%)
新风胶囊组	15	治疗前	2.73±0.63
	15	治疗后	4.07±0.91 *
来氟米特组	15	治疗前	2.62±0.45
	15	治疗后	4.17±0.59 *

注：* 与同组治疗前比较，$P<0.05$。

表 5-14　两组类风湿关节炎患者治疗前后 CD4$^+$T 细胞凋亡蛋白表达水平的比较

组别	例数	时间	Fas	FasL	Caspase-8	Caspase-3
新风胶囊组	15	治疗前	0.26±0.06	0.52±0.29	0.69±0.31	0.36±0.08
	15	治疗后	0.95±0.21 *	0.77±0.15 *	1.16±0.28 *	0.97±0.13 *
来氟米特组	15	治疗前	0.28±0.06	0.62±0.27	0.67±0.28	0.39±0.12
	15	治疗后	0.93±0.27 *	0.75±0.12 **	1.12±0.29 *	1.00±0.16 *

注：* 与同组治疗前比较，$P<0.05$；** 与同组治疗前比较，$P<0.01$。

曹云祥等(2015)观察新风胶囊对活动期类风湿关节炎患者血清 IL-17、IL-10 及 BTLA 的影响。60 例活动期类风湿关节炎患者采用抽签的方式分为两组：治疗组 30 例口服新风胶囊(每次 3 粒，每日 3 次)；对照组 30 例口服甲氨蝶呤(每次 10 mg，每周 1 次)。两组均治疗 30 日为 1 个疗程，连续观察 3 个疗程。结果表明，与治疗前相比，对照组治疗后外周血 T 细胞亚群 BTLA 表达无差异($P>0.05$)，治疗组治疗后 CD3$^+$BTLA$^+$T 细胞、CD4$^+$BTLA$^+$T 细胞、CD8$^+$BTLA$^+$T 细胞表达水平及血清 IL-10 显著升高($P<0.05$ 或 $P<0.01$)，IL-17 显著降低($P<0.05$ 或 $P<0.01$)；治疗后与对照组相比，治疗组 CD4$^+$BTLA$^+$T 细胞、CD8$^+$BTLA$^+$T 细胞显著升高($P<0.05$)，IL-17 显著降低($P<0.05$)，见表 5-15。

表 5-15　新风胶囊对类风湿关节炎患者治疗前后血清 IL-17、IL-10、外周血 T 细胞亚群 BTLA 的变化

指标	对照组(30 例)		治疗组(30 例)	
	治疗前	治疗后	治疗前	治疗后
CD3$^+$BTLA$^+$T 细胞	81.52±28.62	82.45±27.32	76.96±21.23	95.56±38.87 *
CD4$^+$BTLA$^+$T 细胞	53.42±32.11	62.71±20.38	58.16±28.36	105.34±42.45 **#
CD8$^+$BTLA$^+$T 细胞	59.35±31.43	67.25±29.56	53.41±23.01	88.17±6.78 #
IL-10(μg/L)	78.96±22.42	91.12±61.31	80.22±29.56	105.08±69.43 *
IL-17(μg/L)	13.34±31.46	112.53±34.54	141.47±34.18	89.16±28.21 **#

注：* 与同组治疗前比较，$P<0.05$；** 与同组治疗前比较，$P<0.01$。
　　# 与对照组治疗后比较，$P<0.05$。

孙玥等(2016)将 100 例类风湿关节炎患者随机分为治疗组和对照组，每组 50 例。治疗组给予新风胶囊(每粒 0.5 g，每次 3 粒，每日 3 次)，对照组予来氟米特片(每片 0.1 g，每次 1 片，每晚 1 次)，观察新风胶囊对类风湿关节炎患者外周血 BTLA 的影响。与同组治疗

前比较,两组治疗后外周血 BTLA$^+$、CD19$^+$、CD24$^+$、CD19$^+$CD24$^+$和 CD24$^+$BTLA$^+$均升高($P<$0.01 或 $P<0.05$),对照组 CD24$^+$CD19$^+$升高($P<0.01$)。与对照组治疗后比较,治疗组 BTLA$^+$、CD24$^+$、CD19$^+$CD24$^+$明显升高($P<0.05$),CD24$^+$CD19$^+$降低($P<0.01$),见表 5-16。

表 5-16 两组治疗前后 BTLA 表达水平比较

项目	治疗组($n=34$)		对照组($n=32$)	
	治疗前	治疗后	治疗前	治疗后
BTLA$^+$	2.64±1.20	7.51±0.177$^{**\#}$	2.92±0.55	6.45±0.99**
CD19$^+$	3.05±1.51	5.72±3.84*	3.15±1.36	6.95±3.14**
CD24$^+$	1.67±0.67	3.62±2.01$^{*\#}$	1.42±0.72	2.66±0.67**
CD19$^+$CD24$^+$(%)	18.91±5.00	42.77±13.02$^{**\#}$	15.83±7.78	30.33±12.09**
CD19$^+$BTLA$^+$(%)	96.43±5.45	98.32±1.68	96.78±1.84	97.40±5.19
CD24$^+$CD19$^+$(%)	84.91±9.59	86.88±9.29$^{\#\#}$	82.35±6.43	96.55±5.67**
CD24$^+$BTLA$^+$(%)	90.6±5.30	96.45±3.89**	91.99±4.90	98.80±1.81**

注:* 与同组治疗前比较,$P<0.05$;** 与同组治疗前比较,$P<0.01$。
与对照组治疗后比较,$P<0.05$;## 与对照组治疗后比较,$P<0.01$。

范海霞等(2011)检测 40 例类风湿关节炎患者和 10 名健康对照者红细胞 CR1、CD59 的表达水平,并将 40 例类风湿关节炎患者按随机数字表分为新风胶囊实验组(20 例)和正清风痛宁对照组(20 例),探讨新风胶囊治疗类风湿关节炎的 RBC 免疫机制。治疗后,实验组及对照组 CR1、CD59、C3 均明显升高($P<0.05$ 或 $P<0.01$)。其中 CD59 实验组较对照组升高程度更明显($P<0.01$);治疗后,C3 实验组较对照组改善程度明显(表 5-17)。

表 5-17 两组治疗前后红细胞 CR1、CD59 及其他实验室指标变化情况比较

项目	实验组($n=15$)		对照组($n=15$)	
	治疗前	治疗后	治疗前	治疗后
CR1(%)	10.76±3.0	14.6±3.77*	9.67±5.1	13.55±1.77*
CD59(%)	93.05±3.19	98.14±0.5$^{**\#\#}$	93.02±1.83	96.57±0.44**
IgG(g/L)/g/L	14.55±4.29	13.4±5.62	18.9±7.97	12.21±1.98**
IgA(g/L)	2.85±1.2	2.49±0.95	2.55±1.23	2.24±0.73
IgM(g/L)	1.43±0.56	1.29±0.57	1.33±0.45	1.28±0.43
C3(mg/dL)	149.39±40.63	127.57±27.39$^{*\#\#}$	142.94±38.61	128.97±26.94*
C4(mg/dL)	23.28±5.61	18.64±3.87	24.65±6.31	19.72±4.69

注:* 与同组治疗前后比较,$P<0.05$;** 与同组治疗前比较,$P<0.01$。
与对照组治疗后比较,$P<0.05$;## 与对照组治疗后比较,$P<0.01$。

万磊等(2013)通过复制 AA 大鼠模型,观察健脾化湿通络中药新风胶囊对 AA 大鼠

Th1/Th2 细胞极化及 Tr 细胞表达的影响。结果表明，与正常对照组相比，模型组大鼠血清中 Th1/Th2 比例升高（$P<0.01$），IFN-γ 表达升高，IL-10 表达降低；与模型组比较，治疗组大鼠 Th1/Th2 比例降低（$P<0.05$），IFN-γ 表达降低，IL-10 表达升高（表 5-18）。流式细胞术检测结果显示，在正常对照组中 CD4$^+$CD25$^+$Tr 细胞、CD4$^+$CD25$^+$FoxP3$^+$Tr 细胞表达频率分别为（23.5±2.81）%、（6.93±1.51）%，模型组频率为（14.1±3.75）%、（3.15±1.69）%，模型组大鼠 Tr 细胞较正常对照组明显降低（$P<0.01$）。经过药物治疗后，雷公藤多苷组、新风胶囊组 CD4$^+$CD25$^+$Tr 细胞、CD4$^+$CD25$^+$FoxP3$^+$Tr 细胞表达升高（$P<0.05$），其 Tr 细胞频率分别为（17.5±2.45）%、（5.07±2.28）%、（18.6±3.58）%、（5.43±2.84）%。RT-qPCR 显示，与正常对照组相比，模型组大鼠肺组织 FoxP3 mRNA 和蛋白降低。与模型组比较，新风胶囊组大鼠 FoxP3 mRNA 升高。与新风胶囊组比较，雷公藤多苷组 FoxP3 mRNA 降低（$P<0.05$），见表 5-18、表 5-19。

表 5-18   两组大鼠血清 Th1/Th2、IFN-γ 及 IL-10 的比较（$n=15$）

组别	Th1/Th2	IFN-γ(pg/mL)	IL-10(pg/mL)
正常对照组	0.42±0.10	62.80±17.83	109.20±19.13
模型组	2.10±0.70**	98.50±18.77**	62.10±20.36**
雷公藤多苷组	0.71±0.10##	50.15±14.64##	75.39±19.24##
新风胶囊组	0.76±0.30##	48.74±13.96##	89.34±17.63##

注：** 与正常对照组比较，$P<0.01$。
与模型组比较，$P<0.01$。

表 5-19   两组大鼠血清调节 T 细胞、FoxP3 mRNA 及蛋白表达的比较

组别	CD4$^+$CD25$^+$Tr 细胞	CD4$^+$CD25$^+$FoxP3$^+$Tr 细胞	Foxp3 mRNA	Foxp3 蛋白
正常对照组	23.50±2.81	6.93±1.51	0.56±0.13	0.48±0.18
模型组	14.10±3.75**	3.15±1.69**	0.24±0.09**	0.37±0.14*
雷公藤多苷组	17.50±2.45##	5.07±2.28##	0.25±0.10	0.43±0.13##
新风胶囊组	18.60±3.58##	5.43±2.84##	0.39±0.12##	0.44±0.24##

注：* 与正常对照组比较，$P<0.05$，** 与正常对照组比较，$P<0.01$。
与模型组比较，$P<0.01$。

汪元等（2010）从神经内分泌免疫网络角度探讨新风胶囊治疗类风湿关节炎的量效关系，以 AA 大鼠为研究模型，分为新风胶囊低、中、高剂量组，甲氨蝶呤（MTX）组，雷公藤多苷组，模型组。分组处理 30 日后，采用 ELISA 检测各组大鼠血清 5-羟色胺（5-hydroxytryptamine，5-HT）、多巴胺（dopamine，DA）、促肾上腺皮质激素（adreno cortico tropic hormone，ACTH）、皮质醇（cortisol，CORT）、TNF-α、IL-10 水平。结果显示，与正常组比较，模型组大鼠 5-HT、ACTH、CORT、TNF-α 显著升高，IL-10 降低（$P<0.05$ 或 $P<0.01$）；与模型组比较，新风胶囊低、中、高剂量组均能显著降低 5-HT 水平（$P<0.01$），且随剂量的增大，降低越明

显,新风胶囊高剂量组的 5-HT 水平与正常组比较无统计学意义($P>0.05$)。与模型组比较,新风胶囊中、高剂量组均能显著降低血清 ACTH 水平($P<0.01$),而新风胶囊低剂量组 ACTH 水平无显著下降($P>0.05$)。与模型组比较,新风胶囊低、中、高剂量组均能显著降低血清 CORT、TNF-α 水平,升高 IL-10 水平($P<0.05$),并呈现一定的量效关系。与新风胶囊低剂量组比较,新风胶囊中剂量组在降低 ACTH、升高 IL-10 方面更为明显($P<0.01$),新风胶囊高剂量组在降低 5-HT、ACTH、CORT、TNF-α,升高 IL-10 方面均更为显著($P<0.05$ 或 $P<0.01$)。各组 DA 水平无明显差异($P>0.05$),见表 5-20。

表 5-20 各组大鼠神经内分泌免疫网络相关指标的变化

指标	正常组	模型组	新风胶囊低剂量组	新风胶囊中剂量组	新风胶囊高剂量组
5-HT	0.93±0.12	1.57±0.71**	1.06±0.10#	1.02±0.07#	0.96±0.08#△
DA	46.62±3.84	48.79±2.76	48.24±2.82	47.65±2.60	47.16±1.97
ACTH	17.34±1.26	27.79±2.70**	26.11±2.10	20.75±2.64#△	19.37±2.70#△
CORT	67.69±4.34	112.65±12.37**	76.56±2.59#	72.78±7.28#	70.72±1.90#△△
IL-10	78.94±9.26	34.75±7.57**	72.80±3.20#	77.45±5.88#△	80.28±2.78#△
TNF-α	22.11±2.29	53.15±5.33**	24.73±3.10#	23.76±2.87#	21.86±2.95#△

注:* 与正常组比较,$P<0.05$;** 与正常组比较,$P<0.01$。
　　# 与模型组比较,$P<0.05$。
　　△ 与新风胶囊低剂量组比较,$P<0.01$;△△ 与新风胶囊低剂量组比较,$P<0.05$。

陈瑞莲等(2011)通过检测 AA 大鼠胸腺指数、脾脏指数,采用免疫组化法,检测大鼠胸腺中 CD4、CD25 及 CD127 的表达情况,观察健脾化湿通络中药新风胶囊对其的影响。研究显示,致炎前各组大鼠的体重无差异;致炎 18 日给药前与正常组相比,模型组大鼠体重明显减轻($P<0.05$ 或 $P<0.01$);给药 30 日后与模型组比较,新风胶囊组与甲氨蝶呤组、雷公藤多苷组比较体重明显上升($P<0.05$ 或 $P<0.01$)。致炎 18 日给药前与正常组相比,模型组大鼠足趾肿胀度显著升高($P<0.05$ 或 $P<0.01$);给药 30 日后与模型组比较,新风胶囊组、甲氨蝶呤组、雷公藤多苷组足趾肿胀度显著下降($P<0.05$ 或 $P<0.01$)。致炎 18 日给药前与正常组相比,模型组大鼠关节炎指数显著升高($P<0.05$ 或 $P<0.01$);给药 30 日后与模型组相比,新风胶囊组、甲氨蝶呤组、雷公藤多苷组大鼠的关节炎指数均较显著降低($P<0.05$ 或 $P<0.01$)。与正常组大鼠相比,模型组大鼠胸腺指数、脾脏指数均明显升高($P<0.05$ 或 $P<0.01$),与模型组相比,新风胶囊组与甲氨蝶呤组、雷公藤多苷组胸腺、脾脏指数无显著差异,见表 5-21。

各组大鼠胸腺、脾脏 CD4、CD25、CD127 表达情况见表 5-22。与正常组相比,模型组大鼠胸腺、脾脏的 CD4、CD25、CD127 阳性表达率有所下降($P<0.05$),说明 AA 大鼠关节炎产生过程中,CD4+CD25+Tr 细胞存在数量减少,导致 IC 沉积增多,进而导致 AA 的发病;与模型组相比,新风胶囊组均能改善大鼠胸腺、脾脏指数,升高 CD4、CD25、CD127 在胸腺、脾脏中的阳性表达率($P<0.05$)。

表 5-21　各组大鼠体重、足趾肿胀度、关节炎指数、胸腺指数、脾脏指数的比较

组别	致炎前体重(g)	致炎18日体重(g)	给药30日体重(g)	致炎18日足趾肿胀度	给药30日足趾肿胀度	关节炎指数(致炎18日)	关节炎指数(给药30日)	胸腺指数	脾脏指数
正常组	217.27±27.87	262.27±12.52	327.27±59.64	36.68±25.66	37.74±23.64	0.00±0.00	0.0±0.00	1.65±0.33	3.08±1.02
模型组	204.09±23.86	217.27±40.27*	241.36±35.15	71.80±21.24**	68.92±28.48	7.27±1.01**	8.09±1.45	2.66±0.58*	5.25±0.76*
新风胶囊组	221.82±20.53	232.27±12.32	358.18±85.42##	65.37±20.78	44.21±22.29##	7.45±1.13	3.18±1.3#	2.16±0.38	3.25±0.55
甲氨蝶呤组	211.36±22.92	224.09±31.61	306.82±37.63##△	59.27±15.48	36.50±16.71##	6.82±0.75	3.18±1.25#△	2.32±0.41	3.32±0.39
雷公藤多苷组	214.09±13.38	222.73±31.81	311.64±65.33##	69.43±25.87	51.73±11.74##	7.27±1.01	5.36±2.46#	2.44±0.47	3.51±0.46

注:*与正常组比较,$P<0.05$;**与正常组比较,$P<0.01$。
#与模型组比较,$P<0.05$;##与模型组比较,$P<0.01$。
△与雷公藤多苷比较,$P<0.05$。

表 5-22　各组大鼠 CD4、CD25、CD127 表达情况

组别	例数(n)	CD4阳性数[占比(%)]		CD25阳性数[占比(%)]		CD127阳性数[占比(%)]	
		胸腺	脾脏	胸腺	脾脏	胸腺	脾脏
正常组	12	9(75)	10(83.3)	8(66.7)	9(75)	8(66.7)	9(75)
模型组	12	5(41.7)*	6(50)*	4(33.3)*	5(41.7)*	3(25)*	4(33.3)*
新风胶囊组	12	7(58.3)#	8(66.7)#	6(50)#	7(58.3)#	5(41.7)#	6(50)#

注:*与正常组相比,$P<0.05$。
#与模型型组相比,$P<0.05$。

二、新风胶囊对类风湿关节炎患者补体系统调节作用的影响

近年来,补体调节蛋白在风湿病发病过程中的作用越来越受到人们重视。研究表明,补体在类风湿关节炎发病中也具有重要作用,主要由补体激活过程中产生的裂解产物和补体及其受体减少或缺陷所致;IC 的形成导致补体 C3、补体 C4 由经典途径激活时的水平均下降,经旁路途径激活时补体 C3 降低,补体 C4 水平保持正常。同时补体因清除 IC 而减少且功能减低,容易发生自身免疫性疾病如类风湿关节炎。其中,补体 C3 在缺乏或活性减低时,即使抗体水平正常,防御功能也减弱,细胞吞噬和清除 IC 的功能明显减低,易发生类风湿关节炎;补体 C4 在生理性清除 IC 中起重要作用,缺乏易发生类风湿关节炎。可见在类风湿关节炎中补体系统介导的损伤均起着中心和主导的作用。

刘健等(2007)将 40 例类风湿关节炎患者随机分为新风胶囊组(治疗组,20 例)和正清风痛宁组(对照组,20 例),观察两组治疗前后红细胞 CR1、CD59 等指标的改善情况。结果表明,新风胶囊在改善类风湿关节炎患者关节局部症状、降低炎症活动性指标的同时,能升高 CR1、CD59,还能改善类风湿关节炎患者肺功能。这提示它能提高补体调节蛋白的水平及含量,调节体内过亢的自身免疫反应,减少补体对自身细胞的攻击损伤(表 5-23)。

表 5-23　两组治疗前后红细胞 CR1、CD59 及其他实验室指标变化情况比较

项目	治疗组($n=20$)		对照组($n=20$)	
	治疗前	治疗后	治疗前	治疗后
CR1(%)	10.76±3.0	14.6±3.77*	9.67±5.1	13.55±1.77*
CD59(%)	93.05±3.19	98.14±0.75**##	93.02±1.83	96.57±0.44**
RBC($\times10^{12}$/L)	3.72±0.24	4.25±0.24**#	3.79±0.31	3.97±0.31
IgG(g/L)	14.55±4.29	13.40±5.62	18.90±7.97	12.21±1.98**
IgA(g/L)	2.85±1.20	2.49±0.95	2.55±1.23	2.24±0.73
IgM(g/L)	1.43±0.56	1.29±0.57	1.33±0.45	1.28±0.43

注:* 与同组治疗前比较,$P<0.05$;** 与同组治疗前比较,$P<0.01$。
　　# 治疗后治疗组与对照组比较,$P<0.05$;## 治疗后治疗组与对照组比较,$P<0.01$。

刘健等(2006a)观察健脾化湿通络法治疗类风湿关节炎贫血患者的临床疗效并探讨其作用机制。选取 40 例类风湿关节炎贫血患者随机分为三组:新风胶囊组 20 例(口服新风胶囊)、雷公藤组 10 例(口服雷公藤多苷片)和甲氨蝶呤组 10 例(口服甲氨蝶呤片)。各组患者经治疗后,IgG、IgA 和 IgM 水平均较治疗前有明显下降,差异有统计学意义(表 5-24)。新风胶囊组患者经治疗后,血清补体 C3、补体 C4 水平较治疗有明显升高,差异有统计学意义;甲氨蝶呤组治疗后血清补体 C4 水平较治疗前有明显升高,差异有统计学意义;雷公藤组治疗前后血清补体 C3、补体 C4 水平变化差异无统计学意义。新风胶囊组、甲氨蝶呤组患者经治疗后,血清 EPO、TNF-α 水平下降,IL-10 水平升高,差异有统计学意义;新风胶囊组治疗后血清 EPO 水平低于甲氨蝶呤治疗组治疗后,差异有统计学意义。雷公藤组患者经治疗后,血清 EPO、IL-10 水平较治疗前升高,而 TNF-α 水平下降,差异有统计学意义。由此可见,新风胶囊在升高补体及降低 EPO 水平方面,其作用要优于雷公藤多苷片和甲氨蝶呤(表 5-25)。

表 5-24　各组患者治疗前后免疫球蛋白的比较

组别	时间	例数(n)	IgG(g/L)	IgA(g/L)	IgM(g/L)
新风胶囊组	治疗前	20	18.84±7.09	3.43±1.41	1.86±1.00
	治疗后	20	13.76±3.58**	2.65±1.26*	1.22±0.51**
雷公藤组	治疗前	10	17.03±2.79	3.14±0.90	1.96±0.97
	治疗后	10	11.30±3.36**	2.00±0.91**	1.43±0.66*
甲氨蝶呤组	治疗前	10	19.59±5.25	3.84±1.44	1.87±0.61
	治疗后	10	14.38±3.60**	2.06±0.69**	1.02±0.31**

注：*与各组治疗前比较，$P<0.05$；**与各组治疗前比较，$P<0.01$。

表 5-25　各组患者治疗前后血清补体 C3、补体 C4、EPO、TNF-α 及 IL-10 的比较

组别	时间	例数(n)	C3(mg/L)	C4(mg/L)	EPO(U/L)	TNF-α(ng/L)	IL-10(ng/L)
新风胶囊组	治疗前	20	1 346.0±450.5	246.8±88.4	39.36±31.44	94.12±69.33	51.45±23.17
	治疗后	20	1 493.9±406.3*	275.1±99.1*	16.54±10.76**	51.23±38.31**	95.92±76.63**
雷公藤多苷组	治疗前	10	1 154.1±280.5	230.2±58.9	38.03±26.94	95.46±62.44	54.64±29.47
	治疗后	10	1 329.4±356.0	277.6±83.2	52.39±33.86**	54.17±38.51*	77.96±50.97*
甲氨蝶呤组	治疗前	10	1 069.3±244.4	169.4±56.4	42.36±28.29	89.37±48.70	53.87±31.73
	治疗后	10	1 310.9±283.2	261.9±69.9*	32.09±20.00*##	51.24±36.31**	81.37±67.90*

注：*与同组治疗前比较，$P<0.05$；**与同组治疗前比较，$P<0.01$。
　　##与新风胶囊组治疗后比较，$P<0.01$。

刘健等（2006b）选用 40 例类风湿关节炎患者，分为新风胶囊实验组（20 例）、正清风痛宁对照组（20 例），观察两组类风湿关节炎患者治疗前后补体调节红细胞 CR1、CD59、补体 C3、补体 C4、IgG、IgM、IgA 的改善情况。结果显示，治疗后两组异常的实验室指标部分有明显改善，IgG、补体 C3 指标均明显降低，CR1、CD59、RBC 均明显升高。其中新风胶囊实验组补体 C3、CR1、CD59 均较正清风痛宁对照组改善程度更加明显（$P<0.05$），见表 5-26。

表 5-26　两组类风湿关节炎患者治疗前后实验室指标变化比较

指标	新风胶囊实验组		正清风痛宁对照组	
	治疗前	治疗后	治疗前	治疗后
IgG(g/L)	8.96±2.13	6.10±0.94*	18.84±4.14	4.89±0.72
IgA(g/L)	4.96±0.53	1.87±0.37	9.29±2.86*	2.47±0.73
IgM(g/L)	3.47±0.58	1.07±0.43	3.89±0.64	2.10±0.37
补体 C3(mg/L)	1 493.90±406.30	1 275.70±273.90*#	1 429.40±386.10	1 289.70±269.40*
补体 C4(mg/L)	232.80±56.10	186.40±38.70	246.50±63.10	197.20±46.90
CR1(%)	15.38±6.97	25.39±6.84*#	14.42±5.38	21.67±6.62*
CD59(%)	90.20±4.50	94.80±2.20*#	91.10±3.40	92.30±1.70*

注：*与同组治疗前比较，$P<0.05$。
　　#与正清风痛宁对照组治疗后比较，$P<0.05$。

刘健等（2006c）还选用 AA 大鼠模型，用新风胶囊和雷公藤多苷片分别进行干预，探讨血清补体在该病发病机制中的作用及新风胶囊治疗类风湿关节炎的作用机制，分析其与关节肿胀度的相关性。AA 大鼠血清补体 C3、补体 C4 水平与足趾肿胀度、关节炎指数的相关性分析显示，补体 C3 水平与足趾肿胀度、关节炎指数均呈直线负相关（$P<0.05$），与其他指标之间无相关性（$P>0.05$），见表 5-27。

表 5-27　大鼠血清补体 C3、C4 水平与足趾肿胀度、关节炎指数的相关性分析（$n=60$）

补体	r	
	关节肿胀度	关节炎指数
C3	−0.428*	−0.401*
C4	0.134	0.101

注：* $P<0.05$。

与正常组相比，模型组补体 C3、补体 C4 显著升高（$P<0.01$）；与模型组比较，新风胶囊组的补体 C3、补体 C4 降低（$P<0.01$），雷公藤多苷组补体 C3、补体 C4 降低（$P<0.01$），见表 5-28。

表 5-28　各组对 AA 大鼠血清补体 C3、补体 C4 水平的影响

组别	例数（n）	补体 C3（g/L）	补体 C4（g/L）
正常组	15	81.86±17.16	4.22±0.84
模型组	15	143.86±22.32**	5.20±1.26**
新风胶囊组	15	129.13±32.88##	4.72±0.89##
雷公藤多苷组	15	187.73±23.80##	3.96±1.19##

注：** 与模型组比较，$P<0.01$。
　　## 与雷公藤多苷组比较，$P<0.01$。

新风胶囊能够降低 AA 大鼠的足趾肿胀度、关节炎指数和 CRP，并且能显著提高血清补体 C3 水平。补体 C3 与表现 AA 大鼠炎症程度的关节炎指数、足趾肿胀度之间也呈直线负相关，说明补体 C3 水平与类风湿关节炎的炎症活动性关系密切，可在一定程度上反映病情的变化，对于预测类风湿关节炎病情和疗效具有重要参考价值。新风胶囊改善 AA 大鼠血清补体的作用优于雷公藤多苷，提示其是通过升高体内过低的补体水平而调节体内紊乱的免疫反应，可能是新风胶囊治疗类风湿关节炎的部分作用机制。

三、黄芩清热除痹胶囊对机体免疫系统的影响

江莹等（2015）建立 AA 大鼠模型，随机均分成正常组、模型组，以及黄芩清热除痹胶囊高、中、低剂量组。研究黄芩清热除痹胶囊对 AA 大鼠的影响并探讨其作用机制。结果显示，与正常组比较，模型组大鼠的 CD4+T 细胞及 CD4+/CD8+ 显著降低（$P<0.01$），说明造模成功。黄芩清热除痹胶囊各剂量大鼠的 CD4+T 细胞数量及 CD4+/CD8+ 较模型组显著升高（$P<0.05$ 或 $P<0.01$），其中，高剂量组的升高最显著（$P<0.01$）。各组大鼠的 CD8+T 细胞无明显变化（表 5-29）。这表明黄芩清热除痹胶囊可升高 AA 大鼠体内的 CD4+T 细胞，升

高 CD4$^+$/CD8$^+$的比例,但对 CD8$^+$T 细胞的作用效果不明显。黄芩清热除痹胶囊通过对上述 T 细胞的调节,发挥治疗作用,对类风湿关节炎有一定的治疗作用。其治疗机制可能是通过改善 AA 大鼠体重增长率,改善调节血清中 T 细胞亚群的 CD4$^+$T 细胞含量和 CD4$^+$/CD8$^+$比例,阻止炎症的发生,发挥治疗作用。

表 5-29　各组对 AA 大鼠 CD4$^+$、CD8$^+$、CD4$^+$/CD8$^+$的影响($n=10$)

组别	剂量(g/kg)	CD4$^+$	CD8$^+$	CD4$^+$/CD8$^+$
正常组	–	35.70±5.38	21.37±3.21	1.67±0.23
模型组	–	26.57±6.18**	20.54±4.61	1.29±0.31*
黄芩清热除痹胶囊低剂量组	51.2	32.47±3.83##	19.87±6.38	1.63±0.16##
黄芩清热除痹胶囊中剂量组	25.6	30.25±4.10##	21.26±3.47	1.42±0.35##
黄芩清热除痹胶囊高剂量组	12.8	29.37±4.32#	20.75±4.17	1.42±0.23##

注:*与正常组比较,$P<0.05$;**与正常组比较,$P<0.01$。
与模型组比较,$P<0.05$;##与模型组比较,$P<0.01$。

第三节　类风湿关节炎从脾论治调节炎症因子失调

类风湿关节炎发病过程中伴随大量炎症因子的释放。类风湿关节炎患者外周血中 TNF-α、IL-1、IL-6、IL-17 等促炎因子表达升高,而 IL-4、IL-10 等抑炎因子表达显著降低。TNF-α 是加强细胞炎症反应的免疫促进因子,IL-10 是细胞炎症反应的免疫抗炎因子。炎症反应存在于类风湿关节炎发病的整个过程,相互影响,形成复杂的网络,细胞因子网络失衡,参与类风湿关节炎的发生与发展。新安健脾通痹方能上调抑炎因子,下调促炎因子,调节炎症免疫失衡,抑制炎症免疫反应,从而发挥治疗类风湿关节炎的作用。

一、新风胶囊对细胞因子网络的影响

董文哲等(2018)将 40 例类风湿关节炎患者随机分为治疗组(新风胶囊)、对照组(来氟米特),每组各 20 例,分析两组类风湿关节炎患者治疗前后血清细胞因子(IL-10、IL-2、IL-17、TGF-β)、转录因子(Ets1、SOCS1、RoRγt、STAT3)、叉头型转录蛋白(FoxP3)、Tr 细胞细胞表面分子(CD4、CD25)、Th17 细胞表面分子(CD3、CD8、IL-17)、FoxP3 mRNA、IL-17 mRNA、miR326 的变化,观察治疗前后类风湿关节炎患者 Th17/Tr 细胞相关血清细胞因子、SOCS1、STAT3、miR326 的表达,探讨新风胶囊调节类风湿关节炎患者 Th17/Tr 细胞的机制。两组类风湿关节炎患者 Th17/Tr 细胞相关细胞因子的变化。与治疗前比较,治疗组治疗后 Th17/Tr 细胞、IL-17、IL-2、TGF-β 明显降低($P<0.05$ 或 $P<0.01$),IL-10、FoxP3 明显升高($P<0.05$ 或 $P<0.01$);对照组治疗后 IL-17、IL-2、TGF-β 明显降低($P<0.05$ 或 $P<0.01$),Th17/Tr 细胞稍降低,FoxP3 稍升高,但差异无统计学意义(表 5-30)。

表 5-30　两组类风湿关节炎患者 Th17/Tr 细胞与相关细胞因子的变化

指标	治疗组（$n=20$）		对照组（$n=20$）	
	治疗前	治疗后	治疗前	治疗后
Th17/Tr 细胞(%)	0.13±0.12	0.06±0.02*	0.13±0.03	0.10±0.08
IL-17(pg/mL)	16.84±1.84	10.01±2.05**#	17.27±1.74	10.39±2.40**
FoxP3(pg/mL)	150.01±28.01	157.6±16.91*	152.2±28.29	161.64±34.41
IL-10(pg/mL)	102.0±16.35**	238.18±22.49	111.33±17.15**	224.2±62.10
IL-2(pg/mL)	800.7±121.89	516.9±69.98**#	786.3±90.89	549.94±59.33**
TGF-β(pg/mL)	569.83±64.42	396.3±24.70**#	569.5±51.14	389.70±12.79**

注：* 与同组治疗前比较，$P<0.05$；** 与同组治疗前比较，$P<0.01$。

　　# 与对照组治疗后比较，$P<0.05$。

与治疗前比较，治疗组治疗后 CD4$^+$CD25$^+$FoxP3$^+$Tr 细胞明显升高（$P<0.01$），CD3$^+$CD8$^+$IL-17$^+$Th17 细胞明显降低（$P<0.05$），CD4$^+$CD25$^+$T 细胞、CD3$^+$CD8$^+$T 细胞均稍升高（$P>0.05$）；对照组治疗后 CD4$^+$CD25$^+$T 细胞、CD3$^+$CD8$^+$IL-17$^+$Th17 细胞均稍降低，CD3$^+$CD8$^+$T 细胞、CD4$^+$CD25$^+$FoxP3$^+$Tr 细胞均稍升高，但差异无统计学意义（$P>0.05$）。与对照组比较，治疗组 CD4$^+$CD25$^+$T 细胞明显升高（$P<0.05$）。总之，治疗组在调控 Tr 细胞表面分子 CD4、CD25 和 FoxP3 的表达方面优于对照组（表 5-31）。

表 5-31　两组类风湿关节炎患者 Th17/Tr 细胞表面分子的变化

指标	治疗组（$n=20$）		对照组（$n=20$）	
	治疗前	治疗后	治疗前	治疗后
CD4$^+$CD25$^+$T 细胞	(3.20±1.28)%	(4.04±4.51)%#	(3.40±1.75)%	(3.40±1.75)%
CD4$^+$CD25$^+$FoxP3$^+$Tr 细胞	(0.54±0.24)%	(1.86±0.72)%**	(0.42±0.60)%	(0.42±0.60)%
CD3$^+$CD8$^+$T 细胞	(11.79±8.17)%	(16.30±5.04)%	(10.60±5.53)%	(10.60±5.53)%
CD3$^+$CD8$^+$IL-17$^+$Th17 细胞	(2.89±1.66)%	(0.65±0.11)%*	(1.57±1.26)%	(1.57±1.26)%

注：* 与同组治疗前比较，$P<0.05$；** 与同组治疗前比较，$P<0.01$。

　　# 与对照组治疗后比较，$P<0.05$。

与治疗前比较，治疗组治疗后 STAT3、RORγt 明显降低（$P<0.05$ 或 $P<0.01$），Ets1、SOCS1 明显升高（$P<0.01$）；对照组治疗后 SOCS1 升高（$P<0.05$），STAT3、RORγt 明显降低（$P<0.05$ 或 $P<0.01$）。与对照组比较，治疗组治疗后 SOCS1 升高明显，差异有统计学意义（$P<0.05$）。治疗组在调控转录因子 SOCS1 方面优于对照组（表 5-32）。

表 5-32　两组类风湿关节炎患者 Th17/Tr 细胞相关转录因子的变化

指标	治疗组（$n=20$）		对照组（$n=20$）	
	治疗前	治疗后	治疗前	治疗后
SOCS1(pg/mL)	410.47±69.98	544.83±78.54*#	490.13±101.98	542.17±98.33*

（续表）

指标	治疗组（$n=20$）		对照组（$n=20$）	
	治疗前	治疗后	治疗前	治疗后
STAT3（pg/mL）	968.89±122.26	714.62±78.54**	970.08±88.12	798.01±104.84**
RORγt（ng/mL）	18.36±2.12	12.93±1.64*	18.35±2.16	11.22±1.20**
Ets1（pg/mL）	614.39±98.33	758.08±106.38**	615.30±99.87	701.54±100.65

注：* 与同组治疗前比较，$P<0.05$；** 与同组治疗前比较，$P<0.01$。
与对照组治疗后比较，$P<0.05$。

万磊等（2017a）通过新风胶囊对 AA 大鼠模型研究，观察了新风胶囊对细胞因子 TNF-α、IL-10 和 Th1/Th2 表达的影响。研究发现，与正常对照组比较，模型组血清中 TNF-α、Th1/Th2 表达明显升高，而血清中 IL-10 表达明显降低（$P<0.05$）。与模型组比较，各治疗组血清中 TNF-α、Th1/Th2 表达降低，IL-10 表达升高，大多数有统计学意义（$P<0.05$ 或 $P<0.01$）。与新风胶囊中剂量组比较，甲氨蝶呤组血清中 Th1/Th2 表达升高，IL-10 表达降低（$P<0.01$）；新风胶囊低剂量组血清中 Th1/Th2 表达升高，血清 IL-10 表达降低（$P<0.01$）；新风胶囊高剂量组血清中 Th1/Th2 表达升高，IL-10 表达明显降低（$P<0.05$ 或 $P<0.01$），见表 5-33。

表 5-33 各组大鼠细胞因子表达水平比较

组别	例数	TNF-α（pg/mL）	IL-10（pg/mL）	Th1/Th2
正常对照组	10	32.1±7.4	106.6±14.7	0.33±0.10
模型组	10	80.5±10.7*	51.5±20.1*	2.08±0.62*
甲氨蝶呤组	10	59.8±20.3#	74.2±23.6#▲	1.15±0.48##▲
雷公藤多苷组	10	53.2±19.7##	90.2±21.8##	0.65±0.30##
新风胶囊低剂量组	10	65.9±19.8	71.3±22.6▲	1.46±0.84▲
新风胶囊中剂量组	10	55.1±20.0##	95.4±19.7##	0.75±0.34##
新风胶囊高剂量组	10	67.1±17.1#	67.9±20.6▲▲	1.20±0.53##▲

注：* 与正常对照组比较，$P<0.05$。
与模型组比较，$P<0.05$；## 与模型组比较，$P<0.01$。
▲与新风胶囊中剂量组比较，$P<0.05$；▲▲与新风胶囊中剂量组比较，$P<0.01$。

万磊等（2017b）还通过新风胶囊对 AA 大鼠模型研究其调节自噬相关蛋白的表达改善 AA 大鼠的肺功能，ELISA 检测 B 淋巴细胞刺激因子（cytokine B-cell activating factor，BAFF）、IL-1β、TNF-α、IL-4、IL-10 表达。与正常对照组比较，模型组 BAFF、IL-1β、TGF-β1 明显升高，IL-4、IL-10 明显降低。与模型组相比，来氟米特组 IL-1β、BAFF 降低（$P<0.01$），IL-4 和 IL-10 表达升高（$P<0.05$ 或 $P<0.01$）；新风胶囊组 TGF-β、BAFF 降低（$P<0.01$），IL-4 和 IL-10 表达升高（$P<0.01$）。与来氟米特组比较，新风胶囊组 TGF-β1、BAFF 降低，IL-4 升高（$P<0.05$ 或 $P<0.01$），见表 5-34。

表 5-34 各组大鼠细胞因子 IL-1β、TGF-β1、IL-4、IL-10 的比较($n=10$, pg/mL)

细胞因子	正常对照组	模型组	来氟米特组	新风胶囊组
IL-1β	17.94±2.76	21.91±6.44**	18.11±5.87#	19.81±6.47
TGF-β1	194.26±34.49	213.66±26.47**	210.22±42.44	176.95±35.98##▲▲
IL-4	190.82±15.35	31.85±8.62**	55.50±7.80**##	74.66±13.44**##▲
IL-10	106.60±33.34	51.52±12.18**	74.21±21.43#	90.55±15.74##
BAFF	481.34±233.58	1162.03±212.97**	635.78±177.39##	674.55±207.93##▲

注:** 与正常对照组比较,$P<0.01$。

\# 与模型组比较,$P<0.05$;## 与模型组比较,$P<0.01$。

▲与来氟米特组比较,$P<0.05$;▲▲与来氟米特组比较,$P<0.01$。

曹云祥等(2010)通过观察 AA 大鼠的心功能、血清 TNF-α、IL-17、IL-10 变化及中药新风胶囊对其的影响。与正常对照组比较,模型组 TNF-α、IL-17 显著升高($P<0.05$ 或 $P<0.01$),IL-10 显著降低($P<0.01$);与模型组比较,新风胶囊组 TNF-α、IL-17 显著降低($P<0.05$ 或 $P<0.01$),甲氨蝶呤组 TNF-α 显著降低($P<0.05$);与模型组比较,新风胶囊组、雷公藤多苷组、甲氨蝶呤组 IL-10 显著升高($P<0.05$ 或 $P<0.01$),见表 5-35。

表 5-35 各组对 AA 大鼠血清 TNF-α、IL-10、IL-17 的影响($n=10$)

组别	TNF-α(μg/L)	IL-17(pg/mL)	IL-10(ng/L)
正常对照组	86.50±35.79	6.99±0.96	7.70±0.69
模型组	120.18±34.69*	9.89±1.83**	5.37±1.49**
甲氨蝶呤组	87.38±35.37#	9.87±1.45	6.43±1.32
雷公藤多苷组	103.01±38.75	9.21±2.06	6.63±1.23#
新风胶囊组	90.40±21.28#	7.54±1.02##	6.91±0.91##

注:* 与正常对照组比较,$P<0.05$;** 与正常对照组比较,$P<0.01$。

\# 与模型组比较,$P<0.05$;## 与模型组比较,$P<0.01$。

周丹丹等(2020)选取 AA 大鼠模型,观察新风胶囊对 AA 大鼠血清细胞因子 TGF-β1、IL-10、IL-17、IL-21 的影响。与正常对照组比较,模型对照组 TGF-β1、IL-17、IL-21 表达量显著升高($P<0.05$),IL-10 表达量显著降低($P<0.05$);与模型对照组比较,来氟米特组和新风胶囊组 TGF-β1、IL-17、IL-21 表达量显著降低($P<0.01$ 或 $P<0.05$),IL-10 表达量显著升高($P<0.05$ 或 $P<0.01$),见表 5-36。

表 5-36 各组大鼠血清细胞因子 TGF-β1、IL-10、IL-17、IL-21 表达量比较($n=12$, pg/mL)

组别	TGF-β1	IL-10	IL-17	IL-21
正常对照组	34.85±11.76	95.46±26.71	35.15±9.16	64.47±14.76
模型对照组	89.46±20.16*	44.73±19.68*	76.47±12.79*	149.05±29.16*
来氟米特组	56.35±19.49##	68.48±20.15#	43.39±8.39#	99.34±22.38#
新风胶囊组	57.47±13.15##	81.57±23.46#	55.04±10.35##	103.20±23.46##

注:* 与正常对照组比较,$P<0.05$。

\# 与模型对照组比较,$P<0.05$;## 与模型对照组比较,$P<0.01$。

张晓军等（2018）观察新风胶囊对 AA 大鼠血清细胞因子 TGF-β1、IFN-γ、IL-4、IL-10 影响。结果显示，与正常对照组比较，模型组 TGF-β1、IL-4 显著升高，IFN-γ、IL-10 显著降低（$P<0.05$ 或 $P<0.01$）。与模型组比较，新风胶囊组 TGF-β1、IL-4 降低，IFN-γ、IL-10 升高（$P<0.05$ 或 $P<0.01$），见表 5-37。

表 5-37　各组大鼠血清炎症因子的比较（$n=12$）

组别	TGF-β1(pg/mL)	IL-4(pg/mL)	IFN-γ(pg/mL)	IL-10(pg/mL)
正常对照组	48.25±12.75	40.86±9.04	78.78±18.39	118.69±38.78
模型组	91.73±31.46**	54.24±8.72#	44.31±10.42**	68.47±24.21**
新风胶囊组	68.42±20.78##	48.29±10.42#	65.39±16.78##	105.02±38.17##

注：** 与正常对照组比较，$P<0.01$。
　　# 与模型组比较，$P<0.05$；## 与模型组比较，$P<0.01$。

文建庭等（2021）观察新风胶囊含药血清对 TNF-α 诱导的类风湿关节炎-FLS 凋亡和炎症的影响。ELISA 结果显示，与类风湿关节炎-FLS 组相比，TNF-α+类风湿关节炎-FLS 组 TNF-α、IL-1β、IL-6、IL-8 的表达显著升高（$P<0.001$），IL-4、IL-10 的表达显著降低（$P<0.01$）；经新风胶囊含药血清干预后，TNF-α、IL-1β、IL-6、IL-8 的表达显著下降（$P<0.01$），IL-4、IL-10 的表达显著升高（$P<0.01$）。

文建庭等（2018）还通过建立 AA 大鼠模型，基于 Notch 和 PKC/NF-κB 通路串话研究新风胶囊改善 AA 大鼠肺功能的作用机制。与正常组相比，模型组 IL-6、IL-17 表达升高（$P<0.01$），IL-10、IL-35 表达降低；与模型组相比，新风胶囊组、来氟米特组 IL-6、IL-17 表达降低（$P<0.01$ 或 $P<0.05$），IL-35 表达升高（$P<0.01$）（表 5-38）。与正常组相比，模型组 Notch1、delta1、Hes1、RAC1、PKC、NF-κB 表达升高（$P<0.01$）；与模型组相比，新风胶囊组 Notch1、delta1、Hes1、RAC1、PKC、NF-κB 表达降低（$P<0.05$ 或 $P<0.01$），来氟米特组 Notch1、delta1、Hes1、RAC1、PKC、NF-κB 表达降低（$P<0.05$ 或 $P<0.01$）（表 5-39）。

表 5-38　各组大鼠外周血细胞因子比较（pg/mL）

组别（$n=4$）	IL-6	IL-10	IL-17	IL-35
正常组	67.3±4.3	84.7±11.2	9.6±7.2	69.7±3.7
模型组	103.8±8.7**	32.8±7.3**	75.1±8.5**	39.7±4.2**
新风胶囊组	78.2±3.7##	58.6±9.8##	54.1±2.2##	57.4±2.8##
来氟米特组	79.9±4.0#	65.6±8.2##	46.2±4.3##	51.5±6.9##

注：** 与正常组比较，$P<0.01$。
　　# 与模型组比较，$P<0.05$；## 与模型组比较，$P<0.01$。

表5-39　各组对 AA 大鼠肺组织 Notch 和 PKC/NF-κB 通路相关基因表达的影响

组别	Notch1	delta1	Hes1	RAC1	PKC	NF-κB
正常组	1.0387±0.10	0.7150±0.08	1.0087±0.10	1.00±0.10	1.00±0.04	1.01±0.10
模型组	1.1222±0.18*	1.3390±0.31**	1.1329±0.01**	13.55±1.86**	8.17±0.71**	1.13±0.01**
新风胶囊组	1.0404±0.04	0.7938±0.07#	1.0216±0.07#	2.69±0.21##	2.76±0.33##	1.02±0.07##
来氟米特组	1.06519±0.04#	0.6562±0.03#	1.0160±0.05#	1.97±0.16##	2.05±0.09#	1.02±0.05##

注：* 与正常组比较，$P<0.05$；** 与正常组比较，$P<0.01$。
　　# 与模型组比较，$P<0.05$；## 与模型组比较，$P<0.01$。

　　章平衡等（2017）采用弗氏完全佐剂复制 AA 大鼠模型，基于 TGF-β1/Smads 和胞外信号调节激酶（extracellular signal-regulated kinase，ERK）通路串话研究新风胶囊改善 AA 大鼠肺功能的作用机制。ELISA 检测大鼠血清 TGF-β1、结缔组织生长因子（connective tissue growth factor，CTGF）、成纤维细胞生长因子（fibroblast growth factors，FGF）的表达，与正常对照组比较，模型对照组生长因子 TGF-β1、CTGF 表达量明显升高（$P<0.01$ 或 $P<0.05$），而生长因子 FGF 显著降低（$P<0.05$）。与模型对照组比较，新风胶囊组细胞因子 TGF-β1、CTGF 表达量显著降低（$P<0.01$ 或 $P<0.05$），FGF 显著升高（$P<0.05$）；甲氨蝶呤组 TGF-β1 表达降低，FGF 表达升高（$P<0.05$ 或 $P<0.01$）；雷公藤多苷片组 CTGF 表达降低，FGF 表达升高（$P<0.05$）。与甲氨蝶呤组比较，新风胶囊组雷公藤多苷片组 CTGF 显著降低（$P<0.05$）；与雷公藤多苷片组比较，新风胶囊组 TGF-β1 显著降低（$P<0.05$），见表5-40。

表5-40　各组大鼠血清细胞生长因子的变化（pg/mL）

组别	TGF-β1	CTGF	FGF
正常对照组	156.2±32.5	78.9±14.2	35.6±11.4
模型对照组	192.4±46.4**	96.7±32.5*	25.1±22.4*
甲氨蝶呤组	162.6±26.5##△	98.5±21.3	27.9±26.2#
雷公藤多苷片组	183.8±25.2	85.4±26.7#▲	28.4±21.9#
新风胶囊组	168.3±29.9##△	86.3±28.4#▲	31.7±27.4#

注：* 与正常对照组比较，$P<0.05$；** 与正常对照组比较，$P<0.01$。
　　# 与模型对照组比较，$P<0.05$；## 与模型对照组比较，$P<0.01$。
　　▲与甲氨蝶呤组比较，$P<0.05$。
　　△与雷公藤多苷片组比较，$P<0.05$。

　　汪元等（2017）建立 AA 大鼠模型路探讨新风胶囊对 AA 大鼠心肌组织的保护机制。Western blot 法检测大鼠心肌组织 Toll 样受体4（TLR4）、IRAK1、肿瘤坏死因子受体相关因子6（TRAF6）、NF-κB 及 TNF-α 的表达。结果表明，各组大鼠心肌组织 TLR4、IRAK1、TRAF6、NF-κB、TNF-α 蛋白表达比较见表5-41。采用形态学图像分析系统软件分析，结果显示，与正常组比较，模型组 TLR4、IRAK1、TRAF6、NF-κB、TNF-α 蛋白表达升高（$P<0.05$）。与模型组比较，新风胶囊组各指标表达下降（$P<0.05$ 或 $P<0.01$），雷公藤多苷组及甲氨蝶呤组 TLR4、IRAK1 蛋白表达降低，雷公藤多苷组 NF-κB、TNF-α 蛋白表达降低

（$P<0.05$）；与新风胶囊组比较，雷公藤多苷组的Ⅰ类风湿关节炎 IRAK1、TNF-α 蛋白表达升高（$P<0.05$），甲氨蝶呤组 TLR4、IRAK1、NF-κB、TNF-α 蛋白表达升高（$P<0.05$ 或 $P<0.01$）。正常组大鼠心肌组织棕黄色染色多见于间质区域，细胞核极少见到各指标的阳性表达；而模型组大鼠心肌组织结构紊乱，细胞核处可见较多棕黄色染色；各治疗组大鼠心肌组织中棕黄色阳性表达有不同程度地减少。

表5-41　各组大鼠心肌组织 TLR4、IRAK1、TRAF6、NF-κB、TNF-α 蛋白表达比较

组别	例数(n)	TLR4	IRAK1	TRAF6	NF-κB	TNF-α
正常组	10	0.38±0.06	0.41±0.02	0.38±0.03	0.35±0.02	0.39±0.03
模型组	10	0.49±0.06*	0.50±0.02*	0.49±0.03*	0.49±0.05*	0.52±0.02*
新风胶囊组	10	0.39±0.03##	0.42±0.07##	0.43±0.02#	0.39±0.05##	0.44±0.02##
雷公藤多苷组	10	0.43±0.03#	0.46±0.02#▲	0.47±0.06	0.43±0.05#	0.48±0.03#▲
甲氨蝶呤组	10	0.44±0.03#▲	0.46±0.04#▲	0.47±0.02	0.47±0.03▲▲	0.49±0.03▲

注：* 与正常组比较，$P<0.05$。
　# 与模型组比较，$P<0.05$；## 与模型组比较，$P<0.01$。
　▲与新风胶囊组比较，$P<0.05$；▲▲与新风胶囊组比较，$P<0.01$。

二、黄芩清热除痹胶囊对类风湿关节炎细胞因子网络的影响

郭锦晨等（2019）观察黄芩清热除痹胶囊治疗前后患者免疫炎症指标的变化。选取 50 例类风湿关节炎患者按随机数字表法分为两组：黄芩清热除痹胶囊组（每次3粒，每日3次）和来氟米特组（每次 10 mg，每日1次），每组 25 例，连续治疗3个月。ELISA 检测血清中 IL-1β、TNF-α、IL-4、IL-6、IL-10、IL-35，结果显示，与治疗前比较，两组 IL-1β、TNF-α、IL-6 指标均显著下降，IL-4、IL-10 显著升高，且黄芩清热除痹胶囊组 IL-35 较治疗前亦升高，差异具有统计学意义（$P<0.05$ 或 $P<0.01$）。与来氟米特组比较，黄芩清热除痹胶囊组 IL-35 治疗后较来氟米特组升高明显，差异具有统计学意义（$P<0.05$），见表5-42。

表5-42　两组治疗前后免疫炎症指标、致炎/抑炎细胞因子比较

指标	黄芩清热除痹胶囊组		来氟米特组	
	治疗前	治疗后	治疗前	治疗后
IL-1β(ng/L)	23.41±5.18	15.16±3.56**	23.32±4.79	17.64±3.62**
TNF-α(ng/L)	33.57±6.98	26.49±5.59**	33.68±7.01	29.90±5.93**
IL-4(ng/L)	39.82±11.34	46.29±14.51**	42.55±14.86	44.11±14.83**
IL-6(ng/L)	32.92±6.97	24.76±4.72**	33.18±7.12	26.39±4.43**
IL-10(ng/L)	2.18±0.41	3.45±0.40**	2.22±0.38	3.03±0.36**
IL-35(ng/L)	52.13±13.41	61.33±16.16*#	51.01±13.22	58.54±22.39

注：* 与同组治疗前比较，$P<0.05$；** 与同组治疗前比较，$P<0.01$。
　# 与来氟米特组比较，$P<0.05$。

葛平等（2014）研究黄芩清热除痹胶囊对 AA 的治疗作用，并探讨其作用机制。建立 AA 大鼠模型，于模型复制第 12 日开始给予不同剂量的黄芩清热除痹胶囊（51.2 g/kg、

25.6 g/kg、12.8 g/kg)，连续 12 日，观察黄芩清热除痹胶囊对 AA 大鼠的继发性足肿胀和血清 IL-1β、IL-6 含量的影响。结果表明，与正常对照组比较，模型组血清 IL-1β、IL-6 的含量明显增加（$P<0.01$）；与模型组比较，黄芩清热除痹胶囊各组明显减小，IL-1β、IL-6 含量明显降低（$P<0.05$ 或 $P<0.01$），其中以高、中剂量组效果较好（$P<0.01$），与雷公藤多苷片组比较，差异无统计学意义（$P>0.05$）。黄芩清热除痹胶囊能抑制 AA 大鼠继发性足趾肿胀，其作用与降低 AA 大鼠血清 IL-1β、IL-6 含量有关（表 5-43）。

表 5-43 各组对 AA 大鼠血清 IL-1β、IL-6 的影响（$n=10$）

组别	剂量（g/kg）	IL-1β（ng/L）	IL-6（ng/L）
正常对照组	-	6.61±0.66	174.73±3.48
模型组	-	12.11±2.25**	213.17±9.55**
黄芩清热除痹高剂量组	51.2	9.29±0.86##	182.67±6.11##
黄芩清热除痹中剂量组	25.6	9.53±2.33##	180.74±5.03##
黄芩清热除痹低剂量组	12.8	11.21±2.14#	204.63±7.91#
雷公藤多苷片组	0.01	9.22±1.59##	181.79±3.46##

注：** 与正常对照组比较，$P<0.01$。

\# 与模型组比较，$P<0.05$；## 与模型组比较，$P<0.01$。

三、五味温通除痹胶囊对 AA 大鼠细胞因子网络的影响

姜辉等（2013）通过测定 AA 大鼠血清 IL-1、IL-4、IL-6、IL-10、TNF-α 的含量；同时取固定部位踝关节组织，HE 染色观察病理学改变；RT-qPCR 技术测定滑膜组织中 IL-1、TNF-α mRNA 的表达，研究五味温通除痹胶囊对 AA 大鼠细胞因子的调控作用。研究发现，与正常组比较，模型组大鼠血清 IL-1、IL-6、TNF-α 含量显著升高，IL-4、IL-10 含量显著下降；与模型组比较，五味温通除痹胶囊中、高剂量组能显著降低 AA 大鼠 IL-1、IL-6、TNF-α 的含量，升高 IL-4、IL-10 的含量（表 5-44）。

表 5-44 各组对 AA 大鼠 IL-1、IL-4、IL-6、IL-10 和 TNF-α 含量的影响（$n=10$）

组别	剂量（g/kg）	IL-1（ng/mL）	IL-4（ng/mL）	IL-6（pg/mL）	IL-10（ng/mL）	TNF-α（ng/mL）
正常组	-	0.189±0.066	1.300±0.286	52.387±10.181	10.458±2.044	0.450±0.106
模型组	-	0.452±0.109**	0.600±0.177**	87.888±12.418**	6.302±1.348**	0.905±0.129**
五味温通除痹胶囊低剂量组	0.80	0.385±0.086	0.678±0.191	79.299±11.575	7.193±1.167	0.798±0.155
五味温通除痹胶囊中剂量组	1.60	0.370±0.055#	0.804±0.140#	76.963±9.766#	7.579±1.212#	0.736±0.164#
五味温通除痹胶囊高剂量组	3.20	0.347±0.068##	0.815±0.137#	74.277±12.588#	8.112±1.009##	0.749±0.143#

注：** 与正常组比较，$P<0.01$。

\# 与模型组比较，$P<0.05$；## 与模型组比较，$P<0.01$。

RT-qPCR 结果分析显示,与正常组相比,模型组 IL-1β、TNF-α mRNA 的表达显著升高;与模型组相比,五味温通除痹胶囊低、中、高剂量组均能显著降低 IL-1β mRNA 的表达,五味温通除痹胶囊中、高剂量组能显著降低 TNF-α mRNA 的表达。

雷黎等(2019)建立 AA 大鼠模型,研究五味温通除痹胶囊对 AA 大鼠 JAK2/STAT3 信号通路的调控作用,探讨其对 AA 大鼠发挥治疗作用的可能机制。五味温通除痹胶囊对 AA 大鼠血清 IL-6、IL-10 含量的影响的结果显示,与正常组相比,AA 大鼠模型组血清中 IL-6 水平显著升高,IL-10 水平显著降低;与模型组相比,五味温通除痹胶囊中、高剂量组可明显降低血清 IL-6 水平,升高 IL-10 水平,结果见表 5-45。研究表明,给予五味温通除痹胶囊作用后,可明显下调 AA 大鼠模型血清 IL-6 水平,显著上调 IL-10 的水平,提示五味温通除痹胶囊可降低促炎因子水平,升高抑炎因子的含量,从而减轻类风湿关节炎免疫炎症反应。

表 5-45　各组对 AA 大鼠血清 IL-6、IL-10 含量的影响($n = 10$)

组别	剂量(g/kg)	IL-6(pg/mL)	IL-10(ng/mL)
正常组	—	68.1±15.0	11.6±2.5
模型组	—	104.3±15.7**	7.3±1.6**
五味温通除痹低剂量组	0.80	92.1±16.0	8.7±1.9
五味温通除痹中剂量组	1.60	88.5±19.1##	9.2±1.9##
五味温通除痹高剂量组	3.20	86.6±17.1##	9.5±1.7##

注:** 与正常组比较,$P<0.01$。
　　## 与模型组比较,$P<0.01$。

免疫组织化学检测五味温通除痹胶囊对 AA 大鼠滑膜中 p-JAK2、p-STAT3 蛋白表达的影响(表 5-46),p-JAK2、p-STAT3 蛋白在 AA 组中表达量明显增加,给予 1.60 g/kg、3.20 g/kg 五味温通除痹胶囊作用 12 日后,可显著下调 p-JAK2、p-STAT3 蛋白的表达水平。研究表明,给予五味温通除痹胶囊后,可明显下调 AA 大鼠滑膜组织中 p-JAK2、p-STAT3 蛋白的水平,表明五味温通除痹胶囊对 JAK2/STAT3 信号通路具有一定的调控作用。

表 5-46　五味温通除痹胶囊对 AA 大鼠滑膜中 p-JAK2、p-STAT3 蛋白表达影响的平均光密度值(OD 值)分析($n = 4$)

组别	剂量/(g/kg)	p-JAK2 OD 值	p-STAT3 OD 值
正常组	—	0.24±0.06	0.28±0.04
模型组	—	0.59±0.11	0.60±0.08
五味温通除痹胶囊低剂量组	0.80	0.51±0.08	0.53±0.06
五味温通除痹胶囊中剂量组	1.60	0.45±0.08	0.44±0.07
五味温通除痹胶囊高剂量组	3.20	0.43±0.07	0.43±0.06

第四节　类风湿关节炎从脾论治抑制细胞凋亡逃逸

细胞凋亡(apoptosis)是细胞的正常生理性死亡,以便维持细胞的正常数量和功能,又被称为程序性细胞死亡(programmedcelldeath, PCD)。细胞凋亡与细胞死亡不同,细胞凋亡过程不是被动的,而是主动性的细胞死亡过程,它是在多种死亡信号的共同刺激下,机体细胞发生一连串、如同瀑布式样被激活,进而引起细胞死亡的过程。细胞凋亡不是随意发生的,是多基因严格控制的过程,细胞凋亡涉及相关基因一系列的作用,是由相关基因(主要是与凋亡相关的基因)的激活、表达及调控等所控制。细胞凋亡障碍会直接或间接地导致自身免疫性疾病的发生,在类风湿关节炎的发生和发展过程中,细胞凋亡障碍也是其中一个重要的病理因素。新安健脾通痹方能促进滑膜成纤维细胞、CD4$^+$T细胞及脾脏、胸腺、胃黏膜等组织细胞发生凋亡,调控Fas、FasL、Bax等凋亡蛋白的表达,发挥治疗类风湿关节炎的作用。

一、新风胶囊抑制类风湿关节炎细胞凋亡逃逸的分子机制

(一)新风胶囊对类风湿关节炎细胞凋亡的影响

刘健(2003)研究表明新风胶囊不仅能促进滑膜细胞凋亡,抑制滑膜细胞增生;而且能促进胸腺细胞凋亡,抑制自身免疫反应,减少IC的形成和细胞活性物质在滑膜的沉积,以及抑制胃黏膜细胞凋亡。通过复制AA大鼠模型,并予以新风胶囊治疗。结果表明,各组滑膜细胞凋亡形态学改变:正常对照组滑膜细胞核膜皱缩,核染色质分布不均匀;模型组滑膜细胞核染色质分布均匀,可见核仁,无凋亡改变;新风胶囊组滑膜细胞核染色质呈凝块状,边聚呈月牙状,胞质内及胞膜外可见凋亡小体;雷公藤多苷组滑膜细胞核染色质凝块状,边聚核膜皱缩,呈滑膜细胞凋亡早期改变;甲氨蝶呤组滑膜细胞染色质呈凝块状,核固缩,可见凋亡小体。

对照组胸腺淋巴细胞核皱缩,染色质呈凝块状,呈早期凋亡改变;模型组胸腺淋巴细胞核染色质分布均匀,可见核仁,无凋亡改变;新风胶囊组胸腺淋巴细胞核染色质边聚,呈月牙状,核膜有皱缩不规则,呈凋亡早期改变;雷公藤多苷组胸腺淋巴细胞核皱缩,染色质分布不均,部分呈凝块状;甲氨蝶呤组胸腺淋巴细胞核皱缩,染色质呈凝块状。

在滑膜细胞中,与正常组相比,模型组滑膜中Fas、Bcl-2的表达显著增加,而FasL的表达不明显;与模型组比较,三个给药组FasL的表达显著增加,Bcl-2表达显著减少($P<0.05$);与甲氨蝶呤组、雷公藤多苷组比较,新风胶囊组上述指标变化差异均无显著性($P>0.05$)。

在胸腺细胞中,与正常组相比,模型组胸腺Fas、Bcl-2的表达显著增加($P<0.05$),而FasL的表达不显著($P>0.05$)。与模型组相比,新风胶囊组FasL的阳性表达显著增加,Bcl-2的阳性表达显著减少($P<0.05$),Fas的表达无显著变化;甲氨蝶呤组及雷公藤多苷组上述指标的表达均无显著差异($P>0.05$)。与甲氨蝶呤组和雷公藤多苷组相比,新风胶囊组Bcl-2表达显著减少($P<0.05$)、FasL的表达显著增加($P<0.05$),而Fas的表达无显著差异($P>0.05$),见表5-47。

表5-47　各组对 AA 大鼠滑膜、胸腺 Fas、FasL、Bcl-2 表达的影响

组织	组别	例数	Fas					FasL					Bcl-2				
			−	+	++	+++	U值	−	+	++	+++	U值	−	+	++	+++	U值
滑膜	正常组	10	10	0	0	0	0.100	10	0	0	0	0.180	10	0	0	0	0.190
	模型组	10	0	2	4	4	0.424**	9	0	1	0	0.215	0	7	3	0	0.603**
	新风胶囊组	10	0	4	4	2	0.398*	0	5	3	2	0.458*△	3	5	1	1	0.436*
	甲氨蝶呤组	10	0	2	6	2	0.416*	0	6	4	0	0.500*△	4	6	0	0	0.454*
	雷公藤多苷组	10	0	4	5	1	0.390*	0	5	4	1	0.470*△	2	7	0	1	0.489*
胸腺	正常组	10	10	0	0	0	0.100	10	0	0	0	0.170	10	0	0	0	0.180
	模型组	10	0	1	5	4	0.412*	9	1	0	0	0.200	0	2	4	4	0.506*
	新风胶囊组	10	1	4	4	1	0.327	0	2	4	4	0.469△	9	0	1	0	0.162△
	甲氨蝶呤组	10	2	2	3	3	0.296	7	3	0	0	0.216#	4	2	1	3	0.344#
	雷公藤多苷组	10	3	3	4	0	0.264	7	1	1	1	0.204#	4	1	2	3	0.342#

注:在免疫组织化学病理切片上,取 4 个高倍视野,每个视野数 100 个滑膜细胞/胸腺细胞,阳性细胞数在 20%~30% 为+,31%~40% 为++,40% 以上为+++;阳性强度:细胞浆着色,淡黄色为+,棕黄色为++,棕褐色为+++。

U 值为细胞凋亡率。

*　与正常组比较,$P<0.05$;**　与正常组比较,$P<0.01$。

△与模型组比较,$P<0.05$。

#　与新风胶囊组比较,$P<0.05$。

新风胶囊对 AA 大鼠滑膜细胞凋亡的影响:用流式细胞术分别采用线粒体膜电位(mitochondrial membrane potential, MMP)法、原位末端转移酶标记法及 AnnexinV/PI 法检测滑膜细胞凋亡率。结果显示,与正常组相比,模型组滑膜、胸腺和胃黏膜细胞凋亡率则无明显差异($P>0.01$)。与模型组相比,新风胶囊组、雷公藤多苷组和甲氨蝶呤组滑膜、胸腺和胃黏膜细胞凋亡率升高($P<0.01$),见表5-48~表5-50。

表5-48　各组 AA 大鼠 MMP 法检测滑膜、胸腺、胃黏膜细胞凋亡率

组别	动物数(只)	滑膜细胞凋亡率(%)	胸腺细胞凋亡率(%)	胃黏膜细胞凋亡率(%)
正常组	10	35.27±12.57	32.42±12.28	18.78±8.29
模型组	10	18.81±9.87**	2.69±0.54**	37.80±13.31**
新风胶囊组	10	37.40±16.36##	33.62±16.10##	20.15±9.82##
雷公藤多苷组	10	30.27±14.84##	27.05±15.32##	49.47±24.89##
甲氨蝶呤组	10	17.31±8.77##	21.63±10.85##	77.2±11.04##

注:** 与正常组比较,$P<0.01$。

与模型组比较,$P<0.01$。

与正常组相比,模型组滑膜、胸腺细胞凋亡率降低($P<0.01$);与模型组相比,新风胶囊组、雷公藤多苷组、甲氨蝶呤组滑膜、胸腺细胞凋亡率升高($P<0.05$ 或 $P<0.01$),雷公藤多苷组和甲氨蝶呤组胃黏膜细胞凋亡率升高($P<0.01$),见表5-49、表5-50。

表 5-49　各组 AA 大鼠原位末端转移酶标记法检测滑膜、胸腺、胃黏膜细胞凋亡率

组别	动物数（只）	滑膜细胞凋亡率（%）	胸腺细胞凋亡率（%）	胃黏膜细胞凋亡率（%）
正常组	10	71.83±12.32	8.43±3.41	27.64±10.05
模型组	10	44.13±13.40**	3.89±1.26**	38.16±12.10
新风胶囊组	10	84.69±4.99##	5.87±1.33##	25.90±5.30
雷公藤多苷组	10	65.56±12.85##	4.36±1.48#	44.09±12.88##
甲氨蝶呤组	10	79.58±9.74##	3.85±1.66	60.10±14.78##

注：** 与正常组比较，$P<0.01$。
　　# 与模型组比较，$P<0.05$；## 与模型组比较，$P<0.01$。

表 5-50　各组 AA 大鼠 AnnexinV/PI 检测滑膜、胸腺、胃黏膜细胞凋亡率

组别	动物数（只）	滑膜细胞凋亡率（%）	胸腺细胞凋亡率（%）	胃黏膜细胞凋亡率（%）
正常组	10	37.36±2.76	3.09±0.47	13.50±5.11
模型组	10	1.47±0.63**	0.38±0.17**	36.13±8.66**
新风胶囊组	10	29.56±9.86##	11.60±2.78##	10.12±4.11
雷公藤多苷组	10	21.69±8.91##	6.69±2.75##	47.55±11.00##
甲氨蝶呤组	10	17.05±6.16##	2.73±0.50##	58.21±1.89##

注：** 与正常组比较，$P<0.01$。
　　## 与模型组比较，$P<0.01$。

与正常组相比，模型组大鼠滑膜组织中 Bcl-2 mRNA 的表达量显著升高，差异具有统计学意义（$P<0.01$），Bax、Caspase-3 mRNA 的表达量虽有所升高，但不具有统计学意义；与模型组相比，给予新风胶囊处理 30 日后，3.0 g/kg 新风胶囊组、6.0 g/kg 新风胶囊组可显著降低大鼠滑膜组织中 Bcl-2 mRNA 的表达，提高大鼠滑膜组织中 Bax、Caspase-3 mRNA 的表达（$P<0.05$ 或 $P<0.01$），新风胶囊下调滑膜组织中 Bcl-2 蛋白的水平，上调 Bax、Caspase-3 蛋白表达免疫组织化学染色结果显示，Bcl-2、Bax、Caspase-3 以棕黄色或深棕黄色为阳性表达，主要表达于细胞质或细胞核内。与正常组相比，模型组大鼠滑膜组织中 Bcl-2 蛋白表达显著升高（$P<0.01$），Bax、Caspase-3 蛋白表达虽有所升高，差异无统计学意义（$P>0.05$）；与模型组相比，3.0 g/kg、6.0 g/kg 新风胶囊组和雷公藤多苷组可显著降低 Bcl-2 蛋白的表达，提高 Bax、Caspase-3 蛋白的表达，具有统计学意义（$P<0.05$ 或 $P<0.01$），1.5 g/kg 新风胶囊组 Bcl-2、Bax、Caspase-3 蛋白表达无显著差异（$P>0.05$）。

Western blot 法检测结果显示，与正常组相比，模型组大鼠滑膜组织中，Bcl-2 的蛋白表达明显增加，具有统计学意义（$P<0.01$）；Bax、Caspase-3 蛋白表达虽有一定程度增加，但不具有统计学意义。与模型组相比，连续灌胃给予新风胶囊 30 日后，3.0 g/kg、6.0 g/kg 新风胶囊可显著减少 Bcl-2 蛋白的表达，增加 Bax、Caspase-3 蛋白的表达，具有统计学意义（$P<0.05$ 或 $P<0.01$），与免疫组织化学染色检测结果一致。

文建庭等（2021）观察新风胶囊含药血清对 TNF-α 诱导的类风湿关节炎-FLS 凋亡的

影响,探讨新风胶囊治疗类风湿关节炎的作用机制。建立类风湿关节炎-FLS 永生化细胞系,制备新风胶囊含药血清,用 RT-qPCR、免疫荧光、原位末端转移酶标记法观察新风胶囊含药血清对类风湿关节炎-FLS 凋亡指标的影响。RT-qPCR 结果表明,与类风湿关节炎-FLS 组相比,TNF-α+类风湿关节炎-FLS 组 Fas、FasL、Caspase-3、Caspase-8、Bax、Bcl-x1 mRNA 的表达均显著降低,Bcl-2 mRNA 的表达显著升高($P<0.01$);经新风胶囊含药血清干预后,Fas、FasL、Caspase-3、Caspase-8、Bax、Bcl-x1 mRNA 的表达均显著升高,Bcl-2 mRNA 的表达显著下降($P<0.01$)。免疫荧光结果表明,与类风湿关节炎-FLS 组相比,TNF-α+类风湿关节炎-FLS 组 Caspase-3、Bax 蛋白表达显著降低,Bcl-2 蛋白表达显著升高($P<0.05$);经新风胶囊含药血清干预后,Caspase-3、Bax 蛋白表达显著升高,Bcl-2 蛋白表达显著降低($P<0.05$)。原位末端转移酶标记法结果表明,与类风湿关节炎-FLS 组相比,TNF-α+类风湿关节炎-FLS 组细胞凋亡减少($P<0.05$);经新风胶囊含药血清干预后,细胞凋亡显著增多($P<0.05$)。促进类风湿关节炎-FLS 凋亡、抑制其炎症反应是新风胶囊治疗类风湿关节炎的作用机制之一。

曹永贺(2015)探讨新风胶囊对类风湿关节炎患者外周血 CD4+T 细胞凋亡的影响。采用随机、双盲法将 28 例活动期类风湿关节炎患者分为新风胶囊组(15 例)和来氟米特组 13 例,采用流式细胞术分析 CD4+T 细胞凋亡水平,Western blot 法和 RT-qPCR 检测凋亡相关蛋白及 mRNA 相对表达水平。结果表明,与治疗前比较,治疗后新风胶囊组 Bcl-2 mRNA 水平明显降低($P<0.01$),而 CD4+T 细胞凋亡水平、Fas mRNA、FasL mRNA、Caspase-8 mRNA、Caspase-3 mRNA、Bax mRNA 和 Fas、FasL、Caspase-8、Caspase-3 蛋白水平明显升高($P<0.01$);与来氟米特组比较,新风胶囊组 Bcl-2 mRNA 表达水平明显降低($P<0.01$),CD4+T 细胞凋亡水平、Fas mRNA、FasL mRNA、Caspase-8 mRNA、Caspase-3 mRNA、Bax mRNA 和 Fas、FasL、Caspase-8、Caspase-3 表达水平差异无统计学意义($P>0.05$)。综上所述,新风胶囊通过上调 Fas、FasL、Caspase-8、Caspase-3 促凋亡蛋白表达,下调 Bcl-2 抑制凋亡蛋白表达,促进异常活化的 CD4+T 细胞凋亡,从而抑制类风湿关节炎患者机体的免疫炎症反应改善病情。

(二) 新风胶囊对类风湿关节炎细胞自噬的影响

万磊等(2017b)通过复制 AA 大鼠模型,采用新风胶囊进行干预,观察新风胶囊对 AA 大鼠 Atg5、Atg7、Atg12、LC3-Ⅱ、Beclin-1 蛋白表达,发现新风胶囊改善 AA 大鼠肺功能的可能靶点。

新风胶囊处理对 AA 大鼠滑膜、肺组织的自噬小体细胞微结构影响:正常组滑膜内衬细胞线粒体正常,粗面内质网丰富,核膜边界清楚,染色质分布均匀,可见多个自噬溶酶体及含有双膜结构的自噬体;模型组滑膜内衬细胞线粒体肿胀肥大,粗面内质网减少、破坏,细胞核核膜不完整,边界不清,染色质分布不均,自噬泡较少且小,形状不规则。来氟米特组和新风胶囊组滑膜内衬细胞核膜清晰,线粒体肿胀不明显,粗面内质网尚完整,自噬体及自噬溶酶体稍有增加。

正常组肺内Ⅱ型肺泡上皮细胞线粒体无肿胀变形,粗面内质网丰富,核膜边界清楚,染色质分布均匀,可见多个自噬溶酶体及含有细胞器的双膜结构的自噬体;模型组Ⅱ型肺泡上皮细胞界限不清晰,细胞器破坏严重,自噬泡较少且小,形状不规则。来氟米特组、新风胶囊组Ⅱ型肺泡上皮细胞核膜界限尚可分辨,自噬体及自噬溶酶体稍有增加。与正常组比较,模型组滑膜 Atg5、Atg12 mRNA 降低;肺组织 Atg12 mRNA 表达明显升高。与模型组比较,新风胶囊组滑膜 Atg7、Atg12 mRNA 表达明显降低,肺组织 Atg5、Atg7 mRNA 表达降低,Atg12 mRNA 表达升高。与来氟米特组比较,新风胶囊组滑膜 Atg7 mRNA 及肺 Atg5、Atg7 mRNA 表达降低,肺组织 Atg12 mRNA 表达升高。

与正常组比较,模型组滑膜、肺组织 LC3-Ⅱ、Beclin-1 明显下降;与模型组比较,来氟米特组、新风胶囊组滑膜、肺组织 LC3-Ⅱ、Beclin-1 显升高;与来氟米特组比较,新风胶囊组 LC3-Ⅱ、Beclin-1 水平无明显变化,差异无统计学意义。在滑膜组织中,与正常组(0.99±0.08、1.58±0.16)比较,模型组(0.22±0.05、0.36±0.04)LC3-Ⅱ、Beclin-1 明显下降($P<0.01$);与模型组比较,来氟米特组和新风胶囊组 C3-Ⅱ(来氟米特:0.94±0.08,新风胶囊:0.79±0.12)、Beclin-1(来氟米特:0.89±0.18,新风胶囊:0.85±0.26)表达升高($P<0.01$ 或 $P<0.05$)。在肺组织中,与正常组(1.53±0.08、1.59±0.05)比较,模型组(0.38±0.03、0.31±0.09)LC3-Ⅱ、Beclin1 明显下降($P<0.01$);与模型组比较,来氟米特组(0.76±0.14、0.81±0.23)、新风胶囊组 LC3-Ⅱ、Beclin-1 明显升高($P<0.01$),新风胶囊组(0.89±0.10、0.67±0.15)明显升高($P<0.01$)。

综上所述,新风胶囊可通过调节 AA 大鼠滑膜、肺组织细胞自噬,减少 IC 在滑膜、肺组织沉积,进而下调炎症因子,上调抑炎因子含量,调节滑膜、肺组织自噬标志蛋白 LC3-Ⅱ、Beclin-1 表达,进而改善肺功能。

王亚黎等(2017)观察 AA 大鼠滑膜中 Atg5、Atg7、Atg 12 mRNA、LC3-Ⅱ、自噬标志物 Beclin1、PI3K、蛋白激酶 B(protein kinase B,PKB)或 AKT、哺乳动物雷帕霉素靶蛋白(Mammalian target of rapamycin,mTOR)及血清细胞因子 IL-1β、TNF-α、IL-4、IL-10 的表达水平变化及新风胶囊对其的影响。结果显示,与正常组比较,模型组 LC3-Ⅱ、Beclin1 蛋白表达降低($P<0.05$),PI3K、AKT、mTOR 蛋白表达升高($P<0.05$)。与模型组比较,西药组和中药组 LC3-Ⅱ、Beclin1 蛋白表达升高($P<0.01$),PI3K、AKT、mTOR 蛋白表达降低($P<0.01$ 或 $P<0.05$)。与西药组比较,中药组 PI3K、mTOR 蛋白表达升高($P<0.01$)(表 5-51)。与正常组比较,模型组 Atg5、Atg12 mRNA 降低($P<0.05$)。与模型组比较,西药组 Atg5、Atg12 mRNA 降低($P<0.01$),Atg7 mRNA 升高($P<0.05$);中药组 Atg12 mRNA 降低($P<0.01$)。与西药组比较,中药组 Atg5、Atg12 mRNA 升高($P<0.01$),见表 5-52。

表 5-51 各组大鼠自噬标记蛋白表达比较

组别	动物数(只)	LC3-Ⅱ	Beclin1	PI3K	AKT	mTOR
正常组	5	0.94±0.04	1.48±0.12	0.14±0.02	0.33±0.01	0.16±0.03
模型组	5	0.18±0.03*	0.34±0.04*	1.54±0.03*	1.49±0.07*	1.11±0.06*
西药组	5	0.96±0.01##	0.95±0.28##	0.32±0.04##	0.58±0.17##	0.52±0.34##
中药组	5	0.74±0.25##	0.85±0.36##	1.16±0.03##▲	0.87±0.49#	0.94±0.07##▲

注:* 与正常组比较,$P<0.05$。

与模型组比较,$P<0.05$;## 与模型组比较,$P<0.01$。

▲与西药组比较,$P<0.01$。

表 5-52　各组大鼠 Atg5、Atg7、Atg12 mRNA 比较

组别	动物数(只)	Atg5	Atg7	Atg12
正常组	5	0.849±0.292	1.00±0.07	1.019±0.267
模型组	5	0.283±0.071*	1.05±0.04	0.381±0.067*
西药组	5	0.167±0.009##	1.22±0.27#	0.167±0.021##
中药组	5	0.273±0.048▲	0.98±0.35	0.254±0.052##▲

注:＊与正常组比较,$P<0.05$。

\#与模型组比较,$P<0.05$;\#\#与模型组比较,$P<0.01$。

▲与西药组比较,$P<0.01$。

二、五味温通除痹胶囊对类风湿关节炎细胞自噬的影响

姜辉等(2017a)研究五味温通除痹胶囊对 AA 大鼠滑膜组织中 Beclin-1、LC3-Ⅱ蛋白表达的影响。结果表明,荧光显微镜下观察可见 Beclin-1、LC3-Ⅱ蛋白在正常组大鼠滑膜组织中呈现高表达,在 AA 大鼠滑膜组织中表达明显降低,经五味温通除痹胶囊和雷公藤多苷干预后,可增加 Beclin-1、LC3-Ⅱ蛋白的表达。与正常组比较,AA 大鼠滑膜中 Beclin-1、LC3-Ⅱ mRNA 表达量明显降低($P<0.01$);与模型组相比,五味温通除痹胶囊(1.6 g/kg、3.2 g/kg)组可显著升高滑膜组织中 Beclin-1、LC3-Ⅱ mRNA 的表达水平($P<0.05$ 或 $P<0.01$)。与正常组相比,模型组大鼠 Beclin-1、LC3-Ⅱ蛋白表达量明显降低($P<0.01$);与模型组相比,给予五味温通除痹胶囊干预后,中、高剂量组可显著升高 Beclin-1、LC3-Ⅱ蛋白的表达($P<0.05$ 或 $P<0.01$),低剂量组虽能促进 Beclin-1、LC3-Ⅱ蛋白的表达,但不具有统计学意义。

倒置荧光显微镜下观察可见,与正常组相比,PI3K、p-mTOR、p-AKT、p-p70s6 蛋白在模型组大鼠滑膜组织中呈现高表达,Beclin-1 蛋白呈现低表达;与模型组相比,给予五味温通除痹胶囊和雷公藤多苷干预后,可抑制 PI3K、p-mTOR、p-AKT、p-p70s6 蛋白的表达水平,促进各组大鼠滑膜组织中 Beclin-1 蛋白的表达水平。

姜辉等(2017b)观察五味温通除痹胶囊对 AA 大鼠滑膜组织中 PI3K/AKT/mTOR 信号通路关键基因表达的影响。结果显示,与正常组相比,模型组大鼠滑膜组织中 PI3K、AKT、mTOR、p70s6 mRNA 表达水平显著升高($P<0.01$),Beclin-1 mRNA 表达水平明显降低;与模型组相比,五味温通除痹胶囊(1.6 g/kg、3.2 g/kg)组可显著降低 PI3K、AKT、mTOR、p70s6 mRNA 在 AA 大鼠滑膜组织中的表达水平($P<0.05$ 或 $P<0.01$),升高 Beclin-1 mRNA 的表达水平($P<0.01$)。

与正常组相比,模型组大鼠滑膜组织中 PI3K、p-AKT、p-mTOR、p-p70s6 蛋白表达明显升高($P<0.01$),Beclin-1 蛋白表达显著降低;与模型组相比,给予五味温通除痹胶囊干预后,中、高剂量组可显著抑制 PI3K、p-AKT、p-mTOR、p-p70s6 蛋白的表达($P<0.05$ 或 $P<0.01$),升高 Beclin-1 蛋白的表达水平($P<0.01$)。

第五节 类风湿关节炎从脾论治调节凝血因子失调

类风湿关节炎患者机体内凝血纤溶指标FBG、D-二聚体明显高于健康对照组,说明类风湿关节炎体内存在凝血纤溶系统的改变,临床上则表现为一种血瘀状态,故血瘀状态可能是类风湿关节炎的主要临床表现之一,并且有研究发现类风湿关节炎患者体内的这种凝血纤溶指标的异常改变,与其体内的免疫炎症指标的改变也有密切关系。因此,凝血纤溶系统的异常可能与类风湿关节炎患者体内炎症的发生发展有密切的联系。新安健脾通痹方可通过调控凝血因子的表达,抑制类风湿关节炎高凝状态,发挥治疗类风湿关节炎的作用。

一、新风胶囊对类风湿关节炎患者凝血因子的影响

章平衡等(2018)研究新风胶囊对类风湿关节炎患者的血瘀状态与NF-κB通路的活化的影响。与治疗前比较,新风胶囊组和来氟米特组治疗后凝血指标(D-二聚体、FBG、血小板、PAF、PAF-AH)、NF-κB通路指标(p50、p65、IκBα)显著降低($P<0.05$或$P<0.01$);与来氟米特组治疗后比较,新风胶囊组D-二聚体、FBG、血小板、Act1、p65显著降低,差异有统计学意义($P<0.05$或$P<0.01$),见表5-53。

表5-53 新风胶囊组与来氟米特组治疗前后个各指标的变化

指标	新风胶囊组(38例)		来氟米特组(38例)	
	治疗前	治疗后	治疗前	治疗后
D-二聚体(mg/L)	2.854±2.658	0.288±0.206 ** ##	2.562±2.486	0.672±0.267 **
FBG(g/L)	4.264±1.205 #	2.652±0.547 ** #	4.174±1.166	3.216±0.608 **
血小板(×10⁹/L)	305.290±93.220	234.447±23.291 * ##	287.632±87.922	254.842±52.646 **
APTT(s)	28.395±7.616	27.774±4.901	27.711±6.239	27.613±4.661
PT(s)	12.647±7.126	11.005±1.162	11.182±1.215	10.971±1.321
TT(s)	16.782±1.787	16.832±1.718	16.737±1.797	16.800±1.534
PAF(μg/L)	7.331±3.843	5.014±2.937 **	7.331±3.843	6.063±3.335 **
PAF-AH(μg/L)	117.893±46.955	177.025±52.658 **	117.893±46.955	173.766±45.143 **
Act1(μg/L)	1 180.424±826.888	726.290±323.257 ** #	1 163.372±822.051	1 027.642±670.627 **
p50(μg/L)	657.445±140.342	623.240±114.286 *	665.540±136.353	626.449±109.930 **
p65(μg/L)	1 201.928±578.104	798.859±181.564 ** ##	1 230.624±549.522	1 063.025±467.442 **
IκBα(μg/L)	494.487±165.635	449.687±113.439 **	494.342±158.380	451.415±111.033 **

注:* 与同组治疗前比较,$P<0.05$;** 与同组治疗前比较,$P<0.01$。
与来氟米特组治疗后比较,$P<0.05$;## 与来氟米特组治疗后比较,$P<0.01$。

章平衡等(2016)选取类风湿关节炎患者60例,分为新风胶囊组(30例)与来氟米特组(30例)。观察新风胶囊对类风湿关节炎患者细胞因子、凝血指标、NF-κB、miR-155、血瘀症状体征积分的影响。结果显示,与治疗前比较,新风胶囊组和来氟米特组IL-10、IL-4、

PAF-AH 显著升高,IL-17、IL-6、D-二聚体、FBG、血小板、PAF 均显著降低($P<0.05$ 或 $P<0.01$);与来氟米特组治疗后比较,新风胶囊组的 IL-17、D-二聚体、FBG、血小板、PAF 显著降低($P<0.05$),见表 5-54。与治疗前比较,新风胶囊组 Act1、p65、p50、IκBα、IKKα mRNA、miR-155 显著下降($P<0.05$ 或 $P<0.01$),来氟米特组 p65、p50、IκBα、IKKα mRNA、miR-155 显著下降($P<0.05$ 或 $P<0.01$);与来氟米特组治疗后比较,新风胶囊组 p65 mRNA 显著下降($P<0.05$),见表 5-55。

表 5-54   两组对类风湿关节炎患者细胞因子的影响

指标	新风胶囊组(30 例)		来氟米特组(30 例)	
	治疗前	治疗后	治疗前	治疗后
IL-17(μg/L)	10.52±1.63	9.02±1.32**#	10.62±1.42	10.07±1.22**
IL-10(μg/L)	157.61±40.30	202.81±44.6**	165.51±38.83	210.22±43.53**
IL-6(μg/L)	4.90±2.00	3.22±1.01**	4.92±1.93	3.64±1.43**
IL-4(μg/L)	144.93±74.02	197.81±92.70*	142.41±76.01	195.24±90.52*
D-二聚体(mg/L)	2.84±2.64	0.28±0.20**#	2.86±2.72	0.68±0.32**
FBG(g/L)	4.31±1.15	2.62±0.50**##	4.36±1.22	3.17±0.62**
血小板(×10⁹/L)	295.73±93.22	230.90±23.10**#	293.83±90.10	259.07±56.10**
PAF(μg/L)	7.36±3.50	4.88±2.60**#	7.01±3.13	5.80±2.53**
PAF-AH(μg/L)	115.34±40.00	177.52±52.80**	119.17±43.20	175.72±46.72**

注:* 与同组治疗前比较,$P<0.05$;** 与同组治疗前比较,$P<0.01$。
　　# 与来氟米特组治疗后比较,$P<0.05$;## 与来氟米特组治疗后比较,$P<0.01$。

表 5-55   两组对类风湿关节炎患者 miR-155、NF-κB 的影响($n=7$)

指标	新风胶囊组		来氟米特组	
	治疗前	治疗后	治疗前	治疗后
Act1 mRNA	1.90±0.11	1.72±0.10*	1.90±0.12	1.80±0.11
p50 mRNA	1.91±0.12	1.70±0.20*	2.10±0.14	1.70±0.21*
p65 mRNA	2.00±0.11	1.11±0.22**##	2.01±0.13	1.33±0.11**
IκBα mRNA	2.11±0.12	1.92±0.10*	2.12±0.12	1.63±0.21**
IKKα mRNA	2.41±0.23	1.73±0.13**	2.33±0.21	1.62±0.20**
miR-155	3.21±0.61	0.82±0.41**	3.11±0.62	0.92±0.40**

注:* 与同组治疗前比较,$P<0.05$;** 与同组治疗前比较,$P<0.01$。
　　## 与来氟米特组治疗后比较,$P<0.01$。

　　汪元等(2013)选取 60 例类风湿关节炎患者随机分为两组,治疗(新风胶囊)组和对照(来氟米特)组各 30 例,治疗 1 个疗程,观察新风胶囊对活动期类风湿关节炎凝血功能的影响。结果显示,与治疗前相比,治疗组治疗后 FBG、D-二聚体、MPV 表达降低($P<0.01$ 或 $P<0.05$);与对照组相比,治疗组 FBG、D-二聚体降低更明显($P<0.05$)。两组治疗前比较,各指标差异无统计学意义($P>0.05$),说明两组基线平衡,具有可比性(表 5-56)。

表 5-56　两组患者治疗前后指标比较

组别	时间	PT(s)	APTT(s)	FBG(g/L)	TT(s)	D-二聚体 （mg/L）	PDW(fL)	MPV(fL)
对照组($n=30$)	治疗前	11.71±1.23	30.07±4.54	3.81±1.03	17.01±1.22	2.01±0.84	12.78±2.10	10.78±1.10
	治疗后	11.47±0.84	28.60±4.08	3.82±1.35	17.39±1.40	2.02±0.80	12.64±2.27	10.74±1.12
治疗组($n=30$)	治疗前	11.56±1.11	29.39±4.37	4.24±1.38	16.52±1.33	2.18±1.02	14.11±3.67	11.27±1.35
	治疗后	11.93±1.57	29.65±4.50	3.27±0.53***#	16.89±1.25	1.53±0.89***#	13.60±3.41	11.01±1.12*

注：* 与同组治疗前比较，$P<0.05$；** 与同组治疗前比较，$P<0.01$。
　　# 与对照组治疗后比较，$P<0.05$。

二、新风胶囊对类风湿关节炎血小板参数及血小板微粒的影响

刘健等（2008）观察新风胶囊对活动期类风湿关节炎患者的疗效及对血小板参数（血小板、PCT、MPV、PDW）、CD59 的影响。检测 60 例活动期类风湿关节炎患者血小板参数、CD59 指标，并将 60 例类风湿关节炎患者按随机数字表分为新风胶囊实验组（35 例）和正清风痛宁对照组（25 例），治疗 1 个疗程后，观察两组血小板参数、CD59 的变化。

两组治疗前各临床指标无显著性差异（$P>0.05$）；与治疗前相比，新风胶囊实验组血小板、PCT 显著降低，CD59 表达升高（$P<0.01$），而正清风痛宁对照组血小板参数无显著变化（$P>0.05$），CD59 表达升高（$P<0.01$）；与正清风痛宁对照组治疗后相比，新风胶囊实验组血小板显著降低，CD59 显著升高（表 5-57）。

表 5-57　两组类风湿关节炎患者治疗前后血小板参数及 CD59 的比较

指标	新风胶囊实验组（35 例）		正清风痛宁对照组（25 例）	
	治疗前	治疗后	治疗前	治疗后
血小板($\times10^9$/L)	266.29±76.45	195.11±47.10***#	230.16±75.69	226.32±71.86
PCT(%)	0.30±0.07	0.24±0.05**	0.26±0.06	0.25±0.07
PDW(fL)	14.67±2.761	13.81±2.16	13.63±2.61	3.18±2.13
MPV(fL)	12.14±2.09	11.46±1.35	11.46±1.19	11.06±1.08
CD59(%)	6.81±3.19	21.51±9.83***#	6.80±3.18	14.64±6.95**

注：** 与同组治疗前比较，$P<0.01$。
　　# 与正清风痛宁对照组治疗后比较，$P<0.05$。

刘磊等（2018）建立 AA 大鼠模型，观察 AA 大鼠外周血 $CD61^+CD41^+PMP$ 及血小板参数、滑膜组织 VEGF、内皮抑制蛋白（endostatin，ES）、微血管密度（microvessel density，MVD）的表达。结果显示，与健康对照组比较，模型对照组 $CD61^+CD41^+PMP$、血小板、PCT 明显升高（$P<0.01$），见表 5-58。与健康对照组相比，模型对照组大鼠 JPI、MVD 显著升高，滑膜 VEGF mRNA 显著升高，滑膜 ES mRNA 显著降低，VEGF mRNA/ES mRNA 显著升高（表 5-59）。

表 5-58　两组 AA 大鼠外周血 CD61$^+$CD41$^+$PMP 及血小板参数的变化

组别	动物数 （只）	CD61$^+$CD41$^+$PMP （%）	血小板 （ng/L）	PCT （ng/L）	PDW （ng/L）	MPV （ng/L）
健康对照组	12	65.28±3.82	1053.28±196.9	0.87±0.17	10.34±1.32	8.57±0.92
模型对照组	12	79.86±4.07	1391.52±201.24	1.23±0.21	11.27±1.21	9.27±0.91
t		9.048	4.166	4.616	1.799	1.874
P		<0.001	<0.001	<0.001	0.086	0.074

表 5-59　两组 AA 大鼠 JPI、MVD、VEGF、ES、VEGF/ES 的变化（$n=12$）

组别	动物数（只）	JPI	MVD	VEGF	ES	VEGF/ES
健康对照组	12	0.71±0.42	1.37±0.38	1.12±0.27	4.67±1.46	0.25±0.17
模型对照组	12	7.23±2.43	2.27±0.72	3.08±0.26	2.82±1.25	1.33±0.34
t		9.159	3.829	18.114	3.334	9.842
P		<0.001	0.001	<0.001	0.003	<0.001

该研究中 AA 大鼠滑膜 VEGF 表达升高，ES 表达降低，表明 AA 大鼠滑膜组织促血管生长因子/抑制血管生长因子状态失衡，进而促进了内皮细胞增殖，导致滑膜血管增生。

刘磊（2017）采用 AA 大鼠模型，观察益气健脾通络中药复方新风胶囊对其 PMP 变化影响。通过观察 AA 大鼠关节形态学变化、AA 大鼠外周血 PMP 的表达、血小板超微结构变化及相关信号通路的变化，分析 AA 大鼠 PMP 的变化与关节病理变化、细胞因子、生长因子之间的联系，探讨 PMP 表达的变化与 PI3K/AKT 和 JAK/STAT 信号通路之间的关系；阐明新风胶囊抑制 PMP 释放，改善关节症状的作用机制。

与正常组比较，模型组大鼠外周血 PMP 的表达显著升高，血小板、PCT 明显升高（$P<0.05$）；与模型组比较，LY294002 组、AG490 组、新风胶囊组、雷公藤多苷组 PMP、血小板参数血小板、PCT 均显著下降（$P<0.05$ 或 $P<0.01$）；与雷公藤多苷组比较，新风胶囊组 PMP、血小板降低（$P<0.05$）；与新风胶囊组比较，LY294002 组血小板升高，AG490 组 PMP、血小板、PCT 升高（$P<0.05$），见表 5-60。

表 5-60　各组 AA 大鼠外周血 PMP、血小板参数的变化（$n=12$）

组别	PMP（%）	血小板（×10^9）	PCT（%）	PDW（%）	MPV（fl）
正常组	65.28±3.82	1121.28±156.49	0.65±0.17	9.34±1.12	7.67±0.49
模型组	81.86±4.07*	1591.52±201.24*	0.87±0.21*	9.27±1.07	8.07±0.52
LY294002 组	64.37±4.52##	1297.41±167.71##△	0.73±0.30#	8.93±0.92	7.57±0.29
AG490 组	68.19±5.17##△	1195.41±187.26##△	0.69±0.32#△	9.91±0.97	7.61±0.67
雷公藤多苷组	66.35±4.78##	1189.72±149.49##	0.68±0.24##	9.43±1.15	7.71±0.59
新风胶囊组	63.72±4.12##▲	1111.64±138.95##▲	0.65±0.29##	9.61±1.02	7.35±0.54

注：* 与正常组比较，$P<0.05$。
与模型组比较，$P<0.05$；## 与模型组比较，$P<0.01$。
▲与雷公藤多苷组比较，$P<0.05$。
△与新风胶囊组比较，$P<0.05$。

电镜下正常组血小板外形呈椭圆形,形状规整,表面光滑,无伪足伸出,细胞质内可见囊泡状开放管道系统,大体视野下可见 α 颗粒、线粒体散在分布;模型组可见血小板外形稍膨胀,欠规整,表面多处伪足伸出,细胞质中 α 颗粒、线粒体显著减少,血小板结构破坏明显,部分血小板表面可见 PMP 形成;LY294002 组、AG490 组血小板细胞外形欠规整,少量伪足伸出,可见 α 颗粒、线粒体分布;雷公藤多苷组血小板伪足较新风胶囊组增多,细胞质中 α 颗粒、线粒体较新风胶囊组较少;新风胶囊组血小板呈椭圆形状规整,稍有少许伪足伸出,细胞质结构无明显损伤,细胞质中 α 颗粒、线粒体较模型组明显增多,结构无明显破坏。

相关性分析表明,AA 大鼠 PMP 与 JAK2、STAT3、miR-21 mRNA 呈正相关;血小板与JAK2、miR-21 mRNA 呈正相关;PCT 与 miR-21 mRNA 呈正相关($P<0.05$ 或 $P<0.01$)(表 5-61)。

表 5-61　AA 大鼠 PMP、血小板参数与 JAK2、STAT3、miR-21 mRNA 关系

指标	JAK2	STAT3	miR-21
PMP	0.375*	0.467**	0.593**
血小板	0.353*	0.239	0.447**
PCT	0.221	0.124	0.412*
PDW	0.106	0.203	0.172
MPV	0.155	0.127	0.221

注:*$P<0.05$;**$P<0.01$。

相关性分析表明,AA 大鼠 PMP 与 PI3K、AKT mRNA 呈显著正相关,与蛋白络氨酸磷酸酶(protein tyrosine phosphatase, PTEN) mRNA 呈显著负相关;血小板与 PTEN 呈负相关,与 PI3K 呈正相关;PCT 与 AKT 呈正相关($P<0.05$ 或 $P<0.01$),见表 5-62。

表 5-62　AA 大鼠 PMP、血小板参数与 PTEN、PI3K、AKT mRNA 关系

指标	PTEN	PI3K	AKT
PMP	-0.517**	0.327*	0.487**
血小板	-0.479**	0.357*	0.234
PCT	-0.249	0.167	0.341*
PDW	-0.102	0.137	0.091
MPV	-0.112	0.123	0.109

注:*$P<0.05$;**$P<0.01$。

相关性分析表明,AA 大鼠 PMP 与 Bcl-2 mRNA 呈显著正相关,与 B 淋巴细胞瘤-2 基因相关启动子(Bcl-2 associated death promoter, BAD) mRNA 呈显著负相关;血小板与 Bcl-2 mRNA 呈显著正相关,与 BAD 呈负相关;PCT 与 BAD 呈显著负相关($P<0.05$ 或 $P<0.01$),见表 5-63。

表 5-63　AA 大鼠 PMP、血小板参数与 BAD、Bcl-2 mRNA 关系

指标	Bcl-2	BAD
PMP	0.592**	-0.341*
血小板	0.507**	-0.447**
PCT	0.256	-0.367*
PDW	0.127	-0.073
MPV	0.169	-0.048

注：* $P<0.05$；** $P<0.01$。

与正常组比较,模型组大鼠血小板细胞 JAK2、STAT3、miR-21 mRNA 表达升高($P<0.01$)。与模型组比较,新风胶囊组、雷公藤多苷组大鼠血小板细胞 JAK2、STAT3、miR-21 mRNA 表达均降低;LY294002 组 JAK2、STAT3、miR-21 mRNA 表达降低;AG490 组 JAK2、STAT3、miR-21 mRNA 表达降低($P<0.05$ 或 $P<0.01$)。与雷公藤多苷组比较,新风胶囊组 miR-21 mRNA 表达降低($P<0.05$)。与新风胶囊组比较,LY294002 组 JAK2、miR-21 mRNA 表达升高,AG490 组 STAT3 mRNA 表达升高($P<0.05$ 或 $P<0.01$),见表 5-64。

表 5-64　各组对 AA 大鼠血小板 JAK2、STAT3、miR-21 mRNA 的影响($n=10$)

组别	JAK2	STAT3	miR-21
正常组	0.38±0.12	0.42±0.17	1.00±0.13
模型组	0.77±0.21**	0.82±0.31**	1.98±0.15**
LY294002 组	0.51±0.28##△	0.62±0.24#	1.49±0.17#△△
AG490 组	0.46±0.09##	0.51±0.15##△	1.33±0.13##
雷公藤多苷组	0.42±0.13##	0.47±0.23##	1.12±0.11##
新风胶囊组	0.40±0.14##	0.44±0.19##	1.04±0.08##▲

注：** 与正常组比较,$P<0.01$。
与模型组相比较,$P<0.05$;## 与模型组相比较,$P<0.01$。
▲与雷公藤多苷组比较,$P<0.05$。
△与新风胶囊组比较,$P<0.05$;△△与新风胶囊组比较,$P<0.01$。

与正常组比较,模型组大鼠血小板细胞 PTEN mRNA 表达降低,PI3K、AKT mRNA 表达升高($P<0.01$)。与模型组比较,新风胶囊组、雷公藤多苷组血小板细胞 PTEN mRNA 表达升高,PI3K、AKT mRNA 表达降低;LY294002 组 PI3K、AKT mRNA 降低;AG490 组 PI3K、AKT mRNA 降低($P<0.05$)。与雷公藤多苷组比较,新风胶囊组 PTEN mRNA 表达降低($P<0.05$)。与新风胶囊组比较,LY294002 组 PTEN mRNA 表达降低;AG490 组 AKT mRNA 表达升高($P<0.05$),见表 5-65。

表 5-65 各组对 AA 大鼠血小板细胞与 PTEN、PI3K、AKT mRNA 的影响($n=10$)

组别	PTEN	PI3K	AKT
正常组	0.77±0.21	0.82±0.36	0.61±0.22
模型组	0.31±0.10**	1.41±0.46**	1.19±0.28**
LY294002 组	0.56±0.19△	0.79±0.31##	0.71±0.17##
AG490 组	0.70±0.19	0.87±0.45#	0.87±0.28#△
雷公藤多苷组	0.81±0.23##	0.84±0.27##	0.69±0.19##
新风胶囊组	0.74±0.26##▲	0.96±0.33#	0.75±0.21##

注:** 与正常组比较,$P<0.01$。
　# 与模型组相比较,$P<0.05$;## 与模型组相比较,$P<0.01$。
　▲ 与雷公藤多苷组比较,$P<0.05$。
　△ 与新风胶囊组比较,$P<0.05$。

三、新风胶囊对 AA 大鼠血小板活化产物的影响

纵瑞凯等(2011)采用流式细胞仪检测,发现新风胶囊可下调大鼠外周血中血小板 GMP-140、CD40L 的表达,抑制血小板活化引起的炎症反应,降低血小板、PCT,从而改善大鼠的足趾肿胀度和关节炎指数。

与正常对照组相比,模型组大鼠血小板 GMP-140、CD40L、血小板、PCT 显著升高($P<0.05$);与模型组相比,甲氨蝶呤组、雷公藤多苷组、新风胶囊组均能降低 GMP-140、CD40L、血小板、PCT($P<0.05$),见表 5-66。

表 5-66 新风胶囊对 AA 大鼠血小板 GMP-140、CD40L、血小板参数的影响($n=12$)

组别	GMP-140(%)	CD40L(%)	血小板(pg/mL)	PCT(pg/mL)	PDW(pg/mL)	MPV(pg/mL)
正常对照组	0.30±0.17	94.71±2.42	1 026.75±243.96	0.85±0.19	9.86±0.90	8.28±0.40
模型组	1.07±0.52*	98.16±1.39*	1 419.33±214.14*	1.19±0.18*	10.08±0.29	9.79±0.64
甲氨蝶呤组	0.55±0.27#	95.47±2.36#	1 129.92±180.00#	0.94±0.16#	9.79±0.64	8.30±0.42
雷公藤多苷组	0.49±0.28#	95.24±1.90#	1 115.17±207.85#	0.94±0.16#	10.26±0.47	8.39±0.26
新风胶囊组	0.38±0.20#	95.39±2.27#	1116.17±125.22#	0.95±0.12#	10.17±0.65	8.48±0.40

注:* 与正常对照组比较,$P<0.05$。
　# 与模型组比较,$P<0.05$。

干预前,与正常对照组相比,模型组大鼠足趾肿胀度、关节炎指数显著升高($P<0.05$);干预 30 日后,与模型组相比,甲氨蝶呤组、雷公藤多苷组、新风胶囊组足趾肿胀度、关节炎指数显著下降($P<0.05$);给药 30 日后各治疗组间足趾肿胀度、关节炎指数无显著性差异($P>0.05$),见表 5-67。

表 5-67　各组对 AA 大鼠足趾肿胀度和关节炎指数的影响($n=12$)

组别	足趾肿胀度(%)		关节炎指数(分)	
	干预前	干预 30 日后	干预前	干预 30 日后
正常对照组	47.79±26.76	45.55±20.60	0.00±0.00	0.00±0.00
模型组	82.90±32.35*	80.00±28.90	8.38±1.96*	9.21±1.55
甲氨蝶呤组	81.87±24.54	76.45±19.56#	8.02±1.33	6.23±1.79#
雷公藤多苷组	81.43±25.32	77.56±19.62#	7.99±1.83	6.36±2.03#
新风胶囊组	82.47±23.71	77.21±20.00#	8.01±1.54	6.29±1.98#

注：* 干预前，与正常对照组比较，$P<0.05$。
　　# 干预 30 日后，与模型组比较，$P<0.05$。

AA 大鼠的 GMP-140、CD40L 与血小板、PCT、足趾肿胀度、关节炎指数呈正相关($P<0.01$ 或 $P<0.05$)，提示血小板 GMP-140、CD40L 越高，足趾肿胀度越重，关节炎指数、血小板、PCT 越高(表 5-68)。

表 5-68　AA 大鼠 GMP-140、CD40L 与血小板参数、足趾肿胀度、关节炎指数的相关性($n=60$)

指标	GMP-140		CD40L	
	r	P	r	P
血小板	0.516**	0.003	0.662**	0.000
PCT	0.554**	0.002	0.656**	0.000
PDW	0.150	0.429	−0.160	0.397
MPV	0.078	0.680	−0.151	0.424
足趾肿胀度	0.434*	0.016	0.448*	0.013
关节炎指数	0.551**	0.002	0.368*	0.046

注：* $P<0.05$；** $P<0.01$。

与正常对照组相比，模型组大鼠胸腺组织 CD40L mRNA、血小板、PCT 显著升高($P<0.05$)；与模型组相比，甲氨蝶呤组、雷公藤多苷组、新风胶囊组均能降低 CD40L mRNA、血小板、PCT($P<0.01$ 或 $P<0.05$)；与甲氨蝶呤组、雷公藤多苷组相比，新风胶囊组降低血小板 CD40L mRNA 更显著(表 5-69)。

表 5-69　各组对 AA 大鼠胸腺组织 CD40L mRNA、血小板参数的影响($n=6$)

组别	CD40L mRNA(%)	血小板(pg/mL)	PCT(pg/mL)	PDW(pg/mL)	MPV(pg/mL)
正常对照组	0.29±0.18	1 026.75±243.96	0.85±0.19	9.86±0.90	8.28±0.40
模型组	0.72±0.27*	1 419.33±214.14*	1.19±0.18*	10.08±0.29	9.79±0.64
甲氨蝶呤组	0.41±0.25#	1 129.92±180.00##	0.94±0.16##	9.79±0.64	8.30±0.42
雷公藤多苷组	0.40±0.27#	1 115.17±207.85##	0.94±0.16##	10.26±0.47	8.39±0.26
新风胶囊组	0.38±0.25#	1 116.17±125.22##	0.95±0.12##	10.17±0.65	8.48±0.40

注：* 与正常对照组比较，$P<0.05$。
　　# 与模型组比较，$P<0.05$；## 与模型组比较，$P<0.01$。

致炎前各组大鼠的体质量无差异；给药前 1 日与正常对照组相比，模型组大鼠体质量明显减轻（$P<0.01$）；给药 30 日后与模型组比较，其余各组体质量显著上升（$P<0.01$）；新风胶囊组与甲氨蝶呤组、雷公藤多苷组比较，体质量明显上升（$P<0.05$）。AA 大鼠胸腺组织 CD40L mRNA 与血小板、PCT、足趾肿胀度、关节炎指数呈正相关（$P<0.05$），提示血小板 CD40L mRNA 越高，足趾肿胀度越重、关节炎指数、血小板、PCT 越高（表 5-70）。

表 5-70　AA 大鼠 CD40L mRNA 与血小板参数、足趾肿胀度、关节炎指数的相关性分析（$n=60$）

指标	CD40L mRNA	
	r	P
血小板	0.429*	0.018
PCT	0.467**	0.009
PDW	0.082	0.666
MPV	0.126	0.509
足趾肿胀度	0.421*	0.021
关节炎指数	0.382*	0.037

注：$*P<0.05$；$**P<0.01$。

此外，还观察了新风胶囊对 AA 大鼠外周血 PAF、Th17 细胞相关细胞因子 IL-6、IL-17 水平的影响。与正常对照组相比，模型组大鼠外周血 PAF、IL-6、IL-17 显著升高（$P<0.05$）；与模型组比较，甲氨蝶呤组、雷公藤多苷组、新风胶囊组 PAF、IL-6、IL-17 显著降低（$P<0.05$）；与甲氨蝶呤组、雷公藤多苷组相比，新风胶囊组 PAF 表达水平显著降低（$P<0.05$），IL-17 有下降趋势，但差异无统计学意义（$P>0.05$），见表 5-71。

表 5-71　各组对 AA 大鼠外周血 PAF、IL-6、IL-17 的影响（$n=8$, pg/mL）

组别	PAF	IL-6	IL-17
正常对照组	14.02±2.48	16.41±0.95	58.90±9.97
模型组	33.71±6.31*	20.52±0.83*	84.78±8.89*
甲氨蝶呤组	23.92±6.40#	17.16±1.16#	65.13±7.98#
雷公藤多苷组	22.47±5.05#	17.11±1.19#	64.87±5.59#
新风胶囊组	16.97±4.89#△▲	17.02±1.28#	62.47±9.05#

注：* 与正常对照组比较，$P<0.05$。
　　# 与模型组比较，$P<0.05$。
　　△ 与甲氨蝶呤组比较，$P<0.05$。
　　▲ 与雷公藤多苷组比较，$P<0.05$。

致炎前各组大鼠的体质量比较，差异无统计学意义（$P>0.05$）。给药前 1 日，与正常对照组相比，模型组大鼠体质量明显减轻（$P<0.05$）。给药 30 日后，与模型组比较，甲氨蝶呤组、雷公藤多苷组、新风胶囊组 AA 大鼠体质量显著升高（$P<0.05$）；与正常对照组相比，模型组大鼠体质量明显减轻（$P<0.01$）；与甲氨蝶呤组、雷公藤多苷组比较，新风胶囊组体质量明显上升（$P<0.05$）（表 5-72）。

表 5-72　新风胶囊对 AA 大鼠体质量的影响($n=8$)

组别	体质量（g）		
	致炎前	给药前 1 日	给药后 30 日
正常对照组	214.38±18.98	260.00±11.02	360.25±23.46
模型组	211.88±17.31	226.25±35.73*	260.50±37.20**
甲氨蝶呤组	213.75±13.02	231.88±30.70	311.00±43.61#
雷公藤多苷组	212.50±11.95	230.00±14.88	317.63±32.51#
新风胶囊组	213.75±22.80	232.50±13.63	351.88±21.96#△▲

注：*与正常对照组比较，$P<0.05$；**与正常对照组比较，$P<0.01$。
　　#与模型组比较，$P<0.05$。
　　△与甲氨蝶呤组比较，$P<0.05$。
　　▲与雷公藤多苷组比较，$P<0.05$。

给药前 1 日，与正常对照组相比，模型组大鼠足趾肿胀度、关节炎指数显著升高（$P<0.05$）；与模型组相比，各治疗组足趾肿胀度和关节炎指数无显著性变化。给药后 30 日，与模型组比较，甲氨蝶呤组、雷公藤多苷组、新风胶囊组足趾肿胀度和关节炎指数显著下降（$P<0.05$），见表 5-73。

表 5-73　各组对 AA 大鼠足趾肿胀度和关节炎指数的影响($n=8$)

组别	足趾肿胀度（%）		关节炎指数（分）	
	给药前 1 日	给药后 30 日	给药前 1 日	给药后 30 日
正常对照组	33.28±10.90	38.94±24.69	0.00±0.00	0.00±0.00
模型组	65.99±16.49*	79.20±24.59*	7.63±0.92*	8.13±0.64*
甲氨蝶呤组	65.09±14.11	46.00±14.94#	7.25±1.04	4.00±0.93#
雷公藤多苷组	62.59±20.19	44.92±20.37#	7.13±1.13	3.88±1.25#
新风胶囊组	68.86±16.41	41.57±15.28#	7.88±0.64	3.50±1.07#

注：*与正常对照组比较，$P<0.05$。
　　#与模型组比较，$P<0.05$。

周丹丹等（2020）观察新风胶囊对 AA 大鼠 ETS-1、β-catenin 及血小板活化的影响。与正常对照组比较，模型对照组大鼠外周血 GMP-140、CD40L 阳性表达率显著升高（$P<0.05$）；与模型对照组比较，来氟米特组和新风胶囊组外周血 GMP-140、CD40L 阳性表达率显著降低（$P<0.05$ 或 $P<0.01$），见表 5-74。

表 5-74　各组大鼠血 GMP-140、CD40L 阳性表达率的比较($n=12\%$)

组别	GMP-140	CD40L
正常对照组	0.32±0.08	90.76±17.39
模型对照组	1.09±0.36*	98.43±18.74*
来氟米特组	0.53±0.10#	94.08±18.34#
新风胶囊组	0.37±0.09##	96.34±19.05#

注：*与正常对照组比较，$P<0.05$。
　　#与模型对照组比较，$P<0.05$；##与模型对照组比较，$P<0.01$。

同时观察新风胶囊对肺组织 ETS-1/β-连环蛋白(β-catenin)相关因子的影响,结果见表 5-75。与正常对照组比较,模型对照组 ETS-1 表达显著降低($P<0.01$),β-连环蛋白、E-钙黏素(E-cadherin)及血小板活化产物 GMP-140、PAF 表达显著升高($P<0.01$ 或 $P<0.05$);与模型对照组比较,来氟米特组和新风胶囊组 ETS-1 表达显著升高($P<0.01$),β-catenin、E-cadherin、GMP-140、PAF 均显著降低($P<0.05$)。

表 5-75　新风胶囊对肺组织 ETS-1/β-连环蛋白相关因子的影响($n=12$)

组别	ETS-1	β-连环蛋白	E-钙黏素	GMP-140	PAF
正常对照组	1.86±0.15	0.45±0.07	0.31±0.09	0.35±0.14	0.63±0.12
模型对照组	0.42±0.04**	1.92±0.36**	0.96±0.16**	0.89±0.20**	1.16±0.35*
来氟米特组	1.21±0.32##	0.76±0.18#	0.51±0.11#	0.53±0.16#	0.88±0.16#
新风胶囊组	1.21±0.32##	1.04±0.07#	0.54±0.13#	0.56±0.13#	0.89±0.17#

注:＊与正常对照组比较,$P<0.05$;＊＊与正常对照组比较,$P<0.01$。
＃与模型对照组比较,$P<0.05$;＃＃与模型对照组比较,$P<0.01$。

结果表明,新风胶囊干预 ETS-1 表达,抑制 β-连环蛋白通路激活,降低血小板活化,抑制免疫炎症反应,减少 IC 在血管内皮、肺组织沉积,延缓或阻止肺间质细胞增生,从而改善类风湿关节炎肺功能。

第六节　类风湿关节炎从脾论治抑制血管内皮增生

类风湿关节炎基本病理变化为滑膜炎、血管翳,与血管新生密切相关。血管生成因子与抑制血管因子共同调控内皮细胞的增殖、迁移及凋亡,参与血管新生。类风湿关节炎滑膜组织含有丰富的血管成分,新生血管为滑膜细胞增殖提供营养支持,通过抑制滑膜新生血管可以减少关节炎患者病情活动。血管内皮细胞是血管新生的重要组成细胞,内皮细胞迁移、增殖是血管新生的重要环节。因此,干预血管内皮细胞、抑制类风湿关节炎血管新生是类风湿关节炎治疗的重要研究热点。新安健脾通痹方调控血管内皮细胞变化抑制类风湿关节炎血管新生。

张晓军等(2018)观察新风胶囊对 AA 大鼠血小板参数及血小板活化产物的影响。与正常对照组相比,模型组大鼠血小板、PCT 升高($P<0.05$);与模型组比较,雷公藤多苷片组、新风胶囊组血小板、PCT 降低($P<0.05$),见表 5-76。与正常对照组相比,模型组大鼠外周血 GMP-140、CD40L 升高($P<0.05$);与模型组比较,雷公藤多苷片组、新风胶囊组外周血 GMP-140、CD40L 降低($P<0.05$);与雷公藤多苷片组相比,新风胶囊组 GMP-140 呈降低趋势,但差异无统计学意义($P>0.05$),见表 5-77。

表 5-76　各组对大鼠血小板参数的影响($n=12$)

组别	血小板($\times10^9$)	PCT(%)	PDW(%)	MPV(fL)
正常对照组	836.07±187.46#	0.76±0.23#	8.54±2.41	10.17±3.30
模型组	12 28.59±209.53*	1.14±0.34*	8.29±1.57	9.89±2.47
雷公藤多苷片组	927.75±138.83#	0.89±0.21#	8.47±2.05	10.24±3.76
新风胶囊组	886.35±149.73#	0.85±0.15#	8.53±1.53	9.79±2.28

注：* 与正常对照组比较，$P<0.05$。

　　# 与模型组比较，$P<0.05$。

表 5-77　各组对大鼠外周血 GMP-140、CD40L 的影响($n=12$)

组别	GMP-140(%)	CD40L(%)
正常对照组	0.98±0.24##	78.56±14.16#
模型组	3.13±0.89*	89.71±21.74*
雷公藤多苷片组	1.89±0.57##	87.25±25.68#
新风胶囊组	1.13±0.86##	86.71±24.74#

注：* 与正常对照组比较，$P<0.05$。

　　# 与模型组比较，$P<0.05$；## 与模型组比较，$P<0.01$。

张晓军等（2017a）观察新风胶囊对 AA 大鼠滑膜 PI3K/AKT/mTOR 通路的影响，ELASA 法检测血清 HIF-1α、VEGF-A、IL-6、IL-10 变化，与正常组比较，模型组大鼠血清 IL-10 降低，HIF-1α、VEGF-A、IL-6 升高（$P<0.01$ 或 $P<0.05$）；与模型组比较，甲氨蝶呤组、雷公藤组、新风胶囊组 IL-10 升高，HIF-1α、VEGF-A、IL-6 降低（$P<0.01$ 或 $P<0.05$）；与新风胶囊组相比，甲氨蝶呤组 HIF-1α 升高，IL-10 降低，雷公藤组 VEGF-A 表达升高（$P<0.05$），见表 5-78。

表 5-78　各组大鼠血清 HIF-1α、VEGF-A、IL-6、IL-10 比较($n=10$, pg/mL)

组别	HIF-1α	VEGF-A	IL-6	IL-10
正常组	32.45±5.38	51.26±9.97	44.48±7.14	93.47±16.86
模型组	82.28±10.98**	93.43±16.49**	81.69±10.65**	80.36±12.23*
甲氨蝶呤组	65.73±11.67##▲	66.34±12.34##	57.17±8.47##	82.62±12.17#▲
雷公藤组	53.65±9.55##	74.51±19.94#▲	53.03±7.31##	90.75±11.67#
新风胶囊组	52.17±7.75##	63.60±12.37##	54.85±6.28#	95.49±10.43#

注：* 与正常组比较，$P<0.05$；** 与正常组比较，$P<0.01$。

　　# 与模型组比较，$P<0.05$；## 与模型组比较，$P<0.01$。

　　▲与新风胶囊组比较，$P<0.05$。

张晓军等（2017b）观察 AA 大鼠滑膜 HIF-1α、VEGF-A、MVD 的变化及新风胶囊对其的影响，探讨新风胶囊抑制滑膜血管新生的作用机制。结果显示，与对照组相比，模型组 HIF-1α、VEGFA、MVDmRNA 表达升高（$P<0.01$）；与模型组相比，各给药组 HIF-1α、VEGFA、MVDmRNA 表达明显降低（$P<0.05$ 或 $P<0.01$）；与甲氨蝶呤组相比，新风胶囊组

HIF-1α、MVDmRNA 表达明显降低($P<0.05$ 或 $P<0.01$),见表 5-79。

表 5-79　各组大鼠滑膜血管中 HIF-1α、VEGFA、MVDmRNA 表达的比较

组别	HIF-1α	VEGFA	MVD
正常组	1.06±0.27	1.27±0.29	0.95±0.29
模型组	7.67±1.93**	5.48±0.79**	3.14±0.37**
甲氨蝶呤组	3.23±0.24##	1.79±0.14##	1.07±0.20#
新风胶囊组	1.58±0.25##▲▲	1.05±0.18##	1.03±0.18##▲

注:** 与正常组比较,$P<0.01$。
　# 与模型组比较,$P<0.05$;## 与正常组比较,$P<0.01$。
　▲与甲氨蝶呤组比较,$P<0.05$;▲▲与甲氨蝶呤组比较,$P<0.01$。

各组滑膜血管 HIF-1α、VEGF-A、MVD mRNA 表达比较,见表 5-80。模型对照组 HIF-1α、VEGF-A、MVD mRNA 表达较正常对照组显著升高($P<0.01$);与模型对照组比较,各给药组 HIF1α、VEGF-A、MVD mRNA 表达明显降低($P<0.01$ 或 $P<0.05$);与甲氨蝶呤组比较,新风胶囊组 HIF-1α、MVD mRNA 显著降低($P<0.01$ 或 $P<0.05$)

表 5-80　各组大鼠血清细胞因子 mRNA 的比较($n=10$)

组别	HIF-1α mRNA	VEGF-A mRNA	MVD mRNA
正常对照组	1.06±0.27	1.27±0.29	0.95±0.29
模型对照组	7.67±1.93**	5.48±0.79**	3.14±0.37**
甲氨蝶呤组	3.23±0.24##	1.79±0.14##	1.96±0.15##
雷公藤多苷组	0.97±0.18##	1.16±0.27##	1.07±0.20##
新风胶囊组	1.58±0.25##▲▲	1.05±0.18##	1.03±0.18##▲

注:** 与正常对照组比较,$P<0.01$。
　## 与模型对照组比较,$P<0.01$。
　▲与甲氨蝶呤组比较,$P<0.05$;▲▲与甲氨蝶呤组比较,$P<0.01$。

董文哲(2019)选取 22 例类风湿关节炎患者和 6 例健康人,分别收集外周血 10 mL,分离出 PBMC,收集对数期细胞。实验分为五组:Ⅰ组(正常对照组:健康人的 PBMC 与血小板共培养)、Ⅱ组(模型对照组:类风湿关节炎患者 PBMC 与血小板共培养)、Ⅲ组(新风胶囊组:含有最佳浓度新风胶囊的类风湿关节炎患者 PBMC 与血小板共培养)、Ⅳ组(新风胶囊+AMD3100 组:含有最佳浓度新风胶囊和 AMD3100 的 PBMC 与血小板共培养)、Ⅴ组(AMD3100 组:含有 AMD3100 的类风湿关节炎患者 PBMC 与血小板共培养)。采用 MTT 法检测细胞增殖情况,ELISA 法检测 TNF-α、IL-1β、IL-4、IL-10、VEGF-A 及 VEGFR 的表达,RT-qPCR)法检测 SDF-1、CXCR4、HIF-1α、HIF-2α 的表达,Western blot 法检测 SDF-1、CXCR4、VEGFA、VEGFR、MMP9 蛋白的表达,免疫荧光法检测 CD40L、PDGF、VEGF 的蛋白表达。

与正常对照组相比,模型对照组 TNF-α、IL-1β、VEGF-A、VEGFR 升高,IL-4、IL-10 降低($P<0.01$);与模型对照组相比,给予药物干预后各组 TNF-α、IL-1β、VEGF-A、VEGFR 降低,IL-4、IL-10 升高($P<0.01$);与新风胶囊组相比,AMD3100 组 TNF-α、IL-1、VEGF、

VEGFR 降低,新风胶囊+AMD3100 组 TNF-α、IL-1β、VEGF-A、VEGFR 降低,IL-10 升高($P<0.01$);与 AMD3100 组相比,新风胶囊+AMD3100 组 TNF-α、IL-1、VEGF-A、VEGFR 降低,IL-4、IL-10 升高($P<0.01$)。

与正常对照组相比较,模型对照组 SDF-1、CXCR4、VEGF、HIF-1α、HIF-2α mRNA 和蛋白升高($P<0.01$);与模型对照组相比,各药物组 SDF-1、CXCR4、VEGF、HIF-1α、HIF-2α mRNA 和蛋白降低($P<0.05$ 或 $P<0.01$);与新风胶囊组相比,新风胶囊+AMD3100 组 VEGF、SDF-1、CXCR4、HIF-1α、HIF-2α mRNA 和蛋白下降;与 AMD3100 组相比,新风胶囊+AMD3100 组 VEGF、SDF-1、CXCR4、HIF-1α、HIF-2α mRNA 和蛋白下降($P<0.01$)。

参考文献

曹永贺,2015.新风胶囊治疗类风湿关节炎的临床研究及基于 Fas/FasL 作用机制探讨[D].武汉:湖北中医药大学.

曹云祥,刘健,黄传兵,等,2015.新风胶囊可以调节类风湿性关节炎患者的免疫功能和改善心功能[J].细胞与分子免疫学杂志,31(3):394-396,401.

曹云祥,刘健,朱艳,2010.新风胶囊对 AA 大鼠心功能及血清细胞因子、调节 T 细胞的影响[J].中医药临床杂志,22(9):769-772.

陈瑞莲,刘健,潘喻珍,等,2011.佐剂关节炎大鼠胸腺、脾脏中 CD4、CD25 及 CD127 表达的变化及新风胶囊对其的影响[J].浙江中医药大学学报,35(4):555-558.

董文哲,2019.健脾化湿通络法治疗类风湿关节炎及抑制血小板活化的队列研究数据挖掘和对 VEGF/SDF-1/CXCR4 通路的影响[D].合肥:安徽中医药大学.

董文哲,刘健,端淑杰,2018.新风胶囊通过调节 SOCS1/STAT3/miR326 改善类风湿关节炎患者 Th17/Treg 失衡状态[J].免疫学杂志,34(6):499-506.

范海霞,刘健,2011.新风胶囊治疗类风湿关节炎的疗效观察及其红细胞免疫机制研究[J].中医药临床杂志,23(5):391-394.

葛平,张贺,孙肖琛,等,2014.黄芩清热除痹胶囊对佐剂性关节炎大鼠血清 IL-1β 和 IL-6 的影响[J].中药新药与临床药理,25(1):8-10.

郭锦晨,刘健,王键,等,2019.基于 AMPK-FoxO3a-MnSOD 信号通路探讨类风湿关节炎患者氧化应激的机制及黄芩清热除痹胶囊对其影响[J].免疫学杂志,35(8):681-690.

江莹,张静,孟楣,等,2015.黄芩清热除痹胶囊对佐剂性关节炎大鼠的抗炎作用[J].华西药学杂志,30(2):178-180.

姜辉,刘健,高家荣,等,2013.五味温通除痹胶囊对佐剂性关节炎大鼠细胞因子的调控作用[J].中药材,36(11):1834-1836.

姜辉,刘晓闯,秦秀娟,等,2017b.五味温通除痹胶囊促进佐剂性关节炎大鼠滑膜组织细胞自噬活性及机制[J].细胞与分子免疫学杂志,33(5):586-590,596.

姜辉,秦秀娟,万磊,等,2017a.五味温通除痹胶囊对佐剂性关节炎大鼠自噬蛋白 Beclin-1、LC3-Ⅱ 表达的影响[J].中成药,39(8):1566-1572.

雷黎,姜辉,刘健,等,2019.五味温通除痹胶囊对佐剂性关节炎大鼠 Jak2/Stat3 信号通路的调控作用[J].中药药理与临床,35(4):174-178.

刘健,2003.类风湿性关节炎从"脾"论治的理论、临床及实验研究[D].北京:北京中医药大学.

刘健,范海霞,杨梅云,2007.新风胶囊对类风湿关节炎的疗效及对其肺功能、红细胞 CR1、CD59 的影响[J].湖北中医杂志(6):9-11.

刘健,郭雯,翟志敏,2006b.新风胶囊对类风湿性关节炎补体调节蛋白红细胞 CR1 及 CD59 的影响[J].中国中西医结合急救杂志(4):240-243.

刘健,郭雯,程华威,等,2006c.新风胶囊对佐剂性关节炎大鼠补体水平的影响[J].中国中西医结合急救杂志,13(2):93-96.

刘健,李华,谌曦,2006a.健脾化湿通络法治疗类风湿关节炎贫血的临床研究[J].中西医结合学报(4):348-354.

刘健,万磊,刘磊,等,2011.健脾通络法对类风湿关节炎调节性T细胞及肺功能的影响[J].中国临床保健杂志,14(2):113-116.

刘健,章平衡,曹永贺,2019.新风胶囊通过调控凋亡相关蛋白促进类风湿关节炎患者外周血CD4⁺T细胞凋亡[J].风湿病与关节炎,8(1):15-20,27.

刘健,纵瑞凯,余学芳,等,2008.类风湿关节炎活动期患者血小板参数、P-选择素和血小板超微结构的变化及新风胶囊对其的影响[J].中华中医药杂志(12):1090-1094.

刘磊,2017.基于PI3K/AKT和JAK/STAT通路研究新风胶囊对AA大鼠血小板微粒的影响及机制[D].武汉:湖北中医药大学.

刘磊,刘健,黄传兵,等,2018.佐剂性关节炎大鼠血小板微粒、血小板参数及滑膜组织的变化[J].中国临床保健杂志,21(5):656-660.

孙玥,刘健,万磊,2016.新风胶囊对类风湿关节炎患者肺功能的影响[J].中国中西医结合杂志,36(7):814-820.

万磊,刘健,2013.新风胶囊对佐剂关节炎大鼠肺功能、Th细胞及调节性T细胞的影响[J].中华中医药杂志,28(5):1366-1371.

万磊,刘健,黄传兵,等,2017a.新风胶囊对佐剂性关节炎大鼠肺功能、Th细胞漂移及调节性T细胞的影响[J].中国中西医结合杂志,37(2):225-231.

万磊,刘健,黄传兵,等,2017b.新风胶囊通过调节自噬相关蛋白的表达改善佐剂关节炎大鼠的肺功能[J].细胞与分子免疫学杂志,33(1):1-6.

万磊,刘健,黄传兵,等,2021.基于CD19⁺B细胞调控FAK/CAPN/PI3K通路研究新风胶囊改善类风湿关节炎机制[J].中国中药杂志,46(14):3705-3711.

汪元,刘健,2010.基于神经内分泌免疫网络学说探讨新风胶囊治疗类风湿关节炎的量效关系[J].时珍国医国药,21(10):2622-2624.

汪元,刘健,黄传兵,等,2017.TLR4/NF-κB信号通路在佐剂性关节炎大鼠心肌组织的表达及新风胶囊对其影响[J].中国中西医结合杂志,37(6):704-709.

汪元,刘健,张皖东,等,2013.新风胶囊对活动期类风湿关节炎患者凝血功能相关指标的影响[J].安徽中医学院学报,32(3):39-42.

王亚黎,刘健,万磊,等,2017.新风胶囊对佐剂性关节炎大鼠Beclin1/PI3K-AKT-mTor的影响[J].中国中西医结合杂志,37(4):464-469.

文建庭,刘健,王馨,等,2021.新风胶囊通过调控lncRNA MAPKAPK5-AS1对类风湿关节炎滑膜成纤维细胞凋亡与炎症的影响[J].中国中药杂志,46(24):6542-6548.

文建庭,刘健,万磊,等,2018.基于Notch和PKC/NF-κB通路串话研究新风胶囊改善佐剂性关节炎大鼠肺功能机制[J].免疫学杂志,34(7):553-561.

文建庭,刘健,王馨,等,2021.新风胶囊含药血清对TNF-α诱导的类风湿关节炎滑膜成纤维细胞凋亡和炎症的影响[J].中国中药杂志,46(2):436-443.

张晓军,刘健,万磊,等,2017a.基于PI3K/AKT/mTOR通路、HIF-1α、ES观察新风胶囊对佐剂关节炎大鼠滑膜血管新生的影响[J].中国免疫学杂志,33(4):533-536,541.

张晓军,刘健,万磊,等,2017b.基于佐剂关节炎低氧微环境观察新风胶囊对血管新生的影响[J].中华中医药杂志,32(10):4428-4432.

张晓军,刘健,万磊,等,2018.基于细胞因子调控血小板活化观察新风胶囊改善佐剂关节炎大鼠肺功能机制[J].中医药临床杂志,30(9):1637-1641.

张颖,2021.健脾化湿通络法改善类风湿关节炎心功能的数据挖掘及对 miR-23a-3p/PTEN/PI3K/AKT/mTOR 的影响[D].合肥:安徽中医药大学.

张颖,刘健,2022.类风湿性关节炎患者血清免疫炎症相关蛋白的分析及新风胶囊对细胞因子的调节作用[J].细胞与分子免疫学杂志,38(5):439-445.

章平衡,刘健,谈冰,等,2016.新风胶囊通过降低 NF-κB 通路活性改善类风湿关节炎患者血瘀状态[J].中华中医药杂志,31(11):4684-4689.

章平衡,刘健,纵瑞凯,等,2018.基于 miR-155/NF-κB 信号通路探讨新风胶囊改善类风湿关节炎血瘀证患者肺功能的机制[J].中华中医药杂志,33(12):5609-5615.

章平衡,万磊,刘健,2017.基于 TGF-β1/Smads 和 ERK 通路 cross-talk 研究新风胶囊改善佐剂性关节炎大鼠肺功能的机制[J].中华中医药杂志,32(5):2253-2259.

周丹丹,董昌武,张晓军,等,2020.新风胶囊对佐剂关节炎大鼠 ETS-1、β-catenin 及血小板活化的影响[J].中华中医药杂志,35(7):3627-3631.

纵瑞凯,刘健,杨佳,等,2011.佐剂性关节炎大鼠胸腺血小板 CD40L 的变化及新风胶囊对其影响[J].中医药临床杂志,23(5):441-444,471.